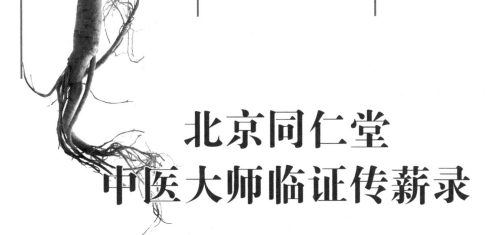

北京同仁堂
中医大师临证传薪录

主 编　匡桂申

人民卫生出版社

图书在版编目（CIP）数据

北京同仁堂中医大师临证传薪录/匡桂申主编.—北京：人民卫生出版社，2017

ISBN 978-7-117-24445-9

Ⅰ.①北…　Ⅱ.①匡…　Ⅲ.①中医临床-经验-中国-现代　Ⅳ.①R249.7

中国版本图书馆 CIP 数据核字（2017）第 090869 号

| 人卫智网 | www. ipmph. com | 医学教育、学术、考试、健康，购书智慧智能综合服务平台 |
| 人卫官网 | www. pmph. com | 人卫官方资讯发布平台 |

北京同仁堂中医大师临证传薪录

主　　编：匡桂申
出版发行：人民卫生出版社（中继线 010-59780011）
地　　址：北京市朝阳区潘家园南里 19 号
邮　　编：100021
E - mail：pmph @ pmph. com
购书热线：010-59787592　010-59787584　010-65264830
印　　刷：北京盛通印刷股份有限公司
经　　销：新华书店
开　　本：787×1092　1/16　印张：19
字　　数：300 千字
版　　次：2017 年 5 月第 1 版　2019 年 3 月第 1 版第 3 次印刷
标准书号：ISBN 978-7-117-24445-9/R·24446
定　　价：115.00 元

打击盗版举报电话：010-59787491　E-mail：WQ @ pmph. com
（凡属印装质量问题请与本社市场营销中心联系退换）

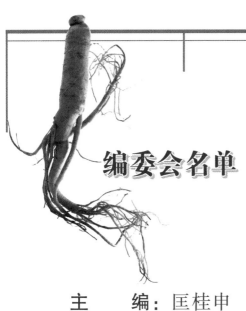

编委会名单

主　　编：匡桂申

副 主 编：马　静　张立娜

执行编委：杨艳琴　张丽莎　孔繁飞

　　　　　关　伟　王　湾　刘凡华

编　　委：（以姓氏笔画排序）

　　　　　王　兴　王春苹　孔繁飞　庄扬名

　　　　　刘　勇　关　伟　许世英　许金晶

　　　　　李　婧　杨　磊　孛宝珍　沈　毅

　　　　　陈卫东　周婷娇　郝秀珍　查　波

　　　　　钟柳娜　郭宇杰

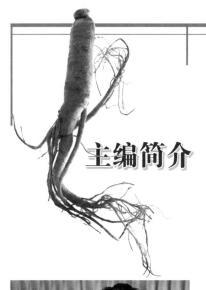

主编简介

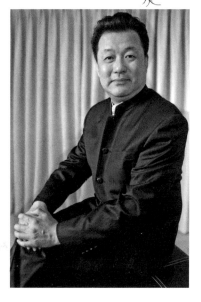

匡桂申，男，1956 年 10 月出生，汉族，研究生学历，高级经济师，北京市东城区人大代表。现为中国北京同仁堂（集团）有限责任公司总经理助理，北京同仁堂中医医院董事长、院长。北京医师协会中医师分会理事，北京中医药学会第十一届理事会理事。曾历任北京同仁堂股份有限公司总经理、北京同仁堂科技股份有限公司总经理。

2008 年同仁堂集团创办北京同仁堂中医医院，匡桂申任院长。匡院长将同仁堂诚信的经营理念有机融入医院管理，始终把同仁堂品牌文化贯穿在医疗工作中。在"高水平专家、高质量药品、高档次服务"的建院目标指导下，创建"北京同仁堂中医大师工作室"，充分发挥专家优势开展师承工作，着力培养中青年业务骨干，推进人才队伍建设，为医院发展奠定了坚实学术基础。

近年来，北京同仁堂中医医院承担并完成北京市中医管理局"医药兼通"领军人才培养项目、承担北京市中医药薪火传承"3＋3"工程——张炳厚名医传承工作站、栗德林基层老中医传承工作室建设任务、完成吉林省中医药管理局中医药科技项目——长白山杏苑新林师承模式研究课题，并通过上级主管部门的验收，发挥了同仁堂品牌的辐射作用。

北京同仁堂中医医院建院以来，匡桂申院长不断创新工作思路，深入研究医疗市场的需求，医院得到长足发展。

《北京同仁堂中医大师临证传薪录》编委会

2016 年 6 月 25 日

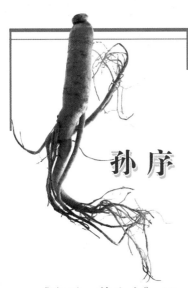

孙 序

　　《庄子·养生主》曰："指（脂）穷于为薪，火传也，不知其尽也。"原意为柴禾可烧尽，火种仍留传，即形骸有尽而精神不灭之意，用以比喻品德、思想、学问、技艺、经验代代相传，此即薪火相传之真谛。

　　正是数千年以来的薪火相传，才使中医药命脉得以延续，才使中医药文化基因得以保存，才使中医药理论技术得以继承创新。习近平总书记强调指出：要"切实把中医药这一祖先留给我们的宝贵财富继承好、发展好、利用好，在建设健康中国、实现中国梦的伟大征程中谱写新的篇章。"因此，传承是中医药学的基石，传承是中医药人的使命，传承是中医药界的责任与担当。《北京同仁堂中医大师临证传薪录》的编辑出版发行，就是这基石、这使命、这责任与担当的真实写照。

　　中医药传承，必须具备五大要素：资源、平台、制度、方法、效果。

　　其一，是整合优势资源。北京同仁堂素以"修合无人见，存心有天知"之虔诚理念和地道药材、工艺精良名扬天下。值中医药振兴发展之际，北京同仁堂集团遵循中医药自身发展规律，回归中医中药一家的发展模式，2008 年独资创办了北京同仁堂中医医院。建院伊始即特聘当世名医开设专家门诊，贮备了传承的优势资源。

　　其二，是搭建公共平台。北京同仁堂集团认识到人才是中医药发展的重中之重，建立了"北京同仁堂中医大师工作室"，发挥国家非物质遗产"同仁堂"的品牌效应，先后命名了三批"同仁堂中医药大师"、建立"大师网"，按照北京市中医管理局的统一部署，举办了系列名老中医讲习班，为传授者和继承者搭建了教得好、学得到、用得上的中医药传承的公共平台。

　　其三，是建立严格制度。"北京同仁堂中医大师工作室"为了教与学皆能有为、有序、有效进行，遵从国家中医药管理局有关师承工作的规定，建立了"十彰十禁"等一系列规章制度，核定了三批名老中医药专家学术经验继承人并进行了出师考核，确保了传承工作的正规运行。

其四，是探索适用方法。本着求真、务实的精神，以北京同仁堂中医医院专家门诊部为临床传承基地，吸纳、融汇、探讨、开展了老中医药专家学术思想和临床经验的讲座、带教、建档、论坛、编著、专题片等一系列传承工作。收集保存了大量的珍贵原始资料，拓展了继承人的学术视野，拓展了中医药传承的方法。

其五，是彰显继承创新效果。北京同仁堂中医大师工作室始终追求中医药传承的"源清流畅"，既要求弘扬老一辈名家的学术经验，又要求彰显继承人的学业成就。2014 年，由人民卫生出版社出版的《北京同仁堂中医大师诊籍》汇集了 29 位中医专家之处方手迹，病例完整，按语简要，具有重要的学术价值及收藏价值，这是弘扬老一辈中医名家学术经验之作；今次付梓的《北京同仁堂中医大师临证传薪录》，是记录北京同仁堂中医大师、特聘专家及其继承人临床典型医案的专著，是彰显继承人的学业成就之作。

《北京同仁堂中医大师临证传薪录》遴选了 14 位指导老师的学术经验在继承人临床应用中的继承与创新的实例，内容涉及内、外、妇、儿、针灸各科，展现了各家所长，可谓字字珠玑、言简意赅，堪称实用。

我国中医药事业发展正迎来大发展的历史机遇，各位中医同道正在竭诚尽力，弘扬学术，为增进人民健康福祉，为中医药学术发展做出新的、更大的贡献，《北京同仁堂中医大师诊籍》的出版发行就是这个历史大潮中跃起的一朵耀眼的浪花。

是以，爱为之序。

国医大师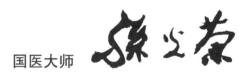

2016 年 6 月 20 日于北京

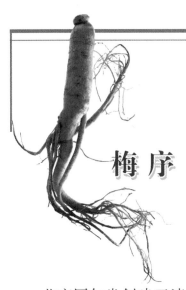

梅 序

北京同仁堂创建于清康熙八年（1669 年），从创立伊始同仁堂人就秉承"同修仁德、济世养生"的宗旨，遵循创始人乐显扬"可以养生，可以济人者，为医药为最"的教诲，讲"仁心"重"仁术"，从任职太医院，编纂《下料配方》……有清一朝，同仁堂始终是一家"医药一体"的中医药百年老字号。

2008 年底，按照国务院《关于扶持和促进中医药事业发展的若干意见》精神，同仁堂集团独立投资成立北京同仁堂中医医院。这一举措，正是同仁堂集团坚持医、药两条腿走路方针，遵循中医药自身发展规律，回归医药一家发展模式的一项重大方略。

2009 年，同仁堂集团在借鉴各地名医工作室经验的基础上，决定建立"同仁堂中医大师工作室"。"同仁堂中医大师工作室"设在北京同仁堂中医医院内的红楼内。这座红楼是同仁堂创始人乐家老宅仅存的文物建筑，集团选址于此，目的正是希望同仁堂中医医院能够以传承和弘扬中医药事业为己任，汇聚和团结当今中医药界的顶级专家，彰显中医大师的高尚医德和精湛医术；同时，也希望借助中医大师的凝聚力和海内外影响力，提升同仁堂品牌的中医学术内涵，带动北京同仁堂中医医院的人才培养、重点学科建设和中医学术的整体发展，提高北京同仁堂中医医院和北京同仁堂集团的核心竞争力与社会知名度，使国家非物质文化遗产"同仁堂"品牌得到更好地维护和增辉。

至今，同仁堂集团已分三批，先后任命了 50 位"同仁堂中医药大师"。大师们的学术思想、临床经验，是数十年学术研究、临床实践与中医药理论、前贤宝贵经验有机结合的智慧结晶，是鲜活的经验、融汇的知识、凝练的能力的综合体现。这批财富如不及时而很好地加以继承，很有可能会自然流失。因而，整理、挖掘他们的临床经验和学术思想是一件非常必要和紧迫的事。

八年来，同仁堂中医医院陆续组织 31 名中青年医师拜 19 位中医药专家为师，正式确立师生关系，开展以跟师侍诊、研究典籍为主要形式的师承教育。学子们在跟师过程中"开眼界""拓思路"，在临床实践中"细体会""验真理"。拜名师是其职业生涯中难求的机遇，是磨砺其学术成长的必经之路。学子们几经锤炼后的代表性成果，如今则都凝练到了这本《北京同仁堂中医大师临证传薪录》当中。

这本书，记录了学子们从"学"到"仿"的经历，更展现了他们从"仿"到"悟"的成长。齐白石老先生教育其关门弟子许麟庐时曾说过："学我者生，像我者死。"正所谓"形似易，神似难"。今后，学子们还需要更多地去"体悟"，才能够更好地"在继承中求发展""在实践中谋创新"。因为，唯有创新才是推动中医药事业发展的不竭动力！

希望同仁堂的学子们恪守同修仁德之根本，抱持济世养生之情怀，沿着今天的道路，继续潜心学习，早日成才。

北京同仁堂集团有限责任公司

党委书记、董事长

2016 年 6 月 18 日

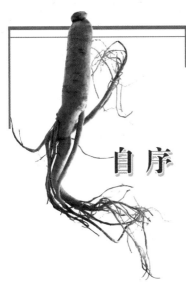

自 序

　　《北京同仁堂中医大师临证传薪录》一书，即将由人民卫生出版社出版。这项凝集着同仁堂中医人心血和智慧的中医药传承成果，终于可以与同道分享，甚为欣慰。

　　2008年12月29日，北京同仁堂中医医院正式启动。藉此，北京同仁堂集团"1032"工程完美收官，制药工业、零售商业、医疗服务三大板块的产业布局形成。作为同仁堂品牌旗下的新生命，我院充满了生机和希望。然而，医院的内涵建设，特别是中医药专业人才队伍建设，刚刚起步。

　　凭借同仁堂品牌的影响力和感召力，建院伊始便有一批国内知名中医专家应聘至同仁堂麾下，集中在我院专家门诊应诊，其中31位国家级名老中医先后被同仁堂集团命名为"北京同仁堂中医大师"。权威专家的精湛医术与同仁堂的地道药材形成综合优势，迅速为医院赢得了社会效益。同时，一批来自北京市及全国各地的青年学子，满怀激情投身于我院的创业之中，选择在这里从事自己的职业生涯。利用雄厚的专家资源作为师资，将优秀的中青年医师作为培养对象，开展中医药专家学术经验传承工作，对推动我院人才队伍建设、保持发扬同仁堂特色优势起到了重要作用。

　　建院八年来，我们陆续组织31名中青年医师拜19位中医药专家为师，正式确立师生关系，开展以跟师侍诊、研究典籍为主要形式的师承教育，力争全面继承中医大师的医德医风、临证思维特点、组方用药方法、中医药文化修养等，以期早日成为我院的临床专业技术骨干。

　　开展院内师承工作八年来，老中医专家的高尚医德为学生树立了榜样，使学生在导师接诊的言谈举止中懂得了什么叫先做人、后做事，怎样做才是以病人为中心。在慢性病的治疗中学会了缓图其功，在处方遣药的时候考虑到减轻患者负担，完成诊疗后对就诊患者做出指导性医嘱。

　　开展院内师承工作八年来，学生的临床能力获得大幅度提升。跟随名师，使学生有机会接触大量疑难病患，学生的理、法、方、药思维逻辑得到强化；经历了学习用方用药、辨证方解、经典理论三个阶段，使学生辨证更加准确，方剂运用更加合理，临床疗效更加确切。

开展院内师承工作八年来，促进了医院人才队伍建设。师承学习使入选的中青年医师在专业道路上迅速成长，收获了职业自信，塑造了良医品格，明确了专业方向。12 名同志晋升了高一级专业技术职称，已成为医院的专业技术骨干。

《北京同仁堂中医大师临证传薪录》是师授徒承的最好见证。作为入编作者的各位学术继承人，整理出原汁原味的临床医案，如实记录了指导老师的诊疗过程，力求突出专家各自的临床思辨特点与诊疗风格；作者还对病例难点、特点进行分析，对老师治疗思路中蕴含的学术观点进行朔源性研究，对老师组方、用药特色进行总结归纳。在此基础上，作者承袭老师学术经验及思辨特点，将其运用到临床实践中，使老师的学术经验得以传承。全书内容既蕴含着指导老师呕心沥血的传授，承载着继承人焚膏继晷的努力，也凝集着编委会全体同志们的集体智慧，在此一并谨致谢忱。

中医药学的发展过程，始终是中医药学术不断积累、整理、总结、提炼和升华的过程，师承教育是推动中医学术进步的重要因素，学生跟师学习是提高临床诊疗水平的津梁。同仁堂中医医院在起步阶段，获得诸多名家鼎力相助，共襄中医药人才培养之义举，实乃幸事。我们将充分利用专家资源优势，为同仁堂文化的传承，为发展中医药事业和增进人民健康做出我们的贡献。

北京同仁堂中医医院院长

2016 年 6 月 20 日

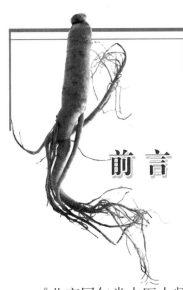

前　言

　　《北京同仁堂中医大师临证传薪录》是一部记录北京同仁堂中医大师及特聘专家临床典型医案的专业书籍，由我院18位学术继承人悉心整理完成。意在从继承人的角度，以师承学习过程中指导老师治愈的疑难病例、继承人运用指导老师的临床经验治愈的有效病例为素材，通过名医验案、心法传承两部分内容，挖掘其中蕴含的学术思想、临床经验；与业内中青年医师分享师承研修心得、推广名医经验的临床应用；为中医药学术的薪火相传尽绵薄之力。

　　名医验案部分是本书的重点内容。由于我院所聘专家具有丰富的临床经验，以医术精湛、疗效显著而享誉国内外，大量患者慕名前来，其中不乏病程迁延、病情错综的疑难病例。本书选择其中有代表性的病例，将四诊资料、辅助检查结果、连续的诊疗记录、方药的用量变化一一呈现给读者，使读者对疾病的诊断及病情的动态变化有一个全面的了解。本书还对每一病例的特点、难点进行分析，找出治疗的关键环节；在此基础上分析老师的辨治思路，挖掘其中蕴含的学术思想；研读方药变化，探寻其中的玄冥幽微。所以一并将这些心得见诸笔端，构成本书的特点。

　　心法传承部分是验证继承人承袭效果的内容。是继承人运用指导老师学术思想或临床经验独立诊治、并取得疗效的病例。这部分内容与名医验案部分所提交的典型病例，在病种、证型、病机、治法、方药某一方面有相关性，不具备这一特点则不予采用。虽为后人践行的记录，却反映了师承学习消化、吸收、升华的过程。

　　名医验案部分入选专家，均为承担我院师承工作的指导老师，按年龄由长及幼排序。全书以指导老师为核心，组织各个单元内容。每一单元的内容由指导老师简介、继承人简介（同宗一师的若干继承人，依拜师时间先后进行排序）、名医验案、心法传承四部分构成。由于受相关性要求所限，个别单元内心法传承内容缺如。所有内容由继承人撰写，并获得了指导老师认同。

在本书的前期策划、框架设计、素材收集、组织管理等环节，编委会成员做了大量工作；中国中医科学院杨威研究员、世界针灸学会联合会常务委员王凡主任医师对于正文的审核、修改付出了大量心血；国医大师孙光荣先生、同仁堂集团董事长梅群先生为本书作序，在此一并致谢。

老一辈中医专家之所以疗效显著，缘于对经典理论的感悟，对临床大法的活用，对方药处置的精当。通过对典型医案的深入分析，解读专家的常法或变法、用药思路及组方特点，是我们深化师承学习的重要内容。由于作者理论水平、临床经验有限，粗疏之处在所难免。今以至谦至诚之心，将一得之见与同道分享，意在抛砖引玉，共襄中医药传承之义举。

《北京同仁堂中医大师临证传薪录》编委会

2016 年 6 月 20 日

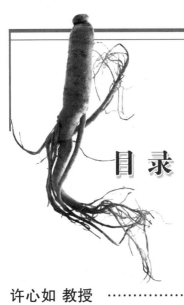

目 录

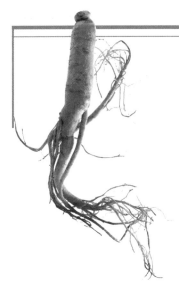

许心如 教授

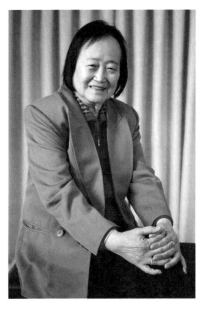

许心如，主任医师，教授，1924 年 12 月出生，第一批全国老中医药专家学术经验继承工作指导老师，北京同仁堂中医大师。擅长治疗各种心脑血管疾病，包括心律失常、心力衰竭、高血压、脑供血不足、眩晕、头痛等，对脾胃病、呼吸系统病，内分泌失调、失眠等亦有较深研究，心衰、房颤、眩晕疗效更佳。

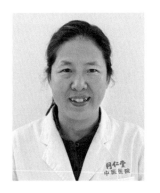

孛宝珍，副主任医师，2010 年 1 月起西学中，跟师许心如教授。专业方向：心血管病。

名医验案

益气温阳活血法治疗冠心病

患者姓名：王某　性别：男　年龄：58 岁

就诊时间：2012 年 5 月 8 日。

主诉：胸闷伴乏力、气短 3 年，加重 1 周。

现病史：患者三年前无明显诱因，出现胸部憋闷，未予重视，曾自服丹参片等药效不佳，一周前因胸闷加重，并伴有胸痛，来院诊治。因服扩张血管药物疗效欠佳，求助于许心如老师。现症见胸闷不舒较甚，伴乏力、气短、头晕、胸痛、懒言、面色白、易出汗、睑肿，舌淡苔薄、脉细缓。

个人史：长年在机关工作，缺乏运动。

辅助检查：心电图示：Ⅱ、Ⅲ、aVF 导联 ST 段下降。

中医诊断：胸痹。

中医辨证：心肾不足，气虚血瘀。

西医诊断：左室下壁心肌缺血。

治法：益气活血，温阳补肾，标本同治。

方药：生脉饮加味。

太子参 30g　麦冬 20g　五味子 15g　生黄芪 30g

丹参 30g　红花 15g　当归 10g　川芎 20g

赤芍 20g　白芍 20g　鸡血藤 30g　车前子 30g

益母草 20g　桑白皮 20g　葶苈子 30g　陈皮 10g

白术 20g　炒酸枣仁 30g　柏子仁 20g　合欢皮 30g

巴戟天 30g　补骨脂 15g

7 剂，水煎服，每日 1 剂，早晚分服。

二诊（2012 年 5 月 15 日）：上方服 7 剂后，胸闷、胸痛症状明显缓解，上方加鸡内金 15g、山药 20g。1 个月后复查心电图示：各导联下移的 ST 段均恢复正常。乏力、眼睑肿、自汗出等症基本消失。临床治愈，遂停药。嘱患者适度运动，饮食清淡。

半年后随访，患者胸闷、胸痛症状未作，半年内曾两次复查心电图，均报告未见异常。

验案分析

本案诊断并不困难，结合四诊及心电图检查结果，可确诊为典型的左室下壁缺血，中医辨证为心肾不足，气虚血瘀。冠心病是由于冠状动脉功能性或器质性病变导致冠脉供血和心肌需求之间不平衡所致的心肌损害，主要病变是冠状动脉内膜脂质沉着、局部结缔组织增生、纤维化或钙化，形成粥样硬化斑块，造成管壁增厚、管腔狭窄或阻塞。气虚血瘀型冠心病本虚标实，发病机制复杂，病势缠绵难愈，属难治病证。

许心如老师认为：冠心病总的病机当属于宗气不足，瘀血痰浊内阻。本病以虚多见，患者临床多见心胸阵阵隐痛，胸闷气短，动则喘息，心悸且慌，倦怠乏力，或懒言，面色白，或易出汗，一派宗气亏乏，无力推动血液运行及固摄汗液之象；由于气虚无力推动血液运行，导致气虚血瘀，舌象多见舌质紫黯，或有瘀斑、瘀点或舌下筋脉青紫；由于气虚温煦无权，导致虚寒内生，可见四肢不温、后背发凉、喜温厌寒之象；由于脾肾阳虚，不能蒸化和散布水津，瘀留日久，渐变而为痰饮，即成痰饮之后，阳虚未能恢复以致痰浊水饮，泛滥全身，进一步耗损阳气，导致痰饮弥漫，阻碍气血的运行，于是心痛、胸闷、气短、痞满诸症相继出现。所以，以"虚、寒、瘀、痰"可以概括本病总的病机，本虚标实，虚实夹杂为本病的证候特征。根据《内经》"虚则补之""寒者热之""结者散之"的论述，结合冠心病的病机特点，许心如老师确立了益气活血、温阳化痰的治疗大法。

冠心病的病因根本在于随着年龄的增长，加之生活起居不慎等原因，导致脾肾两虚，病程较长且恢复缓慢。在长期的临床实践中，许心如老师也看到许多患者服用大剂量通窍活血化瘀药，往往气短、疲倦、乏力、眩晕等症状反而增加，所以，许心如老师主张补法和通法是治疗冠心病不可分割的两大原则，可以先通后补，或是先补后通，通多补少，或补多通少，或一通一补，通补兼施，应根据情况权衡而定，不能只依据冠心病的血液瘀阻病理特点而单纯选用活血化瘀药，却忽视患者正气亏虚的本质，不辨证治疗而仅按病治疗是不妥的。有鉴于此，许心如老师益气温阳补虚治其本不求速效，目的在于逐步恢复患者已经失去平衡的阴阳，达到阴平阳秘的效果，同时选用散寒、活血祛瘀、化痰治标较速的药物以缓解患者因冠心病所引起的胸闷、胸痛等不适，近期和长期的临床疗效确切。

本案印证了许心如老师对气虚血瘀证冠心病病因病机、治疗方法及代表方剂的准确认识和灵活运用，体现了许心如老师治疗冠心病的诊疗特色。

1. 交通心肾，蕴阳于阴

许心如老师认为冠心病的病位虽然在心，但与脾、肾有着密切的关系，因为脾为后天之本，气血生化之源；肾为先天之本，贮藏真阴真阳。从五行而论，心属火，脾属土，心为脾之母，脾为心之子。在冠心病的发病过程中，常存在着子病及母、母病及子的现象，如冠心病在胸闷、胸痛的同时，常伴有倦怠乏力，或懒言，面色白，或易出汗等脾气虚的症状。心火位于上，常下降以温肾水，肾水位于下，上升以济心火，使心火不至过亢，中医称之为心肾相交、水火即济。在冠心病的病变过程中，也常常出现因心火不足，导致肾水泛滥而出现水肿；或因为肾水不足，不能上济心火而导致心火过亢，出现失眠、多梦等症状。

许心如老师重视调心同时补益脾肾，又根据《内经》"壮火食气，气食少火"理论，认为药物气味纯阳者消耗人体的元气，药物气味温和者充养人体的元气，所以在选用补益肾阳的药物时，一般不选用像附子、川乌、细辛、干姜这类气味纯阳、易耗伤人体元气的药物，而常用像仙灵脾、仙茅、补骨脂、巴戟天等温补肾阳。善用桂枝，在痰浊或痰淤壅塞胸膈、胸痛彻背或放射肩臂时尤为常用。当心阳不振，浊阴弥漫，胸膺清旷之区顿成迷雾之乡，投以桂枝，犹如离照当空，阴霾自散。许心如老师还重视药物君臣佐使的配伍原则，为了制约温补肾阳药的燥性，常加入一些补益肾阴的药物如枸杞子、菟丝子、女贞子、生地，防止温补肾阳药过燥伤阴。

2. 重视后天脾胃

"气为血之帅，血为气之母"，许心如老师常用大剂量的黄芪、党参、太子参以健脾益气，应用桃仁、红花、赤芍、鸡血藤、川芎等活血通脉，在益气活血之时佐用砂仁、槟榔等行气药以增强疗效。本患者长年在机关工作，缺乏运动，久而气血循环不畅，气虚血瘀，寒邪侵入血脉，与血相互搏结，使血脉瘀阻，不通则痛，致胸闷、胸痛，结合舌脉，属于典型的冠心病气虚血瘀证。

多数医家见到患者症状减轻后，常常针对主证增减相应的药物，而许心如老师认为这时正是量效最佳之时，不需要调整方剂的药量，以免分散力量或降低疗效，而应增强后天脾胃的力量，使正气存内，邪不可干。本案中患者复诊时增加的山药、鸡内金正是强化脾胃升清降浊作用，取脾胃强健、身体自安的功效。

3. 甄别古代用药经验，重视现代医学诊断

古代医学文献中并无冠心病病名的记载，从其临床表现来看，大致属于中医的"胸痹""心悸""怔忡""胃痛""真心痛"等范畴。《灵枢·邪气脏腑病形篇》："胃病者，腹膜胀，胃脘当心而痛，上支两胁，膈咽不通，食饮不下，取之三里也。"《千金要方》所载九种心痛，实际上多指胃脘痛而言。心痛、胃痛不分的状况，直到明清之时才有所改观，如王肯堂《证治准绳·心痛胃脘痛》："或问丹溪言心痛即胃脘痛，然乎？曰：心与胃，各一脏，其病形不同，因胃脘痛处在心下，故有当心而痛之名。岂胃脘痛即心痛者哉！"由于明清以前医家辈出，医学文献众多，在他们所论述的心痛、胸痹中，相当一部分并不是真正的冠心病。如《金匮要略·胸痹心痛短气病脉证治第九》："胸痹心中痞，留气结在胸，胸满，胁下逆抢心，枳实薤白桂枝汤主之；人参汤亦主之。"特别是人参汤证，虽然经文中没有明确指出具体症状，但以方测证来看，病机当属中焦阳虚，症状当有四肢不温、倦怠少气、便溏、舌淡、脉弱等。许心如老师认为人参汤虽列在胸痹心痛篇中，但根据方药组成和治疗重点来看，本条脉证当属胃痛证下，不是真正的冠心病。

在临证中，许教授首先动员患者去做现代医学检查，明确现代医学诊断后再处方用药。在治疗过程中，根据患者症状的缓解情况，有重点的再查一些生物化学和影像学检查，以了解治疗的进展情况，患者症状完全消失后，也要建议患者再做一次检测，使医患双方对病患机体有一个清晰的了解。

（李宝珍 整理）

5

名医验案

温阳益气法治疗中风

患者姓名：孙某　性别：男　年龄：55 岁

就诊时间：2013 年 2 月 5 日。

主诉：半身麻木、无力 6 年，加重 3 个月。

现病史：患者 6 年前晨起突感左半身麻木无力，活动受限，曾在当地医院就诊，诊断为"脑梗死、高血压"。给予血塞通、维生素 B_6，口服及静脉点滴丹参注射液有所缓解。住院半个月后出院，出院后在当地曾服用中药治疗，具体药物不详，疗效不显，近 3 个月加重，故来京就诊于许心如老师。现症见记忆力差，左半身麻木，左侧肢体无力，活动受限，伴有气短、头痛、头晕、全身疲乏无力、颈腰部疼痛怕冷，但无恶心呕吐。舌质黯红，苔白厚腻，脉沉细。

个人史：有煤气中毒史 2 年。

辅助检查：血压 160/110mmHg；头颅 CT 示：右侧基底部有一陈旧性梗死灶。

中医诊断：中风。

中医辨证：气虚血瘀，风中经络。

西医诊断：脑梗死。

治法：益气温阳化痰，活血化瘀。

方药：补阳还五汤加减。

生黄芪 30g　生地黄 15g　熟地黄 15g　当归 10g

赤芍 20g　白芍 20g　鸡血藤 30g　葛根 30g

补骨脂 15g　锁阳 15g　郁金 10g　石菖蒲 15g

半夏 10g　陈皮 10g　白术 20g　炙甘草 10g

红花 10g

7 剂，水煎服，每日 1 剂，早晚分服。

二诊：服药 7 剂后患者自述，所有症状明显减轻，精神状况也较以前好，但左侧肢体麻木减轻未退，上方加地龙 10g、川芎 10g，再服 7 剂。

三诊：患者诉服药后肢体麻木消失，再无其他不适。为巩固疗效，嘱其再服 7 剂。随访半年未复发。

验案分析

本案诊断并不困难，结合四诊及头颅 CT 检查结果，可确诊为脑梗死气虚血瘀证。然而脑梗死主要是由于供应脑部血液的动脉出现粥样硬化和血栓形成，使管腔狭窄甚至闭塞，导致局灶性急性脑供血不足而发病，临床症状复杂，与脑损害的部位、脑缺血性血管大小、缺血的严重程度、发病前有无其他疾病以及有无合并其他重要脏器疾病等有关，轻者可以完全没有症状，即无症状性脑梗死；也可以表现为反复发作的肢体瘫痪或眩晕，即短暂性脑缺血发作；重者不仅可以有肢体瘫痪甚至可以急性昏迷死亡，如病变影响大脑皮质在脑血管病急性期可表现为出现癫痫发作。本病具有致残致畸性，发病机制复杂，病势缠绵难愈，属难治病证。

对于中风后遗症的认识，唐宋以前认为是外风中人，金元以后突出内风为主。刘河间主"心火暴甚"，朱丹溪倡"湿痰生热"，李东垣主张"正气自虚"，明代张景岳创"非风论"，提出"内伤积损"的论点。清代叶天士认为本病乃精血衰耗，水不涵木，肝阳偏亢，内风时起的肝阳化风，到清末王清任又提出"气虚"之说，创出"补阳还五汤"。

根据《灵枢·刺节真邪论》所说："虚邪偏客于身半，其入深，内居荣卫，荣卫稍衰，则真气去，邪气独留，发为偏枯。"中风虽然表现为半身不遂、头痛、头晕等肝阳上亢的症状，但肝阳上亢，往往与肾阴亏虚有关。由于肝肾同源，互相影响，肾为肝之母，肝阴虚必然求救于肾，肝阳上亢日久，势必下耗肾水，致使肾阴枯涸，阴不制阳。加之年老肾阴不足，更易引起虚阳上浮，肾阴虚久，阴损及阳，可出现阴阳两虚，一般发病早期以阴虚为主，后期多为阴阳两虚，或以阳虚为主。发病早期阴虚火旺，烁津成痰；晚期肾阳不足，火不生土，脾胃不能将体内的饮食化为精血，反而化为痰浊积于体内；加之中风多发生于年老之人，元气虚弱，无力运行血液，导致气虚血瘀。许心如老师强调"正气亏虚"是中风病发病的基础病因，认为"因虚致瘫，最终导致瘀血痰浊痹阻脉络"是病机的关键。

1. 益气以活血

本患者年过五旬，且病程长达六年之久，并在患病过程之中，雪上加霜，又受煤气之毒。正气受损，营卫失调，经络空虚，瘀血、痰浊交结凝聚于经络之中，使经脉不能发挥运营气血、联络肢体关节的作用，而出现肢体痿废不用的症状。结合舌脉，属典型的中风病气虚血瘀证。

许心如老师治疗中风后遗症所用的代表方为补阳还五汤加减方。补阳还五汤是清代名医王清任《医林改错》中治疗中风的代表性方剂，王清任认为此病的病机是"元气既虚，必不能达于血管，血管无气，必停留而瘀""元气即火，火即元气，此火乃人生命之源"。认为生理上气血、津液是密不可分的统一体，其中"气"起主导作用，气行则血行，气虚则血行无力或血停，气行则津行湿化，气虚则湿停痰生。元气不足，血络瘀滞，气血虚弱，筋脉失养，其治疗益气甚为必要，辅以通络活血。补阳还五汤为补气活血之剂，重用黄芪补气升阳，强卫固表，祛邪外出；当归尾长于活血，且有化瘀而不伤正之妙；川芎、赤芍、桃仁、红花助当归尾活血祛瘀；地龙通经活络。此方大量补气药与少量活血药相配，使气旺则血行，活血而不伤正，共奏补气活血通络之功。

2. 治风先治血

风为百病之长，中风病发病急骤，许心如老师认为本病的发生与内风有关，是由于年高气血亏虚，血不养筋所致。治风先治血包含"活血"与"养血"为主的两个内容。王清任在补阳还五汤中主要运用了活血的药物，而对养血却少有涉及，许心如老师在补阳还五汤的基础上增加了生地和熟地，和原方中的黄芪共奏补益气血之功，阴血得充，风疾可除，这就是"治风先治血，血行风自灭"所以能获效的原理。

3. 重命门之火

肾为先天之本，人的生长发育衰老过程都起源于肾气的盛衰，中风病的病位在脑，脑为元神之府，肾藏精，精化髓，脑为髓之府。许心如老师认为中风的根本原因是肾虚，方中补骨脂、锁阳补肾助阳，使肾恢复藏精化气的功能，则脏腑功能得到肾气的滋养，有助于疾病的恢复。

基于以上认识，许心如老师认为治疗中风当以和血息风，祛痰通络为法。除对"瘀血""痰浊"等的针对性治疗"活血""化痰""补气"外，温补肾阳的意义尤为重要，应引起足够重视。

温补肾阳法在临床上有较为广泛的应用，《内经》指出肾主藏精，主生殖，并与人体的生长壮老已有关，但未分肾阴肾阳。直到金元时期，刘河间在《素问气机原病式》中提出左肾属水，右肾属火，并明确心为君火，肾为相火；明代赵养葵在《医贯》中提出两肾中间为命门，并把命门比喻为走马灯中之火，此为先天无形之火，无形火旺则动速，火微则动缓，强调温补肾阳法之重要。近年来，中西医结合的临床及实践研究，在肾本质的深入广泛研究的同时，温补肾阳法亦为近代中西医家所重视，研究成果可资借鉴。

4. 用药显轻灵

疾病是由于人体阴阳失去平衡的结果，中医治疗就是以药物的偏性去纠正人体失衡的阴阳，以达到恢复健康的目的，因此药物偏性越大，对人体的伤害也就越大。许心如老师在用药的过程中尽量避免使用毒性较大的药物，如补阳还五汤方中原有地龙起到通经窜络，搜剔瘀血的作用，但地龙是动物药，对人体来说，是一种异体蛋白，易发生过敏反应，所以许心如老师在方中去掉不用，而代之以鸡血藤行血补血，舒经活络。

5. 助脾化痰湿

许心如老师认为中风病根本原因是由于阴阳偏盛，气血逆乱，但在疾病的发生发展过程中，风火交扇、痰瘀交阻伴随着疾病的整个过程，特别是后遗症期，由于活动减少，脾胃运化能力减退，导致痰浊内生，可以延缓患者的康复，因此在治疗过程中，要加用健脾化痰的药物，方中石菖蒲、半夏、陈皮、白术、郁金的使用体现了这一思想。

（孛宝珍　整理）

名医验案

益气利水法治疗心衰

患者姓名：梁某　性别：女　年龄：49 岁

就诊时间：2014 年 4 月 3 日。

主诉：反复喘憋、心慌、气短 6 年，加重 3 周。

现病史：患者 6 年来反复出现喘憋，伴夜间不能平卧，咳嗽，咳痰，轻度活动后即可出现，近 3 周劳累后症状加重，夜间阵发性呼吸困难，咳嗽，咳痰明显，伴周身乏力，纳差，小便少，大便不成形，口唇发绀，双下肢水肿，眠差，舌质黯红，苔白厚，脉滑。

既往史：5 岁时曾患过心肌炎，后治愈。高血压史 8 年，血压最高 180/100mmHg，现服"拜新同"降压治疗。冠心病，不稳定心绞痛 6 年，现服用阿司匹林治疗。否认糖尿病史。

体格检查：血压 160/95mmHg，双肺呼吸音粗，两下肺可闻及湿啰音，心率 110 次/分，律齐，可闻及全收缩期吹风样杂音，腹软，肝肋下 4cm 可触及，双下肢肿。

辅助检查：心脏彩超：左室增大、主动脉狭窄伴关闭不全，肺动脉高压（重度）150mmHg。

中医诊断：喘证。

中医辨证：气虚血瘀，水湿内停。

西医诊断：①心力衰竭；②心功能 Ⅲ ~ Ⅳ 级；③高血压 3 级；④冠心病；⑤不稳定心绞痛。

治法：益气养阴，泻肺利水。

方药：葶苈大枣泻肺汤合生脉饮加味。

太子参 30g　麦冬 20g　五味子 20g　生黄芪 30g

葶苈子 30g　桑白皮 30g　泽泻 10g　红花 15g

水红花 30g　白薇 15g　车前子 30g　丹参 30g

泽兰 30g　陈皮 20g　白术 20g　茯苓皮 20g

郁金 10g　葛根 30g　枸杞子 20g　防己 15g

14 剂，水煎服，每日 1 剂，早晚分服。

二诊（2014 年 4 月 18 日）：喘憋症状明显好转，夜间可间断侧卧入睡，尿量增加，双下肢肿稍减轻，仍咳嗽，活动后胸闷憋气，纳差。上方加山药，健脾益气，继服 14 剂。

三诊（2014 年 5 月 6 日）：喘憋明显好转，咳嗽减轻。继服上方 14 剂以巩固疗效。

验案分析

本案诊断并不困难，结合四诊及心电、彩超检查结果，可明确诊断为心功能不全气虚血虚型。心功能不全是由于各种原因造成心肌的收缩功能下降，使心脏前向性排血减少，造成血液瘀滞在体循环或肺循环产生的症状。随着对心功能不全基础和临床研究的深入，心功能不全已不再被认为是单纯的血流动力学障碍，更重要的是由于多种神经体液因子的参与，促使心功能不全持续发展的临床综合征。本病发病机制复杂，病势缠绵难愈，属难治之病。

许心如老师从《灵枢·天年》"六十岁，心气始衰，苦忧悲，血气懈惰，故好卧"体会，认为《内经》对心衰的原因可以归纳为 2 条，一为久病体衰，元气减少，一为肝血不足，木不生火，致使推动血脉的动力不足，血液瘀滞在经脉之中，机体出现血虚和血瘀的病理状态。其病因病机是年老体衰，或感受外邪，损伤人体气阴，久而阴损及阳，进一步加剧了血液瘀滞，血不利则为水，以致水停脉阻，上逆凌心犯肺，肺虚不能通调水道，下输膀胱，以致水湿停聚，泛于肌肤而成水肿；水气犯肺，肺气上逆而为咳喘；水气凌心则心悸不安。临床上出现的心悸、呼吸困难、水肿、咳喘、尿少等症，揭示"气虚血瘀水停"是其发病的关键。

现在临床上常用的心衰治法有：益气活血法、温阳利水法、益气养阴法、温阳益气法、泻肺利水法，各有利弊。许心如教授经过长期的临床实践，总结出"气虚、血瘀、水停"是心衰的病机关键，而水饮阻肺是患者产生临床症状的病理所在。针对心衰的病因病机，许心如老师将以上治法综合后，提炼出益气活血、泻肺利水为治疗心衰的首要法则。以《金匮要略》的葶苈大枣泻肺汤和防己黄芪汤为主方加减，常用的药物有生黄芪、葶苈子、桑白皮、汉防己、泽泻、赤芍等。

心衰患者主要表现为呼吸困难、咳嗽、水肿、心率快，这些症状提示肺主治节的功能失调，不能通调水道，下输膀胱，此时以救标为急，首选泻肺利水。葶苈子、桑白皮辛散苦泻，性寒下降，开泻肺气，通利水道，使肺得清肃发挥肺朝百脉以利治节的作用，辅助心血运行，故能除痰饮喘满而利水消肿，心衰得以控制；在此基础上，以黄芪补益元气以固本；赤芍有活血行瘀功效；防己、泽泻加强利水之功。据现代药理研究，黄芪有强心作用，能加强正常心脏的收缩，对中毒或疲劳衰弱的心脏作用更为明显，能扩张末梢血管，并有中度利尿作用；葶苈子除通过利尿以减轻心脏前负荷外，气醇提取物有强心作用，增强心肌收缩力，减慢传导；赤芍能抑制血小板黏附，降低血液黏稠度。气虚重者加人参，气阴两虚加生脉散，血瘀水停加赤芍、水红花子，主要用于水气凌心，水饮射肺之证。

（李宝珍　整理）

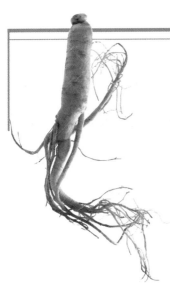

赵荣莱 教授

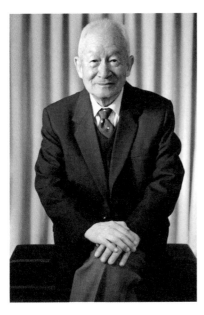

赵荣莱，1929 年 5 月生，主任医师，教授，博士生导师，第二、三、四批全国中医药专家学术经验继承工作指导老师。首都国医名师，北京同仁堂中医大师。擅长用中西医结合方法治疗食管、胃肠、肝、胆胰、肾脏疾病及各类虚证。

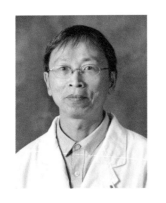

陈卫东，男，副主任医师，2010 年 3 月起跟师赵荣莱老师学习。专业方向：消化系统疾病。

名医验案

健脾调气辛开苦降治疗食管炎

患者姓名：谷某　性别：女　年龄：36 岁

就诊时间：2011 年 5 月 27 日。

主诉：烧心 2 年，加重 1 个月。

现病史：患者反复发作烧心已 2 年，近 1 个月加重，每于上午出现烧心，胃脘痞闷嘈杂，胸满胀痛，后背作痛，咽部有气上顶感，嗳气不畅，咽干，心烦，脾气急躁，进食后易胃胀，二便正常，时恶心干呕，无反食，进食不噎，舌苔薄白，脉细。服奥美拉唑等抑制胃酸的西药无效。

辅助检查：胃镜示反流性食管炎（LA-A）、浅表性胃炎、十二指肠球炎，病理诊断考虑局灶 Barrett 食管。

中医诊断：①吞酸；②食管瘅；③胸痞。

中医辨证：脾虚不运，肝胃失和。

西医诊断：①反流性食管炎（LA-A）；②Barrett 食管。

治法：健脾通阳，疏肝和胃，辛开苦降，调畅气机。

方药：

苍术 15g　木香 10g　乌药 10g　薤白 10g

瓜蒌 15g　香附 10g　旋覆花（包煎）10g　炒白术 15g

吴茱萸 3g　黄连 3g　姜半夏 6g　乌贼骨 15g

浙贝 10g　白及 10g　竹茹 10g　桂枝 6g

7 剂，水煎服，每日 1 剂，早晚分服。

二诊（2011 年 6 月 3 日）：烧心减轻，发作已不频繁，恶心干呕消失，胸脘满闷嘈杂及胸背疼痛均减，仍有咽干口干，时腹胀，大便 2 日一行，舌脉同前。前方去竹茹，加刀豆 10g、石斛 10g。7 剂继服。

三诊（2011 年 6 月 10 日）：药用两周，后背疼痛消失，烧心、嘈杂明显减轻，偶有烧心发作。按此方调理半年，复查胃镜病情稳定，食管黏膜活检未见 Barrett 食管。

验案分析

本案为青年女性，病程已 2 年，具有典型的胃食管反流病表现，包括烧心、嘈杂、胸背作痛、咽部不适等，且烧心症状明显，胃镜食管黏膜病理诊断考虑局灶 Barrett 食管。Barrett 食管是属于病情较重的一类胃食管反流病，欧美多见，国内少见。胃食管反流病患者服用西药质子泵抑制剂常常会出现病情反复，也有患者无效或出现明显不良反应，转而寻求中药治疗。胃食管反流病是临床常见病、多发病，由于病情反复，无论西医还是中医治疗都需要一个长期过程。

赵荣莱老师诊治胃食管反流病见解独到、经验丰富，认为胃食管反流病属于中医"吞酸""郁证""胸痛""反胃""气噎"等范畴，临床上患者往往有胸膈满闷、嗳气频作、咽喉不利三个症状同时出现，赵荣莱老师把它称作"食管积气综合征"，此时嗳气为气滞于膈上食管之中，嗝出之气是由食管而出，而非自胃中而出，往往嗳气后胸痞得减，咽部舒畅，咽部异物感减轻或消失。

赵荣莱老师认为本病多为虚中夹实证，虚是指气虚阳微、胸阳不振，实指兼气、痰、食、瘀滞于胸膈，主要由于脾失健运、不能升阳、胸中阳微、胸阳郁遏、脾胃升降失常、浊阴上逆所致。脾虚不运是本病病机关键所在，而脾胃运化功能是否正常、升降是否协调，是与肝的疏泄功能密切相关的。肝气不疏，疏泄失常，则影响脾胃功能，致脾失健运，脾气不升，清阳不升，胃失和降，胃气上逆，或肝失疏泄，胸中气机不畅，气滞阳郁，则出现反酸、反食、胸膈满闷、胸背胀、咽不利、烧心、嗳气诸症。所以，本病是由于脾胃运化功能失常、肝脾胃气机失调所致。

赵荣莱老师治疗胃食管反流病从脾胃入手，重点放在升发脾胃之气，在脾，调其升运，脾健则清气得升，运化正常，胸阳可展，膈中寒气可消；在胃，促其和降，胃气和则浊阴得降，膈气随胃气而降，膈咽之气可利，使食管得以宣通。

赵荣莱老师治疗胃食管反流病常用辛甘气味俱阳之药温通益气助阳以升

清，引胃气升发于阳分以治其本，以苦泄行气消导之品泻堵塞咽喉胸膈之间的浊气以治其标，则上下之气交通。辛开苦降，也用于寒热错杂、升降失常者。同时，必用疏肝理气之品调畅气机，使肝气条达，可助脾运化升发清阳之气，助胃受纳下降浊阴之气，故通调气机、顺气和中贯穿于本病治疗的始终。

赵荣莱老师治疗胃食管反流病的基础方用药：苍术、木香、乌药、香附、瓜蒌、薤白、干姜、吴茱萸、黄连、乌贼骨、浙贝、旋覆花、刀豆、白及。方中重用苍术健脾运脾以升清，本品性温味苦辛，芳香辛散、苦泄燥湿、温通升阳，"能升发胃中阳气"，《本草纲目》谓其可升可降，"治湿痰留饮，或挟瘀血成窠囊，及脾湿下流，浊沥带下，滑泻肠风"；《玉楸药解》说苍术可"燥土利水，泻饮消痰，行瘀郁去满，化癖除癥，理吞吐酸腐"；朱丹溪说苍术"总解诸郁"，"诸郁皆因传化失常，气不得升降……苍术能径入诸经，疏泄阳明之湿，通行敛涩"，配香附"一升一降，故郁散而平"；现代药理研究苍术有促进胃肠运动作用。香附入肝经气分，芳香辛行，善散肝气之郁结。木香、乌药合用，理气疏肝通滞之力甚强。《本草纲目》云："木香乃三焦气分之药，能升降诸气。"《药品化义》云："乌药，气雄性温，故快气宣通，疏散凝滞，甚于香附……开郁气，中恶腹痛，胸膈胀痛，顿然可减。"《本草求真》说乌药："凡一切病之属于气逆，而见胸腹不快者，皆宜用此……功与木香、香附同为一类……逆邪横胸，无处不达，故用以为胸腹逆邪要药耳。"现代药理研究证实，木香、乌药对胃肠道平滑肌均有双向调节作用，能促进消化液的分泌。薤白辛温通阳、理气除滞，配瓜蒌利气开郁、宽胸散结。黄连、吴茱萸辛开苦降，平肝降逆，清降肝热，使肝胃和调，黄连用量较少，不过3g，取其泻胃清肝又不致折伤中阳、以碍湿化，吴茱萸辛热疏肝解郁，使肝气条达，又反佐黄连之苦寒，且下气降逆。常配干姜温中健运脾阳，助脾升清，桂枝温通助阳。乌贼骨配浙贝制酸，旋覆花、刀豆降气和胃，白及收敛止血、消肿生肌，保护胃食管黏膜，抑制溃疡。全方共奏健脾温通、舒展胸阳、升清降浊、和胃降逆、调畅气机之功。

基础方加减：湿阻明显、舌苔白腻者加藿香、菖蒲；胃阴不足、舌红少苔者加石斛、花粉；恶心呕吐者加丁香、姜半夏；嗳腐脘痞甚者加焦四仙；两胁胀满者加柴胡、郁金。

（陈卫东 整理）

心法传承

患者姓名：孙某 性别：女 年龄：65 岁

就诊时间：2014 年 3 月 3 日。

现病史：患者反复发作反酸、口苦 2 年，查胃镜示反流性食管炎（LA-A）、糜烂性胃炎，间断服用奥美拉唑效果不明显，伴脘腹胀满，不能多食，嗳气频作，大便不成形，每日 1~2 次，舌质黯红，舌苔白厚腻，脉沉滑。

既往史：患者有腔隙性脑梗死、高血压病史，口服降压药血压尚平稳，但经常头痛、失眠，有子宫多发肌瘤、外阴白斑病史，有中度宫颈炎、阴道炎，近日阴道分泌粉红色黏液。

中医诊断：①食管瘅；②吞酸。

中医辨证：肝胃郁热，气滞湿阻，湿热下注。

治法：拟宗老师运脾化湿、理气疏肝、和胃降逆之法为主。

方药：

苍术 15g　木香 9g　乌药 9g　瓜蒌 15g

半夏 9g　香附 9g　炒白术 12g　黄连 3g

吴茱萸 3g　炒黄柏 6g　泽兰 9g　旋覆花 9g

生赭石 12g　杏仁 9g　陈皮 9g　乌贼骨 15g

浙贝 9g　当归 9g　赤芍 9g　草河车 9g

7 剂，水煎服，每日 1 剂，早晚分服。

二诊（2014 年 3 月 10 日）：反酸、嗳气次数明显减少，口苦、脘胀均减轻，睡眠改善，阴道已无粉红色黏液，大便仍不成形，舌黯，苔白腻，脉弦滑。原方去炒黄柏，加厚朴 12g、煅瓦楞子 30g、焦神曲 9g，继服 2 周。

三诊（2014 年 3 月 24 日）：口苦、脘腹胀基本消失，偶有反酸、嗳气，大便较前改善，睡眠尚可，精神较前明显好转，舌黯苔白，脉细滑。前方去旋覆花、生赭石，加生黄芪 30g、茯苓 15g、枳壳 9g、佛手 9g，再服 2 周。患者 2 周后来诊，诉诸症基本消失，无特殊不适，停药。

心得体会

本案患者肝失疏泄，气机失调，脾胃升降失常，运化功能减弱，影响胆汁的分泌与排泄及人体的消化吸收，而见口苦、脘腹胀满、纳差；肝气横逆犯胃，胃气不降，夹郁热上冲，而见反酸、嗳气；胃失和降，脾失健运，湿浊不化，而见大便不成形；肝气上逆，郁热上扰，而见头痛、失眠。舌脉为肝胃郁热、湿浊阻滞之征。

方遵师法重用苍术辛散苦燥、运脾升阳；白术健脾燥湿；黄连、吴茱萸辛开苦降，清热平逆，调和肝胃；木香、乌药、香附疏肝理气，力开肝气之郁结；瓜蒌利气宽胸；乌贝散抑酸。张仲景《伤寒论》第 161 条云："伤寒发汗，若吐若下，解后心下痞硬，噫气不除者，旋覆代赭汤主之。"故加用旋覆代赭汤的旋覆花、代赭石、半夏平肝胃气逆，理气祛湿化痰；杏仁宣利上焦肺气又降气，气行则湿化，合陈皮行气燥湿；黄柏清下焦湿热，草河车清热解毒利湿；泽兰活血行水，当归、赤芍和血散瘀。

胃食管反流病的发病机制主要是食管抗反流防御机制减弱和反流物对食管黏膜的攻击作用增强，而一过性下食管括约肌松弛是其主要原因。本病有容易复发的特点，从根本上改善食管下括约肌的功能状态，纠正其压力变化，从而达到治病求本的目的，是控制本病复发的关键，也是目前理想的治疗方法。中医辨证论治能够改善胃食管的动力，增强食管抗反流防御机制，减少复发，有着明确的治疗优势。朱丹溪认为"吞酸者，湿热郁积于肝而出""嗳气，胃中有火有痰"。临床上胃食管反流病中医辨证多见痰湿阻滞、肝胃郁热之证，患者多伴有脘腹胀满、纳食较差、咯痰色白、肢体沉重嗜卧、舌苔白腻而厚、脉濡滑细缓等脉症，乃因湿滞中焦，脾运不健，气机受阻。故赵荣莱老师重用苍术运脾燥湿，兼以行气和胃，使气行则湿化，湿去脾健，气机调畅，脾胃自如，这是改善胃食管的动力、增强食管抗反流防御机制以控制复发的关键所在。

胃食管反流病的主要症状有反酸烧心、嘈杂口苦等，主因肝郁化火，横逆犯胃，胃失和降所致。赵荣莱老师主要用左金丸辛开苦降、清降肝胃，其中黄连肝胃两清，吴茱萸疏郁开结、下气降逆，使肝火得清，胃气得降，反流症状得以有效控制，加以乌贝散、煅瓦楞子可加强制酸降逆之功。黄连乃苦寒之品，用量不宜过大，以免戕伤脾阳，以遏湿化，也可配伍干姜、桂枝等助阳之品。当然，升阳之药亦不能太过，必须在保证清降的前提下使用，否则反流症状也难以平息，两者是相辅相成的，临证可根据症状变化来适当调整药物剂量的配比。

（陈卫东）

名医验案

攻补兼施扶正祛邪治疗脓胸

患者姓名：金某　性别：男　年龄：63 岁

就诊时间：2010 年 11 月 12 日。

主诉：咳嗽、咳痰、气促、乏力 2 个月余。

现病史：患者于就诊前 3 个月在某医院行心脏搭桥术，术后 1 周检查发现左侧大量胸腔积液，胸腔穿刺抽出脓液，患者出现高热，经静脉用药抗感染治疗后体温降至正常。在另一医院行胸腔闭式引流，各项理化检查未发现结核、肿瘤，查胸部 CT 示形成包裹性脓胸。就诊时引流液为少量咖啡色液体，患者有咳嗽、咳痰，痰量较多，痰色黄，质黏稠，胸闷气促，常需吸氧，无发热，精神差，全身乏力，不思饮食，近 2 个月体重减轻 5kg。查舌红、苔黄、脉细滑。

既往史：冠心病病史 10 年。否认糖尿病病史。

辅助检查：胸部 CT 示包裹性脓胸。

中医诊断：痈疽。

中医辨证：热毒内壅，痰热蕴肺，兼气血亏虚。

西医诊断：脓胸。

治法：清热解毒、泄肺化痰祛邪，兼以培补气血扶正，托毒排脓。

方药：

金银花 30g　黄芩 10g　杏仁 10g　橘红 10g

桔梗 10g　芦根 30g　鱼腥草 20g　川贝 10g

竹茹 10g　石见穿 12g　肿节风 12g　佩兰 10g

鸡内金 10g　山药 20g　生黄芪 30g　灵芝 10g

阿胶珠 10g

7 剂，水煎服，每日 1 剂，早晚分服。

二诊（2010 年 11 月 19 日）：患者服药 1 周后感觉舒服，精神好转，体力增加，咳嗽减轻，偶有咳嗽，痰量减少，胸闷气促明显改善，已无需吸氧，纳食稍有增加，在胸腔引流液中排出坏死组织 3 小块，舌苔薄黄脉细滑，前方加胆星 6g、半枝莲 15g 继服。

三诊（2010 年 12 月 3 日）：患者精神佳，咳嗽轻，咯少量白痰，纳食增加，胸腔引流液量少稀薄，舌苔白，脉细滑，守前方继服。

2 周后患者复查胸部 CT 示脓腔已基本消除，患者精神好，饮食佳，无咳嗽及胸闷，咯痰少。再拟以补气养阴、清肺解毒、活血利水方药调理善后。

验案分析

脓胸多由细菌感染引起，由于胸膜炎症而见大量脓性渗出液积聚，称为脓胸，常见于有并发症和全身或肺部宿主防御功能异常的患者。本案为老年患者，有基础病冠心病病史，术后胸腔感染出现脓胸。渗出液中的纤维蛋白可沉积在胸膜表面，成为纤维素膜，纤维素膜逐渐机化，胸膜粘连，从而形成局限性或包裹性脓胸。慢性脓胸的西医治疗主要是通过手术消除脓腔。

脓胸属中医痈疽、流注范畴。中医认为，脓胸是由于气血不足、邪热犯肺、热毒壅盛、气血失和所致。《诸病源候论·注病诸候》说"人体虚，受邪气，邪气随血而行"，汪机《外科理例·卷三·流注》说"皆因真气不足，邪得乘之"，说明本病病因是人体正气不足，免疫力下降，邪气乘虚而入。《灵枢·痈疽篇》云："大热不止，热盛则肉腐，肉腐则为脓……故命曰痈。""热气淳盛，下陷肌肤，筋髓枯，内连五脏，血气竭，当其痈下，筋骨良肉皆无余，故命曰疽。"说明痈疽的病理变化是热毒亢盛，深陷于肌肤内部，使肌肉筋膜溃烂，化为脓液，甚至使骨髓焦枯，同时还影响五脏，使血气枯竭。疽的发病部位比痈的发病部位深，使筋骨肌肉都溃烂无遗。本案邪热犯肺，肺失清肃，火热炽盛，灼津炼液为痰，肉腐为脓，故见发热、胸腔积脓液、气促、咳嗽痰黄等症；患者老年，有基础病史，痰瘀热毒互结，热盛更伤气津，症见气促乏力、不思饮食、体重下降，说明正气已惫。《素问·阴阳应象大论》云："壮火之气衰……壮火食气……"赵荣莱老师在治疗疾病的过程中，非常重视扶正补虚、培补气血。赵荣莱老师认为，在疾病发生、发展过程中随着脏腑功能的减退，会出现气血不足之虚证，属于"因病致虚"的临床类型，正如《素问·生气通天论》所云"故阳强不能密，阴气乃绝"；随着人的年龄增长，脏腑功能、气血阴阳也会弱化。本案老年患者肺部感染，痈疽已成，气血亏虚，虚实兼杂。结合舌脉，赵荣莱老师辨证为肺热壅盛、气血不利、血亏气弱，治疗以清热解毒、调补气血，祛邪扶正并重。

赵荣莱老师善用金银花、肿节风来清热凉血解毒、调畅气血。金银花甘、寒，归肺、心、胃经，寒能清热解毒，甘能养血补虚。《本经逢原》称金银花："解毒去脓、泻中有补"。清代张志聪认为金银花不仅有败毒消肿的功能，尚有行荣卫阴阳、调和气血的作用。赵荣莱老师重用金银花治疗呼吸系统感染性疾病，临证每获良效。肿节风苦、辛、平，归心、肝经，可清热凉血，尚有活血通络之功，苦以清泄，辛以散结，故能清散热毒壅塞、调畅气血郁滞，赵荣莱老师也常常用它来治疗肿瘤痞块。

汪机《外科理例》论治痈疽时提出应辨虚实而用药，说："疮疽痛息自宁，饮食知味，脉证俱缓，缓则治本，故可以王道平和之药徐而治之，亦无不愈……若疮疡聚肿不溃，溃而脓水清稀，或泄利肠鸣，饮食不入，呕吐无时，或手足并冷，此脉证俱虚，非大补之药不能平，投以硝、黄攻伐之剂亦非也。故治其证者，当辨表里虚实，随宜治之，庶得万全。"进而提出"凡痈疽已成，血气虚者，邪气深者……兼以六淫之邪变生，诸症必用内托，令其毒热出于肌表，则易愈也。""脓清或不敛者，气血俱虚，宜大补，如八物汤；溃后食少无睡，或发热者，虚也，宜补之，如内补黄芪汤；倦怠懒言，食少不睡者，虚也，宜补之，如黄芪人参汤。"赵荣莱老师宗古人治疗痈疽之内托法，补益本元，扶正托里，使气实助邪外透。药用灵芝益气补脾，阿胶补血滋阴，重用生黄芪入脾、肺经，益肺健脾补中，实元气，托毒外出，促进脓液排泄。方中还用黄芩清热燥湿、泻火解毒；杏仁、橘红、桔梗宣肺、祛痰，利肺气以排壅肺之脓；芦根、鱼腥草清透肺热，消痈排脓；川贝、竹茹清热化痰，散结消肿；石见穿清热解毒，行气活血。

脾胃为后天之本，气血生化之源，李东垣说"百病皆由脾胃衰而生也"。《外科正宗》谈到流注治法"溃后脓水不止，而形衰食少者，宜滋气血、峻补脾胃"。赵荣莱老师遣方用药亦十分注重顾护脾胃，本案多用苦寒之品，易伤脾胃，故加入调理脾胃的药物，用佩兰醒脾化湿，鸡内金消食健胃，山药补脾养胃，使脾胃健，气血充，正气复。诸药合用，共奏泻火解毒、清肺化痰、调补气血、托毒排脓之功。

（陈卫东　整理）

心法传承

患者姓名：喻某　性别：男　年龄：63 岁

就诊时间：2013 年 9 月 21 日。

现病史：患者就诊前 2 周无明显诱因左小腿内侧出现少量集簇状较密集小丘疹，色深红，瘙痒，未予以治疗，2 天后出现散在黄豆大小水泡和脓疱，周围有红晕，疼痛明显，几天后水泡、脓疱逐渐增多，其下侧出现直径 3cm 大小溃疡。外院诊断为"带状疱疹合并感染"，经头孢呋辛静脉滴注抗炎，泛昔洛韦口服抗病毒，莫匹罗星软膏外敷，效果不明显。溃疡面继续扩展，周边皮肤潮红水肿，有少量脓性分泌物，皮温不高。头面及四肢未见皮疹，全身淋巴结未及肿大。患者无发热，神疲倦怠，纳少眠差，小便短赤，大便黏滞，舌红苔黄，脉沉细弦。

既往史：患者吸烟史 30 余年，少量饮酒史，既往有高血压病史，有十二指肠球部溃疡、脂肪肝病史。

实验室检查：血常规：白细胞计数 7.86×10⁹/L，淋巴细胞 50.6%，血小板计数 348×10⁹/L；C-反应蛋白 13.9mg/L，尿常规（－），生化：谷丙转氨酶 46U/L，低密度脂蛋白胆固醇 3.86mmol/L，余（－）。

中医诊断：痈疽。

中医辨证：湿热蕴毒，脾虚气弱，正气不足。

西医诊断：①带状疱疹感染；②脓皮病。

治法：清热解毒利湿，益气健脾，托毒排脓。

方药：

金银花 30g　土茯苓 30g　草河车 15g　茵陈 15g

黄芩 12g　苍术 12g　白术 12g　滑石 30g

竹叶 10g　泽泻 15g　龙胆草 10g　生黄芪 30g

生薏米 30g　砂仁 6g　炒鸡内金 15g

7 剂，水煎服，每日 1 剂，早晚分服。局部用生理盐水反复冲洗，外用拔毒膏。

二诊（2013 年 9 月 28 日）：患者溃疡面明显缩小，有少量清亮渗液，皮肤潮红减退，无新生皮疹，疼痛明显减轻，大便略溏，纳食改善，舌红苔薄黄，脉细弦。查 C-反应蛋白 4.3mg/L，血常规：白细胞计数 6.53×10⁹/L，淋巴细胞 40.5%，血小板计数 302×10⁹/L。前方去茵陈、竹叶、龙胆草，生黄芪加至 45g，加连翘 10g、茅根 15g、当归 10g、赤芍 10g、山药 15g、党参 15g 健脾利湿和血之品。14 剂水煎服。局部继用拔毒膏。

三诊（2013 年 10 月 12 日）：溃疡面基本愈合，皮疹已结痂，疼痛不著，精神好，纳食佳，睡眠改善，大便正常，舌红苔白，脉细弦。前方生黄芪增至 60g。继服 14 剂，痊愈。

心得体会

1. 关于扶正祛邪

本例患者皮肤溃疡，结合全身症状及舌脉所见，可明确辨证为湿热内蕴所致，但皮温不高，兼见神疲倦怠、纳食减少，乃正气亏虚之征。患者湿热蕴毒，耗伤人体正气，正气不足，无力抗邪，邪热内陷，终致皮肤溃疡缠绵不愈。西医抗感染不效，临证所见已是虚实夹杂之证，治疗应以清热解毒利湿兼调补气血为主，祛邪扶正并重。随着病程的迁延，根据病情发展以及正邪盛衰消长变化逐渐增大生黄芪的用量，以健脾益气扶正，托毒外出。《素问·调经论》指出"百病之生，皆有虚实"，临证辨明虚实病机是关键。赵荣莱老师治疗虚实兼杂证时注重调气血以扶正祛邪，对于临床治疗许多疑难病证，尤其是某些久治不愈、变生他证的慢性疾病具有重要的指导意义。

2. 关于顾护脾胃

《素问·六节藏象论》曰："脾胃……者，仓廪之本，营之居也。"胃主受纳、腐熟水谷，脾主运化，两者相互配合协调，将饮食物化为水谷精微，为化生精、气血、津液提供充足的原料，将水谷精微吸收并转输到全身，以营养五脏六腑、四肢百骸，使其发挥正常的功能。赵荣莱老师强调，在临床治病过程中，要时刻注意保护胃气，用药勿伤胃气，用攻伐之药，病邪轻而药力重，则胃气受伤，故攻击之法不可太过，否则胃气衰败，则百药难施，赵荣莱老师处方中用苦寒之品时往往配伍健脾和胃之品以护胃气。本案用大队清热解毒利湿药攻伐，有虑其伤及脾胃，故用苍术、白术、党参、山药、砂仁、鸡内金等健脾和胃，顾护胃气。脾胃为后天之本、气血生化之源，脾胃强健，则气血充足，正气得复，便能促使疾病的痊愈。

通过本案诊治体会到，临床审证应详尽细致，应抓住疾病的病因病机，辨明虚实，药证合拍，才能取得突出的疗效。

（陈卫东）

名医验案

益气养阴清热解毒治疗肺癌

患者姓名：于某　性别：女　年龄：63 岁

就诊时间：2010 年 6 月 11 日。

主诉：左胸不适、神疲乏力 1 年。

现病史：患者于 2009 年 6 月体检发现左肺占位、右上肺转移病灶结节影，于 2009 年 7 月在某医院行靶向治疗、左肺氩氦刀微创手术，未行化疗治疗。活检病理为腺癌，查癌胚抗原未见异常。患者自发病以来体重减轻 3kg，无咳嗽，不咯血，左胸有紧束感，劳累后明显，来诊时自感疲乏，腿沉无力，语声低微，纳食较少，眠差早醒，大便 2～3 日一行，舌黯红，苔薄白，脉弦细。化验外周血白细胞计数偏低。

既往史：糖尿病病史 10 年。

辅助检查：外周血白细胞计数 $3.81 \times 10^9/L$。

中医诊断：①肺积；②息贲。

中医辨证：热毒内蕴，气阴两虚。

西医诊断：肺癌术后。

治法：益气养阴，清热解毒。

方药：

生黄芪 30g　沙参 30g　半枝莲 12g　白英 15g

石见穿 12g　肿节风 12g　天冬 20g　茯苓 15g

黄精 15g　山药 15g　百合 15g　灵芝 10g

太子参 20g　生苡仁 20g

水煎服，每日 1 剂，早晚分服。以此方为主方服药半年，其间复查胸部 CT 双肺肿块未见明显变化。

二诊（2011 年 2 月 18 日）：患者无特殊不适，精神好，体重稳定，舌苔薄白，脉弦。

方药：

生黄芪 30g　沙参 30g　西洋参 6g　白术 10g

山药 15g　当归 10g　酒白芍 15g　酒芩 10g

杏仁 10g　浙贝 10g　半枝莲 15g　肿节风 15g

龙葵 15g　蛇莓 12g　生苡仁 15g　天冬 18g

灵芝 12g

7 剂，水煎服，每日 1 剂，早晚分服。

此后患者以此方加减，坚持服药，追访 2 年余，患者一直病情平稳，精神佳，体重稳定，复查胸部 CT 无变化。

验案分析

本案为老年女性，肺癌诊断明确，行靶向治疗、左肺氩氦刀微创手术后，患者一般状态较差，病症复杂，中医辨证为气阴两虚、热毒蕴结证。肺癌是临床最常见的恶性肿瘤之一，近年来其发病率和死亡率呈迅速增长态势，对人群健康和生命构成极大的威胁，80% 的患者确诊时已属中晚期。本病具有起病隐匿、易转移、易复发、预后差等特点。早发现、早诊断、早治疗是控制肺癌的有效措施。目前本病的治疗多为多学科综合治疗。

肺癌属中医"肺积""息贲"等病范畴。赵荣莱老师认为，肺癌的病因可以归纳为"毒""痰""瘀""虚"四方面。

"毒""痰""瘀"是肺癌的主要致病因素。"毒"是指感受毒邪（包括外界环境的各种致癌物质）和机体内部的热毒蕴结；"痰"指痰浊内生；"瘀"为瘀血内阻。肺为娇脏，易受外邪侵袭，邪毒袭肺，肺气闭郁，宣降失司，气机不利，气血郁滞，热毒内伏，发为肺积；肺失宣肃，通调失司，脾失健运，肾虚气化失司，可致湿浊内生，痰湿毒邪壅滞于肺，亦成积块。无论内伤外感，机体阴阳受损，肺脾肾虚弱，加之邪毒的干扰，脾虚失运，肾气不足，气化无权，肺气壅塞，宣肃失司，致使津液失于敷布，湿浊内生，凝聚为痰，气机不畅，脉络瘀阻，痰瘀互结，而致肺癌。本病病位在肺，常常累及脾肾。

"虚"指正气亏虚，有气虚、血虚、阴虚、阳虚之别。赵荣莱老师认为，临床上肺癌患者多伴有气虚和阴虚证候，这是肺癌发生的内在病理基础，正虚是前提，因虚而得病，虚为病之本。经云："邪之所凑，其气必虚。"《杂病源流犀烛》中说："邪积胸中，阻塞气道，气不得通，为痰、为血……皆邪正相搏，邪既胜，正不得制之，遂结成形有块。"《医宗必读》亦云："积之成也，正气不足，而后邪气踞之。"肺居华盖，喜润恶燥，易感外邪，而气阴最易受损，临床出现气阴两虚的症状。肺癌病程日久又会耗伤人体之气阴，气阴两虚的病机贯穿于肺癌发病的始终。

赵荣莱老师治疗肺癌总的原则是扶正祛邪，并注重辨病与辨证相结合，针对肺癌的不同分期，应用中药治疗有所区别。肺癌早期邪毒未深，正气未伤，治宜祛邪为主，佐以扶正，主张患者及早配合手术或放疗、化疗；肺癌中晚期因久病正气大伤，或由于手术后体液丢失过多，或由于放化疗不良反应过重，或由于肺癌转移引起胸腹水以及其他并发症，机体进一步消耗，以正虚、阴伤为突出表现，而且化疗之后多为气血两虚，放疗之后多以阴津亏损为重，治疗宜扶正为主，兼以祛邪，采用益气养阴、调补气血、解毒散结、清化痰热等法。

祛邪主要针对"毒""痰""瘀"，治宜清热解毒、化痰散结、活血化瘀。赵荣莱老师喜用的清热解毒药有金银花、蒲公英、半枝莲、白英、龙葵、蛇莓、肿节风、石见穿、鱼腥草、金荞麦、穿心莲、藤梨根等，其中半枝莲、肿节风、石见穿最为常用，这三味药味苦且辛，除了具有清热解毒作用外，均有活血化瘀之功，苦以清泄，辛以散结，故能清散热毒壅塞、调畅气血郁滞。赵荣莱老师还常用一些药理研究具有抗肿瘤作用的药物，如生苡仁、猪苓、莪术等。现代药理研究证实薏苡仁煎剂对癌细胞有明显的抑制作用，莪术挥发油制剂对多种癌细胞有直接破坏作用，并且还能使特异性免疫增强而获得明显的免疫保护反应，猪苓中猪苓多糖亦有抗肿瘤作用。针对"痰""瘀"，赵荣莱老师常用橘红、前胡、白前、川贝、半夏、胆星、竹茹等药化痰散结，用赤芍、元胡、生蒲黄等活血化瘀。

赵荣莱老师认为，益气养阴是临床治疗肺癌的基本大法，它不仅可以增强机体抗癌能力，还可降低化疗、放疗的不良反应，提高生活质量，延长生存周期，预防肿瘤的复发和转移。赵荣莱老师常用生黄芪、太子参、白术、山药、灵芝、甘草等益气，用沙参、天冬、麦冬、百合、黄精、玉竹等养阴。针对肺癌晚期阴损及阳致阴阳两虚的患者，用药在养阴的基础上加入干姜、肉桂等助阳之品。对于化疗后外周血白细胞计数偏低的患者，加菟丝子、枸杞子、鸡血藤、地榆提升白细胞数；对于伴恶心呕吐、胃脘胀满的患者，加陈皮、竹茹、半夏曲理气和中消导、降逆止呕；针对咯血患者常用仙鹤草、血余炭、生蒲黄、荷叶炭、白茅根、小蓟、阿胶珠等配伍以止血。

（陈卫东　整理）

心法传承

患者姓名：李某　性别：女　年龄：67 岁

就诊时间：2013 年 5 月 16 日。

现病史：近 1 年来检查发现有结肠息肉，1 年前做结肠镜示降结肠及直肠多发结肠息肉，最大的直径 1cm，活检病理为管状腺瘤，予电凝摘除，2 个月前检查结肠镜有复发，患者情绪低落，脘腹胀满，无腹痛，大便干结，3～4 日一行，有时带黏液，无便血，口苦咽干，咽中异物感，有痰不易咯出，少气懒言，食少不寐，五心烦热，舌黯红，舌中有裂纹，舌苔薄黄，脉弦涩。

中医诊断：癥瘕。

中医辨证：气滞痰阻，痰瘀热毒互结，气阴两虚。

西医诊断：多发结肠息肉。

治法：理气活血，化痰散结，清热解毒，益气养阴。

方药：

香附 15g　郁金 15g　生白术 15g　赤芍 15g

白芍 15g　当归 12g　丹参 15g　木香 10g

瓜蒌 30g　杏仁 9g　橘红 12g　生瓦楞子 30g

山慈菇 15g　龙葵 15g　白花蛇舌草 30g　生黄芪 30g

太子参 30g　黄精 30g　玉竹 30g

7 剂，水煎服，每日 1 剂，早晚分服。

服药 2 周，诸症均减，体力增，腹胀轻，大便通畅，1～2 日一行，无黏液，饮食睡眠改善。原方出入坚持服用 4 个月，复查结肠镜未发现结肠息肉。追访 2 年未再复发。

心得体会

结肠息肉属临床常见病、多发病，是肠道黏膜局限性隆起或局限性增生形成的向肠腔内突出的赘生物，患者一般症状较少，可有腹胀不适、便秘或便溏等大便异常，病情较重者出现便血。临床上结肠息肉病理诊断为腺瘤性息肉的居多，约70%，增生性息肉和炎症性息肉占一小部分，其中管状腺瘤的癌变率为8%左右，直径2cm以上较大的息肉癌变率可达70%～80%。

肠道肿瘤的中医病机也分正虚、邪实两方面。正气内虚是内在的基础条件，经云："正气存内，邪不可干""邪气所凑，其气必虚"，机体免疫力下降，邪气便乘虚而入；邪实包括气滞、痰瘀、热毒。胃肠疾患的发生发展与人体的情绪因素关系十分密切，《素问·阴阳应象大论》云："人有五脏化五气，以生喜怒悲忧恐"，人体情绪波动可导致胃肠功能的异常，元代朱震亨《丹溪心法》说："气血冲和，百病不生。一有怫郁，诸病生焉"，《素问·举痛论》云"百病生于气也"，即主要体现在人体的气机失调。《素问·六微旨大论》曰："出入废则神机化灭，升降息则气立孤危。"气机失调能引起气血津液的代谢失常，从而继发多种病证。患者情志不畅致肝失疏泄，气机郁滞，津液停积，为痰为饮；肝木克犯脾土，脾失健运，水湿内生，凝聚生痰；大肠主津，亦参与体内的水液代谢，湿浊不化，气滞痰阻，脉络阻遏，血液运行不畅，瘀血内停，终致痰瘀互阻；热毒包括感受外界毒邪、各类致癌物质的侵入，肝郁日久化热，热毒内结，耗气伤津，而致气阴两虚。故肠道肿瘤的中医治疗大法是疏肝行气，调畅气机，化痰瘀，清热毒，益气阴。疾病的发展过程是邪正双方相互斗争的过程，正气不足，无力抗邪，疾病不能向愈甚或恶化；正气充盛，可奋起抗邪，正盛邪衰，疾病才能好转和痊愈。中医治疗肿瘤注重扶正，即调理改善人体"内环境"，调节人体免疫系统功能，这样才能更好地攻瘤，此比用单纯攻邪的方法优势明确，近年来很多临床研究也证实了这一点。

本案患者为老年女性，反复发作结肠息肉，临床表现属气滞痰阻、痰瘀热毒内结、气阴不足之候。用香附、郁金、木香疏肝理气，赤芍、白芍、当归、丹参养血活血，共同调畅气血郁滞；白术健脾燥湿；重用参芪、黄精、玉竹调补气阴扶正；重用瓜蒌、瓦楞、杏仁、橘红理气化痰散结，朱丹溪云"瓦楞子能消血块，次消痰"；白花蛇舌草、龙葵、山慈菇清热解毒利湿以攻邪，山慈菇入肝、脾经，有很好的化痰散结作用，《本草新编》说山慈菇正是"消痰之药""散毒之药也"。诸药合用，祛邪扶正并举，气血畅达，痰瘀得消，热毒得清，癥积乃愈。

（陈卫东）

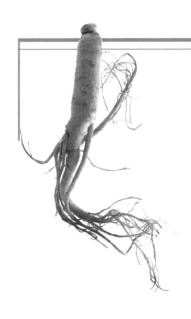

危北海 教授

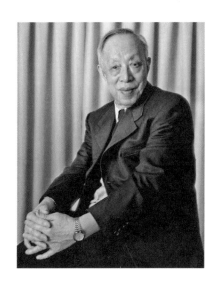

危北海，男，1931年6月生，主任医师，教授，博士生导师，第二、三、四批全国中医药专家学术经验继承工作指导老师。首都国医名师，北京同仁堂中医大师。擅长治疗肝胆病、脾胃病和慢性胃肠病。曾跟随关幼波教授临证学习。学术上宗《内经》、仲景之学，推崇东垣脾胃学说，中西医结合、辨病与辨证相结合，提出"脾虚综合征""胃肠复元疗法"，认为固护脾胃、调和肝脾是防治脾胃病的重要法则，是国内现代中医脾胃学说的开创人。

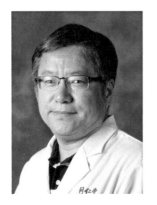

许世英，男，主治医师，2011 年 9 月至 2014 年 8 月跟师危北海老师学习。专业方向：消化系统疾病、风湿免疫病。

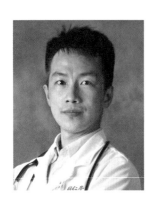

查波，男，主治医师，2014 年 5 月起跟师危北海老师学习。专业方向：消化系统疾病。

名医验案

慢性萎缩性胃炎论治

患者姓名：魏某　性别：男　年龄：56 岁

主诉：上腹胃脘部隐痛近 1 年半，伴嗳气呃逆，反酸烧心，进食或生气后胃痛加重。

现病史：患者 1 年多来经常出现脘腹胀满，纳少，食欲不振，大便干，3～4 日一行，偶左侧腹痛，矢气少。经口服中成药和西药治疗，病情无明显好转，舌质红，苔白厚，脉弦细。

个人史：既往饮食无规律，暴饮暴食。

辅助检查：经胃镜检查诊为慢性萎缩性胃炎（黏膜红白相间、以白为主、黏膜皱襞变平甚至消失、黏膜血管显露、黏膜呈颗粒状或结节样），病理诊断为活动性炎症，萎缩，伴肠上皮化生。

中医诊断：①胃脘痛；②胃痞病。

中医辨证：肝胃不和，气逆津伤。

西医诊断：慢性萎缩性胃炎伴肠化。

治法：疏肝理气，养阴和胃。

方药：

旋覆花 20g　代赭石 30g　吴茱萸 4g　黄连 15g

枳实 10g　大腹皮 15g　鸡内金 30g　神曲 20g

生山楂 30g　谷芽 15g　麦芽 15g　清半夏 9g

焦槟榔 15g　丁香 6g　柿蒂 15g　生地 30g

玄参 30g　知母 30g　火麻仁 30g　北沙参 30g

全瓜蒌 30g　钩藤 30g　石菖蒲 20g　酸枣仁 40g

莪术 15g　醋柴胡 9g　元胡 20g　白及 15g

天麻 15g　远志 15g　甘草 9g　三七粉 3g（冲服）

14 剂，水煎服，每日 1 剂，每日 3 次，饭后半小时服用。

服 14 剂后，胃痛腹胀及嗳气均减，大便略干，2～3 天一行，舌脉大致如前。又嘱续服 14 剂后，复诊病情缓解，唯感胃部轻微不适，以进食后明显，舌质嫩红，苔薄白，脉弦细。以养胃和中之剂善后。

方药：

太子参 15g　白术 12g　茯苓 15g　石菖蒲 20g

北沙参 15g　黄连 12g　吴茱萸 4g　鸡内金 20g

神曲 20g　生山楂 20g　焦槟榔 15g　全瓜蒌 20g

陈皮 10g　枳实 10g　清半夏 9g　谷芽 15g

麦芽 15g

水煎服 14 剂，以固疗效。半年后随访，患者无明显不适，嘱其复查胃镜。后患者告知：胃镜显示慢性非萎缩性胃炎，病理诊断慢性炎症。

验案分析

慢性萎缩性胃炎属中医"胃脘痛""痞证""痞满""虚痞""腹胀"等范畴。早在《内经》中就有"否满""否塞""否膈"等病名，如《素问·异法方宜论》曰："脏寒生满病"，《素问·五常政大论》曰："备化之纪……其病否"，《素问·六元正纪大论》曰："木郁之发……民病胃脘当心而痛，上支两胁……食饮不下"，《灵枢·胀论》曰："胃胀者，腹满，胃脘痛，鼻闻焦臭，妨于食，大便难"，其中"否"通"痞"。唐代孙思邈《千金要方》"九种心痛"中也包括本病。中华中医药学会脾胃病分会将其称作"胃痞"。对于慢性萎缩性胃炎伴肠化或非典型增生，多数学者归之于"胃脘痛"范畴。

慢性萎缩性胃炎的难点在于病情迁延、难以根治和药物治疗不易阻断肠上皮化生与非典型增生。

难点一：病情迁延、难以根治

慢性萎缩性胃炎患者往往在服药期间上消化道症状可减轻或缓解，但停药后症状又作。分析原因可能是因为饮食不洁、幽门螺杆菌没有根除或重新感染、精神紧张、胃肠动力障碍等因素致胃黏膜炎症逐渐加重甚或腺体萎缩、肠上皮化生或非典型增生，病情加重。一般认为炎症并不是引起上述临床症状的唯一原因，很大程度还与胃的动力障碍和容纳性张力、对胃内容物敏感性增加等有关。所以在治疗上除了要根除 Hp、保护胃黏膜、制酸减少 H^+ 弥散外，安定病人情绪、调整胃肠动力也显得非常重要。理论上，多潘立酮、西沙比利等胃肠动力药有促胃动力和调整肠胃括约肌作用，临床上也有一定效果。事实上，不少病人用久了也不奏效，体虚病人用了会有头晕或腹泻的不良反应，影响这部分病人依从性。因此，危北海老师主张要发挥中医药的优势，以中医的健脾养胃、行气降逆法调整，守法守方，灵活加减，结合饮食、起居、精神的调理。评价疗效的标准要重视临床症状缓解与消失与否，不应以活检病理中的炎症程度轻重作为唯一标准，这样才能增强病人和医生治愈疾病的信心。经过相当一段时期的中医药调理，慢性胃炎应该是可以彻底治愈的。

难点二：药物治疗不易阻断肠上皮化生与非典型增生

慢性萎缩性胃炎易伴肠上皮化生与非典型增生，这称为胃黏膜的癌前病变。肠上皮化生分成小肠型化生和大肠型化生。小肠型化生的上皮分化好，而大肠型化生上皮分化差，因此大肠型化生上皮与癌的关系更密切，可视为癌前病变。非典型性增生系指胃黏膜上皮细胞及腺管结构偏离了正常状态，其增生的细胞向不成熟的方向发展，介于癌前状态，尤其是重度非典型增生，有人认为已近胃癌，需手术治疗。对于上述两种胃癌前病变，目前尚无能明确阻断其进展的西药。因此，中医药逆转胃癌前病变的研究非常重要。危北海老师认为，本病变多因慢性胃炎日久损伤脾胃，在正虚的情况下，气滞血瘀，内毒由生。治疗宜益气养阴，行气活血，祛瘀解毒。正气充中，阴阳调和，气血通畅，癌前病变就会逆转。临床上常用的益气药有黄芪、党参、茯苓、白术等；养阴药有沙参、麦门冬、生地黄、女贞子等；行气药有郁金、延胡索、佛手、木香等；祛瘀药有三棱、莪术、丹参、桃仁等；解毒药有半枝莲、半边莲、白花蛇舌草等。只有不脱离中医辨证论治，在辨证施治的基础上，适当选用上述中药，胃癌前病变是可以预防、阻断和逆转的。

此病例由于情志不遂日久，肝气郁结，横逆犯胃，胃失和降而出现胃痛、胃胀、嗳气等；肝胃郁热伤津，肠失濡润故便干。舌质红、苔白、脉弦细为肝胃不和、气滞津伤之象。方中旋覆花、代赭石、丁香、柿蒂疏肝和胃降逆；醋柴胡、枳实、大腹皮、焦槟榔行气宽中消胀；生地、玄参、北沙参养阴和胃；火麻仁、全瓜蒌、知母清热理气、润肠通便；谷麦芽、神曲、生山楂、鸡内金健胃消食；元胡、钩藤、莪术、天麻、白及、三七粉疏肝活血止痛；石菖蒲、清半夏清心和胃；远志、酸枣仁安神敛阴。临床选药需仔细斟酌，根据胃的特性体阴用阳、喜润恶燥，故在常用疏肝和胃剂中，重用甘润清热之品以使肝气条达、胃肠濡润、胃气和降而病除。

（许世英　整理）

心法传承

患者姓名：张某　性别：男　年龄：41 岁

就诊时间：2012 年 8 月 23 日。

主诉：时发胃脘疼痛 3 年，加重 1 周。

现病史：患者诉 3 年前因情绪激动出现胃脘痛，后每于春季多发。近 1 周因与他人生气导致胃痛发作，伴两胁胀痛走窜，嘈杂反酸，呃逆，纳食不馨，口苦口干，大便不畅，2 ~ 3 日一行，眠差易醒。既往慢性肝炎病史。舌质红，苔白根黄，脉弦滑。

辅助检查：胃镜示：十二指肠球部溃疡（A1 期：溃疡呈圆形或椭圆形，中心覆盖厚白苔，可伴有渗出或血痂，周围潮红，充血水肿明显）、糜烂性胃炎，Hp（ + ）；B 超示：重度脂肪肝。

中医诊断：胃痛。

中医辨证：肝气郁结，肝脾不调。

西医诊断：①十二指肠球部溃疡；②糜烂性胃炎；③重度脂肪肝。

治法：疏肝解郁，调和脾胃。

方药：

茵陈 30g　郁金 30g　厚朴 15g　吴茱萸 4g

黄连 15g　白及 15g　鸡内金 15g　赤芍 15g

白芍 15g　枳壳 15g　焦三仙各 10g　醋柴胡 9g

元胡 20g　　煅赭石 20g　　旋覆花 20g　　藿香 8g

柿蒂 20g　　煅瓦楞子 20g　　北沙参 30g　　丹参 30g

川芎 15g　　全瓜蒌 30g　　草决明 30g　　泽泻 15g

黄芩 15g　　黄柏 15g　　香附 15g　　甘草 9g

钩藤 30g（后下）　　苦参 15g　　虎杖 15g

太子参 30g　　三七粉 3g（冲服）

7 剂，水煎服，每日 1 付，分 3 次饭后服用。

二诊（2012 年 9 月 1 日）：患者口服上药后，胃脘胁痛减轻，嘈杂感消失，但觉口苦，夜寐欠安，大便时干时稀，每日一行，舌红苔白腻，脉沉弦。主症减轻，效不更方，上方去掉白及、香附，加入石菖蒲、首乌藤各 30g，继服 7 剂，服法同上。

三诊（2012 年 9 月 15 日）：服上药 14 剂后，除失眠时有反复外，余症基本消失。

心得体会

消化性溃疡是指暴露于酸和胃蛋白酶区域（主要是胃和十二指肠）的慢性黏膜溃疡，有时可穿透黏膜肌层及浆膜层，属中医"胃脘痛""吐酸""胃疡"之远血范畴。参照中华中医药学会脾胃病分会消化性溃疡中医诊疗共识意见（2009 年），消化性溃疡的主要症状表现为胃脘痛（胀痛、刺痛、隐痛、剧痛及喜按、拒按）、脘腹胀满、嘈杂泛酸、善叹息、嗳气频繁、纳呆食少、口干口苦、大便干燥。次要症状表现为性急易怒、畏寒肢冷、头晕或肢倦、泛吐清水、便溏腹泻、烦躁易怒、便秘、喜冷饮、失眠多梦、手足心热、小便淡黄。

脂肪肝依据其临床表现，属中医"胁痛""肝癖""积聚"等范畴，主要病因是饮食不节，过食膏粱厚味，贪逸恶劳和嗜好烟酒等，加上素体脾虚失运，痰湿内生，则易于发生湿热中阻，痰瘀内结，即相当于脂肪肝。一般而言，轻度脂肪肝，若能祛除病因，控制体重，调整饮食，忌食肥腻，增强运动等，常可逐渐使其消退。中重度脂肪肝患者则多虚实相兼，气血并病，主要表现为脾胃气虚，或肝肾阴虚，见气滞或血瘀，湿热或痰结。故治疗上则应在一般治疗基础上结合辨证加上健脾胃或益肝肾之药，佐以理气或化瘀清热，利湿或化痰之品，还可进一步佐以有降脂作用的中药。

此患者病起时情绪激动，肝为刚脏，若忧思恼怒，则致气郁伤肝，肝木失于疏泄，横逆犯胃，郁火克土，脾虚失健致气机阻滞，故而胃脘胀满，脘胁疼痛，嘈杂饱满，口苦，且多发于春季，加之患者年纪较大，久病脾胃受伤，脾气不足，运化失职，应用疏肝行气药之后出现大便干结与稀溏交替，腹胀反复。因此治时待主症减轻后，加入健脾利湿之品。方中茵陈、苦参、黄柏、泽泻、虎杖清泻肝胆湿热；芍药、吴茱萸、炙甘草和里缓急，酸甘化阴入肝；配伍黄连、黄芩、白及、藿香、柿蒂、煅瓦楞子以调和肝胃郁热，降逆制酸；北沙参、全瓜蒌滋养津液，理气通腑；焦三仙、鸡内金消食导滞；木香、香附疏肝理气；丹参、川芎理气活血；苍白术、茯苓健脾，运脾益气；钩藤、菖蒲平肝，诸药共奏疏肝健脾和胃行气之功。

（许世英）

名医验案

溃疡性结肠炎论治

患者姓名：王某　性别：男　年龄：49 岁

就诊时间：2013 年 6 月 13 日。

主诉：腹泻腹痛伴脓血便 3 年，加重 1 个月。

现病史：患者 3 年前开始出现腹痛，腹泻，大便可见脓血及黏液，同时伴左下腹痛，过食生冷及辛辣刺激食品则症状加重。近 1 个月来，腹泻伴脓血便加重，腹泻每日 8～10 次，便带脓血及黏液，左下腹痛，消瘦乏力，纳少，精神不振，时有低热，舌质黯红，苔白略黄厚，脉沉弦。口服美沙拉嗪及中成药效果不满意。保留灌肠治疗，症状亦时轻时重。

辅助检查：化验大便为黏液血便，大量脓球，红、白细胞；肠镜检查诊为非特异性溃疡性结肠炎。

中医诊断：①久痢；②便血。

中医辨证：脾胃虚弱，下焦湿热。

西医诊断：慢性非特异性溃疡性结肠炎。

治法：健脾化湿，凉血止血。

方药：

苍术 15g　白术 15g　茯苓 30g　　地榆 15g

生薏米 30g　马齿苋 30g　芡实 15g　诃子肉 15g

赤石脂 15g　丹参 15g　川芎 12g　当归 15g

赤芍 15g　白芍 15g　元胡 20g　川楝子 6g

乌药 12g　乳香 6g　五倍子 15g　石榴皮 15g

苦参 15g　黄柏 15g　甘草 9g　三七粉 3g（冲服）

24 剂，水煎服，每日 1 剂，早晚分服。

服用 24 剂，脓血便止，大便偏溏每日 2～4 次，便前轻微腹痛。食欲渐增，乏力消瘦均好转。化验大便常规：黏液稀便，少许白细胞。舌淡，苔白，脉沉。以健脾益气之剂调理。

方药：

苍白术各 30g　茯苓 30g　生薏米 30g　白扁豆 15g

当归 15g　香附 20g　黄芪 30g　元胡 15g

赤芍 12g　白芍 12g　乌药 12g　炒谷芽 15g

炒麦芽 15g　鸡内金 30g　葛根 20g　甘草 8g

连服用 3 周症状缓解。

验案分析

慢性非特异性溃疡性结肠炎，中医没有相应的名称，一般归入"肠澼""滞下""久痢""便血"等范畴。早在《内经》中就有关于"肠澼"的记载，症状包括"便血""下白沫""下脓血"等，并提出以脉象来观察预后。《金匮要略》则以清肠解毒、温涩固下之法治疗，对后世有很大的影响。宋代陈无择将本病病因归纳为外感六淫，内因脏气郁结及饮食不当，纵情恣欲（不内外因）三类。金元时期朱丹溪提出据病之虚实治疗。明清时期，医家对本病的认识和实践更加深入，如李中梓提出"新感而实者，可以通因通用；久病而虚者，可以塞因塞用"，迄今仍具临床价值。

危北海老师认为，中西医结合治疗炎症性肠病应本着辨证论治的原则，辨病与辨证、治本与治标、全身治疗与局部治疗相结合，进行整体调节而灵活应用。临床上，可能会遇见一些含义不清的诊断名称如"慢性结肠炎"，其实"结肠炎"是一个病理性的诊断概念，并不是一个独立的临床疾病，可能是介于溃疡性结肠炎和肠易激综合征之间的一种疾病状态，可由多种病因引起。有些长期或间歇发作性的腹泻患者，难以做出"结肠炎"的诊断，却具有肠道功能性紊乱的表现。

炎症性肠病是临床的常见疾病，主要包括非特异性溃疡性结肠炎和克罗恩病等。非特异性溃疡性结肠炎相对多见，而且又是炎症性肠病中的常见多发病，以腹泻腹痛、脓血便为主要表现。初起时多以湿热之邪壅滞胃肠为主；中期病情发展，损伤脾胃可见脾虚与湿热并存，或以中气下陷、脾阳不振为主要证候；后期因久病不愈，脾病及肾，则脾肾双亏。亦有寒热夹杂，虚实并见，气滞血瘀，甚或阴阳俱虚等证型。其中，脾虚为发病的内在因素，正如张景岳所云："泄泻之本，无不由于脾胃"。本案即以健脾渗湿为本，兼以固涩，佐以行气、活血之品。

急性溃疡性结肠炎，或慢性溃疡性结肠炎急性发作，临床上多以下焦湿热之证为主，治疗上当重用清热利湿、解毒化浊之药。慢性溃疡性结肠炎之慢性发作期临床上常常虚实兼见，寒热并存，治疗上要扶正祛邪兼顾，一方面要补脾培土，不同于一般健脾和胃之法，应健脾燥湿，重用苍白术、茯苓、生薏仁、白扁豆等；另一方面要综合运用其他疗法，如大便检查见高倍镜下 5 个以下的白细胞或脓细胞，没有黏液或偶见少量黏液，则可用五倍子、石榴皮，乌梅、五味子等酸涩之品，或诃子肉、赤石脂、莲子肉、补骨脂等收敛之品，亦可佐用清热燥湿之药，如苦参、黄柏、黄连、秦皮等，若伴腹部隐痛或便前腹痛，可加些镇痛解痉之品如白芍、延胡索、乌药、川楝子等，若伴食欲不振、嗳气打嗝时，可酌加砂仁、干姜、肉豆蔻、小茴香等。针对性的个体化治疗，每可取得明显的疗效。

本例患者腹泻日久，脾肾虚弱，健运失司，湿浊蕴结下焦而发腹泻；湿郁化热，血络损伤则便带脓血；气机壅滞则腹痛下坠；舌黯红、苔白为气滞血行不畅之象。故方中用苍白术、茯苓、芡实、薏米、甘草健脾止泻；五倍子、石榴皮、赤石脂、诃子肉固肠止泻，生肌止血；丹参、川芎、当归、赤白芍、三七粉养血，活血止血；延胡索、川楝子、乳香、乌药行气活血止痛；苦参、黄柏清热化湿。二诊考虑湿浊祛之大半故方以健脾益胃为主，辅助正气，所以利湿止泻，使脾胃健运、湿浊消除而腹泻止。

（许世英　整理）

心法传承

患者姓名：张某　　性别：女　　年龄：43 岁

主诉：腹泻间断发作 5 年，加重 1 年。

现病史：患者 5 年来间断有腹泻，近 1 年来腹泻时作，为不成形便，甚者水样便，无脓血，每日 4～5 次，甚或 8～9 次，腹痛不显，纳少，食欲不振，身体消瘦，腹胀，精神抑郁。每因服食辛辣油腻食物则腹泻加重，亦因饮食不洁或情志不畅而使病情加重。曾行肠镜、便常规等检查，未见明显异常。考虑为肠易激综合征，虽经中西医多方治疗，病情无明显好转。现大便溏泄，每日 4～5 次，偶便带黏液，便前腹痛，便后痛止，食欲不振，脘腹胀满，睡眠欠安。舌质红，苔白厚，脉弦滑。

中医诊断：泄泻。

中医辨证：肝脾不调，湿热蕴结。

西医诊断：肠易激综合征（腹泻型）。

治法：调和肝脾，清热化湿止泻。

方药：

茵陈 20g　郁金 20g　醋柴胡 9g　延胡索 20g

苍术 15g　白术 15g　茯苓 30g　香附 20g

地榆 15g　生薏米 30g　鸡内金 20g　黄柏 15g

乌药 9g　川楝子 6g　甘草 9g　谷芽 15g

麦芽 15g　神曲 30g　赤芍 15g　白芍 15g

苦参 15g　防风 15g　诃子肉 15g　五倍子 15g

石榴皮 15g　赤石脂 20g　生黄芪 30g　三七粉 3g（冲服）

14 剂，水煎服，每日 1 剂，每日 3 次。

服用 2 周，大便每日 1 次，尚不成形，便前无腹痛，食欲增，舌略红苔白，脉弦。效果佳。宗原方再服 1 周，诸症均除。

心得体会

《内经》对泄泻有较全面的论述，如《素问·生气通天论》曰："因于露风，乃生寒热，是以春伤于风，邪气留连，乃为洞泄。"《素问·阴阳应象大论》曰："清气在下，则生飧泄。""湿胜则濡泻。"说明风、寒、热、湿均可引起泄泻。《素问·太阴阳明论》指出："饮食不节，起居不时者……下为飧泄。"《素问·举痛论》指出："怒则气逆，甚则呕血及飧泄。"说明饮食、起居、情志失宜亦可发生泄泻。另外《素问·脉要精微论》曰："胃脉实则胀，虚则泄。"《素问·脏气法时论》曰："脾病者……虚则腹满肠鸣，飧泄食不化。"说明泄泻与脾胃大小肠有关。《内经》的泄泻理论为后世奠定了基础。张仲景将泄泻和痢疾统称为下利，《金匮要略·呕吐哕下利病脉证治》将本病分为虚寒、实热积滞和湿阻气滞三型，并提出具体的证治。

本病可见于西医的多种疾病，如急慢性肠炎、肠结核、肠易激综合征、吸收不良综合征等，一年四季均可发生，但以夏秋两季较为多见。中医药治疗本病有较好的疗效。

此例患者素体肝肾亏虚，肝阳偏旺，复因情绪紧张而至肝郁化热。湿热内蕴困脾，运化失司故腹泻；湿阻气机，"不通则痛"，故便前腹痛，便后痛止。舌脉均为肝经郁热之象。方中茵陈、郁金、香附、醋柴胡清热疏肝解郁。特别指出，茵陈一般常用于治疗黄疸，危北海老师善用茵陈治疗肝经郁热的各种消化系统疾病，每获良效。延胡索、川楝子、香附、赤白芍、乌药、三七粉佐以疏肝解郁，理气止痛；生黄芪、苍白术、茯苓、甘草健脾益气渗湿；谷麦芽、神曲、鸡内金、生薏米消食开胃；诃子肉、石榴皮、五倍子、赤石脂收涩止泻；地榆、黄柏、苦参清热燥湿止泻，使热清湿除而病愈。

（许世英）

名医验案

更年期综合征论治

患者姓名：齐某　性别：女　年龄：51 岁

就诊时间：2011 年 5 月 16 日。

主诉：潮热多汗，不寐心悸 1 年余，加重 3 个月。

现病史：患者近 1 年余时潮热多汗，寐中汗出，心中烦热。近 3 个月加重，伴情绪不稳，时精神亢奋，面红目赤，时精神抑郁，悲伤欲哭，大便偏干，夜寐不安，手足心热，偶觉心悸心慌，气短，善太息，舌质红，苔薄黄，脉弦细数。

个人史：平素情绪急躁易怒。

辅助检查：心电图示：S-T 异常，T 波低平。

中医诊断：①脏燥症；②汗证；③不寐。

中医辨证：阴虚火旺。

西医诊断：绝经期综合征。

治法：滋阴清热，固表敛汗。

方药：

生黄芪 30g　生地黄 30g　熟地黄 15g　黄芩 12g

黄连 6g　黄柏 12g　当归 15g　浮小麦 30g

百合 30g　五味子 9g　醋柴胡 9g　煅龙骨 30g

煅牡蛎 30g　仙鹤草 30g　紫丹参 15g　炙甘草 9g

7 剂，水煎服，每日 1 剂，早晚分服。

7 剂药服后患者盗汗明显减轻，心中烦热亦减，睡眠渐安。上方加茯神 15g、秦艽 12g，续服 21 剂，盗汗，夜寐不安基本告愈。继以汤药调理，以巩固疗效，改善其他兼症。

验案分析

更年期综合征是在绝经前后出现的一组综合征，包括自主神经功能紊乱引起的潮热汗出、烦躁易怒、心悸失眠、记忆减退等以及月经不规律，性器官进行性萎缩，情志不宁等精神症状。中医称为"经断前后诸证"，又称"绝经前后诸证"，有关本病的病因病机、临床表现及中医药治疗可参见"经断前后诸证""绝经前后诸证""脏躁""百合病"等。如《金匮要略·妇人杂病脉证并治》曰："妇人脏躁，喜悲伤欲哭，象如神灵所作，数欠伸，甘麦大枣汤主之。"

女性"七七任脉虚，太冲脉衰少，天癸竭"，导致机体阴阳失调，或肾阴不足，阳失潜藏；或肾阳虚衰，经脉失于温养而出现一系列脏腑功能紊乱的证候。临床症见月经不调，颜面潮红，烦躁易怒或忧郁，头晕耳鸣，口干便燥等，为肾阴虚证；若症见月经不调，面白神疲，畏寒肢冷，腰脊酸痛，阴部重坠，纳呆便溏，为肾阳虚症；若月经不调，兼见颧红面赤，虚烦少寐，潮热盗汗，腰膝酸软，头晕心悸等，为肾阴阳俱虚；另外还可见心肾两虚、心肾不交者等。强调以补肾气、调整阴阳为主要治法，具体用药时又要注意，清热不宜过于苦寒，祛寒不宜过于辛热，更不要随便使用攻伐的药物。

本例患者绝经1年余，证属绝经期综合征之阴虚火旺型。患者阴精亏虚，虚火内生，阴津被扰，不能自藏而外泄，导致盗汗或自汗。治以滋阴清热，固表敛汗为法，投以当归六黄汤加味治疗。当归六黄汤是金元四大家之一的李东垣创制的一首名方，载于《兰室秘藏》，称它为"治盗汗之圣药"，主治阴虚火旺所致的盗汗。吴谦等《医宗金鉴·删补名医方论》称："寤而汗出曰自汗，寐而汗出曰盗汗。阴盛则阳虚不能外固，故自汗；阳盛则阴虚不能中守，故盗汗。若阴阳平和之人，卫气昼则行阳而寤，夜则行阴而寐，阴阳既济，病安从来？惟阴虚有火之人，寐则卫气行阴，阴虚不能济阳，阳火因盛而争于阴，故阴液失守外走而汗出；寤则卫气复行出于表，阴得以静，故汗止矣。用当归以养液，二地以滋阴，令阴液得其养也。用黄芩泻上焦火，黄连泻中焦火，黄柏泻下焦火，令三火得其平也。又于诸寒药中加黄芪，庸者不知，以为赘品，且谓阳盛者不宜，抑知其妙义正在于斯耶！盖阳争于阴，汗出营虚，则卫亦随之而虚。故倍加黄芪者，一以完已虚之表，一以固未定之阴。"更佐以煅龙骨、煅牡蛎、浮小麦固表敛汗；百合、五味子、茯神、炙甘草育阴安神；秦艽滋阴清火；仙鹤草、紫丹参治疗盗汗效果甚佳。诸药合用，共奏滋阴清热、固表敛汗之功，使汗止而神安。

（许世英　整理）

心法传承

患者姓名：赵某　性别：女　年龄：38岁

就诊时间：2011年10月12日。

主诉：患者多汗3年，动辄汗出，近1周来症状加重。

现病史：患者多汗3年，进餐或者稍有活动则汗出甚，尤以后头部及颈部为重。近1周来症状加重，伴乏力体倦，面色无华，纳食不佳，精神不振，手足不温，大便偏溏。平素体虚易感，畏风寒，夜寐不安；月经先期，量少，色黯红，血块多，腰腹下坠感。舌质淡红，舌体胖大，边有齿痕，苔薄滑，脉沉细。

中医诊断：自汗。

中医辨证：肺脾气虚。

西医诊断：①多汗症；②植物神经功能紊乱。

治法：补气敛汗，健脾温阳。

方药：

生黄芪30g　防风15g　生白术10g　五味子6g

浮小麦30g　百合30g　煅龙骨30g　煅牡蛎30g

仙鹤草30g　糯稻根30g　白芍12g　菟丝子15g

茯神30g　当归12g

14剂，水煎服，每日1剂，早晚分服。

服药14剂后复诊，患者汗出明显减少，自觉体力及精神状态均有很大改善，其他兼证均有所减轻。继续在原方基础上加太子参15g、首乌藤30g、合欢花 20g、益母草 15g、鸡血藤 30g，以增强补气安神活血之功，进而巩固疗效。续服 14 剂，诸症基本痊愈。随访 3 个月未见复发。

心得体会

早在《内经》中即对汗的生理及病理有了一定的认识，明确指出汗液为人体津液的一种，并与血液有密切关系，所谓血汗同源，故血液耗伤的人不可再发其汗，而且生理性的出汗与气温高低及衣着厚薄有密切关系，如《灵枢·五癃津液别》说："天暑衣厚则腠理开，故汗出……天寒则腠理闭，气湿不行，水下留于膀胱，则为溺与气。"还谈到多汗、寝汗、灌汗、绝汗等出汗异常。《金匮要略·水气病脉证并治》首载盗汗名称，认为由虚劳所致者较多。《三因极一病证方论·自汗论治》对自汗、盗汗进行鉴别："无问昏醒，浸浸自出者，名曰自汗；或睡着汗出，即名盗汗，或云寝汗。若其饮食劳役，负重涉远，登顿疾走，因动汗出，非自汗也。"指出应着重针对病源治疗其他疾病中表现的自汗，"历节、肠痈、脚气、产褥等病，皆有自汗，治之当推其所因为病源，无使混滥"。"汗证"作为病证名，见于《医学正传》。

本案中，患者平素体虚，阳气不足，表虚不固，营卫不和，卫外失司，腠理开泄而致汗出，治以补气敛汗，健脾温阳为法，投以玉屏风散加减治疗。玉屏风散出自《世医得效方》，也有说出自朱丹溪《丹溪心法》，由黄芪、白术、防风三味中药组成，芪、术以扶正为主，防风以祛邪为主，"标本兼治"，巧妙结合，可以提升患者的"正气"以抵御外邪，适合于健康人和亚健康人，还能治疗症状轻微的早期感冒，如伤风后鼻塞、怕冷等。中医有"玉屏组合少而精，芪术防风鼎足行"之说。《成方便读》认为"大凡表虚不能卫外者，皆当先建立中气，故以白术之补脾建中者为君，以脾旺则四脏之气皆得受荫，表自固而邪不干；而复以黄芪固表益卫，得防风之善行善走者，相畏相使，其功益彰，则黄芪自不虑其固邪，防风亦不虑其散表，此散中寓补，补内兼疏，顾名思义之妙，实后学所不及耳。"

本例用方，黄芪益气固表止汗为君；白术补气健脾为臣；佐以防风走表而散风邪，合黄芪、白术以益气祛邪。且黄芪得防风，固表而不致留邪；防风得黄芪，祛邪而不伤正，有补中寓疏，散中寓补之意。更佐以煅龙骨、煅牡蛎、浮小麦、糯稻根固表敛汗；菟丝子、当归、五味子补阴固阳以制汗出；佐百合、茯神以健脾安神；白术佐仙鹤草临床治疗气虚自汗效果甚佳。诸药共奏健脾益气，滋阴固阳，固表敛汗，扶正而不敛邪之功。

（许世英）

名医验案

解毒活血法治疗慢性乙型肝炎

患者姓名：张某　性别：女　年龄：44 岁

就诊时间：2016 年 1 月 28 日。

主诉：胁肋部胀满隐痛 3 年余，加重 1 个月。

现病史：患者 3 年前感胁肋部胀满隐痛，进食后明显，自行服用中西药治疗，症状无明显减轻。1 个月前，胁肋胀痛加重，伴纳差，体乏困倦，外院诊断为"乙肝肝硬化失代偿期"，予输注还原性谷胱甘肽、甘草酸镁及保肝降酶治疗，症状反复。现症见：胁肋部胀痛，腹胀，恶心干呕，纳差，无打嗝、反酸、烧心，持续低热，体温 37.4℃，腰痛，夜间燥热，唇舌干燥，大便 1～2 日 1 次，时干时稀。舌红苔厚微黄，脉弦细。

体格检查：面色萎黄少华，唇红，腹部膨隆；肝区不适，轻压痛，叩诊呈鼓音，无反跳痛；肝脾肋下未触及；未见胃肠型及蠕动波；肠鸣音无亢进，4 次/分，未闻及血管性杂音。

辅助检查：2015 年 12 月于外院行腹部 CT 示：乙型肝炎肝硬化失代偿期，脾不大，胃食管反流；HBV-DNA：7.86×10^7；CA199：173U/ml；ALT：80U/L，AST：66.4U/L，GGT：45.5U/L；HBSAg、HBC、HBeAg（+）。

中医诊断：胁痛。

中医辨证：肝脾不和，气阴亏虚。

西医诊断：乙型肝炎肝硬化失代偿期。

治法：调肝理气，解毒活血。

方药：

生黄芪 30g　太子参 20g　炒苍术 25g　白茯苓 30g

醋柴胡 9g　延胡索 20g　紫丹参 25g　大川芎 12g

清半夏 9g　大腹皮 20g　绵茵陈 30g　川郁金 30g

鸡内金 30g　姜厚朴 15g　焦神曲 30g　苦参 15g

炒山楂 15g　生薏米 30g　醋莪术 15g　小蓟 20g

14 剂，水煎服，每日 1 剂，分 3 次饭后服用。

二诊（2016 年 2 月 18 日）：服药 14 剂，胁肋胀痛、腹胀较前减轻，进食后仍明显，纳食、体乏困倦感较前改善，大便每日 1～2 次，质软。体温 36.8℃。舌红苔干根略黄，脉弦细。前方加白茅根 25g、赤芍 15g、生地黄 30g 以滋阴清热，凉血活血，继服 14 剂。

三诊（2016 年 3 月 10 日）：服药月余，患者腹胀、体乏困倦感较初诊时明显缓解，纳食增加，大便调，体温仍持续在 36.7～37.0℃。舌红苔薄根略黄，脉弦细。前方去苦参、大腹皮、厚朴，加五味子 9g、全瓜蒌 20g 柔肝降酶。服药 2 个月余后，复查 HBV-DNΛ：4.2×10^3，ALT：42U/L，AST：45U/L，GGT：30.5U/L。

验案分析

慢性乙肝的发病机理复杂，乙肝病毒的持续作用是本病的主要原因，免疫功能调控紊乱和低下是发病的关键，肝细胞损伤是本病的基本病理变化，肝脏纤维化是进行性发展的结果，最终形成肝硬化甚至肝癌。因此在治疗上主要针对四个方面：即抗乙肝病毒，改善肝细胞功能，调控机体免疫，抗肝纤维化。随着干扰素和核苷类似物的应用，抗病毒药物已经成为慢性乙肝治疗的主要手段，这些药物短期疗效明确，其持续应答率随着疗程的延长、病毒变异的出现逐步降低，且停药复发率高，影响患者的依从性。中医药治疗在免疫调节、保肝降酶、抗纤维化及改善生活质量乃至抗病毒方面具有不可低估的优势。

本例患者发现时已是肝硬化失代偿期，病毒载量高，病毒复制活跃，具有一定传染性。且肝功能受损严重，转氨酶持续升高，因此，控制病毒复制、保肝降酶是当务之急。

危北海老师认为：慢性乙肝属于中医"郁证""胁痛""腹胀""虚损"

等范畴。本病的发生由湿热或疫毒所致，正气亏虚是发生本病的内在因素。素体脾胃虚弱、气血不足或久病之后正气耗伤，是导致外邪侵入的主要契机。急性肝炎由于湿热蕴结，郁而化毒，弥漫三焦，浸于脾胃，结于肝胆。若急性阶段邪气未消除，湿热病邪蕴伏不解，日久伤及脏腑的阴阳和气血，导致各种衰退性变化和失调性变化，迁延至慢性肝炎。到了肝硬化阶段，治疗难度提高。危北海老师治疗急性肝炎多以祛邪为主，采用清热利湿、解毒活血、芳化行气之法。慢性肝炎多以祛邪、扶正、调理气血结合综合治疗。

慢性乙肝病程长，临床症状复杂，有实证为主者，亦有虚证为主者，最多见虚实夹杂者。危北海老师通过长期临床实践，提出慢肝治疗要点：扶正祛邪，调理气血，解毒活血。

1. 首当辨虚实，且多以正气虚为疾病主要病机，忌用大量苦寒药，不能一味清热解毒，应扶正祛邪，从整体观念出发，注意调理气血，以达正复邪去病安。

2. 调理肝脾肾，中州要当先。慢肝主要损及肝脾肾三脏，且脾为后天之本，居中州之要，是气血生化之源，故以调脾为先，活血化痰，柔肝软坚。

3. 瘀血与痰湿既是慢肝的病理产物，亦为致病因素。痰湿瘀血交阻，致使气血失和，日复益深，故活血化瘀一定要贯穿慢肝治疗的全过程。

本例病人辨证属气阴亏虚、肝脾不和、肝经郁热，治疗以益气养阴、清热散结、理气开郁为法。方中以生黄芪、太子参益气扶正；生地、石斛养阴；苍术、茯苓燥湿健脾；柴胡、元胡、厚朴、大腹皮理气消胀；丹参、川芎化瘀通络；茵陈、郁金开郁，全方共奏理气开郁、清热散结之效。患者服药月余，胁痛胀满不适症状缓解，后期仍以此法为主继服巩固疗效。

临证加减，气虚者以黄芪、太子参益气扶正；湿热内蕴者以茵陈、藿香、金钱草、蒲公英、白蔻仁化湿清热；热重者酌加黄芩、山栀、川连、酒军清热泻火；湿重者加炒白术、佩兰、生薏米、泽泻以健脾利湿；胁肋胀痛者加醋柴胡、香附、当归、白芍以疏肝理气、柔肝止痛；纳呆、腹胀者加厚朴、焦三仙、莱菔子以健脾消食；有鼻衄、齿衄或消化道出血者加丹皮、茅根、藕节炭、阿胶珠以凉血止血；肝脾肿大者酌加生牡蛎、炙鳖甲、丹参、泽兰、水红花子以活血化瘀、软坚化结。

很多病人是多个证候兼杂存在，治疗时不可拘泥于某一个证候，用药处方

49

也应做相应调整。证候是可变的，随着肝炎病程的迁延、患者体质强弱的变化、阴阳盛衰的消长和药物治疗作用等因素影响，证候会发生变化，因此辨证论治也就随之变化。

（查 波 整理）

心法传承

患者姓名：王某　性别：女　年龄：41 岁

就诊时间：2015 年 12 月 3 日。

主诉：脘腹、胁肋部胀满 2 年余，加重 2 个月。

现病史：患者 2 年前感脘腹、胁肋部胀满，进食后明显。于当地医院检查提示：乙肝，大三阳，病毒载量高。遂建议予恩替卡韦抗病毒治疗，并于多家医院间断服用中药治疗，症状缓解不明显。2 个月前，患者不慎外感，觉脘腹、胁肋部胀满症状加重，伴纳差、休乏困倦，遂来诊。现症见：脘腹部、胁肋部胀满，进食后明显，恶心厌油腻，纳差，失眠多梦，胸闷气短，口干口苦，前额头痛，经行腹痛。大便 2～3 日一行，质干。舌红苔黄厚，脉弦滑。

体格检查：面色萎黄少华，唇红，腹部膨隆；肝区不适，轻压痛，叩诊呈鼓音，无反跳痛；肝脾肋下未触及；未见胃肠型及蠕动波；肠鸣音无亢进。

辅助检查：2015 年 10 月外院检查提示：乙肝，大三阳，乙肝病毒 DNA $>10^8$；肝内胆管结石；胆汁反流性胃炎；尿胆原、尿胆红素（＋）；转氨酶正常。

中医诊断：腹胀。

中医辨证：肝胆湿热，腑气不通。

西医诊断：慢性乙型肝炎。

治法：疏肝利胆，清热祛湿，理气通腑。

方药：龙胆泻肝汤合小承气汤加减。

龙胆草 6g　炒栀子 15g　酒黄芩 10g　醋柴胡 10g

生地黄 15g　车前草 15g　川泽泻 20g　川木通 6g

炙甘草 10g　酒当归 10g　鹅枳实 15g　姜厚朴 15g

大腹皮 15g　熟大黄 6g

5 剂，水煎服，每日 1 剂，分 3 次饭后服用。

二诊（2015 年 12 月 10 日）：服药 7 剂，患者诉胁肋部胀满较前无明显变化，大便每日一次，排便通畅，体乏困倦、纳差同前，口干口苦，胸闷气短，舌红苔黄厚，脉弦滑。调方如下：

绵茵陈 20g　广郁金 20g　醋柴胡 9g　延胡索 20g

夏枯草 15g　蒲公英 20g　全当归 20g　赤芍 20g

紫丹参 30g　大川芎 15g　金钱草 20g　虎杖 15g

败酱草 20g　大腹皮 15g　炒枳壳 15g　姜厚朴 15g

炒栀子 10g　熟大黄 6g

7 剂，水煎服，每日 1 剂，早晚分服。

三诊（2015 年 12 月 17 日）：患者诉脘腹胁肋部胀满明显缓解，纳食改善，体力较前恢复，口干口苦减轻，大便每日一次，排便通畅。舌红苔薄黄，脉弦。苦寒药物量大久用易损伤脾胃，患者湿热减轻，肝胆之气得以疏泄，可减清热祛湿药物之用量，健脾以祛湿，巩固疗效，使祛邪不伤正，标本兼顾。调方如下：

绵茵陈 20g　广郁金 20g　醋柴胡 9g　延胡索 20g

夏枯草 10g　蒲公英 20g　全当归 20g　赤芍 20g

紫丹参 30g　大川芎 15g　金钱草 10g　虎杖 15g

败酱草 20g　大腹皮 15g　炒枳壳 15g　姜厚朴 15g

炒栀子 10g　熟大黄 6g　生白术 20g　白茯苓 15g

14 剂，水煎服，每日 1 剂，早晚分服。

四诊（2016 年 1 月 7 日）：服药月余，患者腹胀、体乏困倦感较初诊时明显缓解，纳食增加，大便调。嘱其将前方打粉，每日 3 次，每次 15g，以水 300ml，煎出 150ml，温服。随访 3 个月，患者病情稳定，复查乙肝病毒 DNA 3.5×10^3，尿胆原、尿胆红素（－）。

心得体会

慢性肝炎的发病机理较为复杂，涉及病毒及机体的免疫反应，每个病人的具体病情各不相同，因此必须抓住发病的每一个重要环节，逐一加以解决。老师常说：肝病的治疗，应审证求因，审因论治，辨病与辨证结合，清热利湿与疏肝利胆、解毒活血同用。

危北海老师认为，肝脏或肝经疾病可由肝本脏而生，也可由他脏通过"母病及子""子盗母气"等方式累及肝脏而生，因此对于肝病的治疗又分为直接和间接治疗法则。对于肝脏本脏或肝经自身的病变多采用直接治疗的法则，即直接治疗肝脏本脏的方法，多以肝脏自身的生理和病理特点为依据，采用"疏肝""理气""柔肝""平肝""清肝"等方法治疗；对于由他脏通过"母病及子""子盗母气"等方式累及肝脏而为病者，在处理肝脏毗邻母子传变关系上，危北海老师常通过对其母子脏腑的治疗达到治肝的目的，即肝病的间接治法，也就是古人所谓之"隔一""隔二"等治法，常用治法有滋水涵木、升降脾胃、培养中宫、清金制木、肝实泻子等。

湿热侵入人体，留滞中焦，损伤脾胃，脾虚则运化失常，脾不化湿，水湿停聚，郁阻肝胆气机，导致肝脏疏泄失常，此为"土壅木郁"，治疗时要清热利湿，也要疏肝利胆。清热利湿多用藿香、佩兰、石菖蒲、黄柏、滑石、车前草、杏仁、化橘红、通草等；疏肝利胆多用柴胡、郁金、金钱草、海金沙、茵陈、栀子、枳壳等。借鉴了危北海老师的临床经验，才使本例病人的治疗取得了较好的疗效。

（查 波）

名医验案

从脾胃升降论治慢性萎缩性胃炎

患者姓名：李某　性别：女　年龄：59岁

就诊时间：2015年11月7日。

主诉：胃脘胀满疼痛5年余，加重1周。

现病史：患者5年来反复发作胃脘胀满疼痛，反酸烧心、打嗝，进食后尤为明显。1 周前症状加重，现症见：胃脘疼痛，反酸烧心，打嗝频繁，烦躁易怒，口干口苦，纳食差，睡眠稍差，轻浅易醒，大便 2 日一次，排便费劲。舌质红黯苔黄，脉弦细。

辅助检查：2015 年 8 月 11 日于北京行胃镜示：萎缩性胃炎伴糜烂。病理：胃幽门型黏膜慢性炎，中度肠化，增生显著，局部中度不典型增生。

中医诊断：胃痛。

中医辨证：肝胃郁热。

西医诊断：慢性萎缩性胃炎伴糜烂。

治法：清肝泄热，和胃降逆。

方药：

代赭石 30g　绵茵陈 30g　煅瓦楞子 30g　柿蒂 20g

夏枯草 30g　蒲公英 30g　旋覆花 30g（包煎）　丁香 6g

紫丹参 30g　土茯苓 30g　钩藤 30g（后下）　连翘 15g

北沙参 15g　建泽泻 20g　醋柴胡 9g　石斛 20g

延胡索 20g　生地黄 20g　炙甘草 9g　三七粉 3g（冲服）

14 剂，水煎服，每日 1 剂，分 3 次饭后服用。

二诊（2015 年 11 月 21 日）：患者诉胃痛、反酸烧心缓解，睡眠改善，脘腹部胀满，矢气少，大便稍干，舌红质黯苔薄，脉弦细。前方加大腹皮 20g、姜厚朴 20g 行气消胀，继服 14 剂以巩固之。

三诊（2015 年 12 月 5 日）：患者诉胃痛、反酸烧心明显缓解，睡眠改善，脘腹部胀满减轻，服药后矢气增加，但无腹痛，大便调，舌红质黯苔薄，脉弦细。继服前方。

2 个月后复查胃镜示：轻度慢性萎缩性胃炎。

验案分析

本病的确诊依赖胃镜检查和病理结果。慢性萎缩性胃炎患者胃黏膜病理萎缩变薄，其固有腺体减少或消失，伴有肠上皮化生、异型增生。而肠上皮化生分布范围愈广及肠上皮化生程度愈重，其发生胃癌的危险愈高。

对慢性萎缩性胃炎的药物治疗主要是针对其病因进行，常用的治疗方法有根除幽门螺杆菌（Hp）感染、改善胃动力、保护胃黏膜、补充叶酸和 B 族维生素等。一般认为根除 Hp 感染，可有效缓解胃黏膜进一步萎缩和肠化生，但是对于其是否能够逆转胃黏膜的萎缩、肠化则存在较多争议。与药物保守治疗相比，内镜下的微创治疗如氩离子束凝固术、内镜下黏膜剥离术（ESD）和切除术（EMR）的广泛应用，为治疗萎缩性胃炎奠定了良好的基础，具有"快速、彻底"的优势。但是需要患者在治疗后卧床观察并配合抑酸、保护胃黏膜的治疗，又存在创伤较大且易有并发症的发生等问题，故多用于慢性萎缩性胃炎伴有重度异性增生者。

中医治疗消化系统疾病具有独特的疗效和优势，辨证论治体现个体化的治疗方案，随症加减灵活用药，不仅能有效缓解症状，改善相应疾病的病理状态，还能明显减少本病的复发率。本例患者胃镜及病理示萎缩性胃炎伴糜烂，中度肠化，治疗当务之急在于控制症状，并有效防止复发及改善胃黏膜萎缩，增加腺体分泌。

危北海老师认为，慢性萎缩性胃炎的发病过程多由浅表性胃炎→萎缩性胃炎→肠上皮化生→不典型增生，最后发展到癌前病变，这个过程多表现为虚证或者虚实夹杂。本病病位在胃，但据脾胃相表里、肝脾相制约、胆随胃降及"五脏六腑皆禀气于胃"，"五脏相通，移皆有次，五脏有病，则各传所胜"之说，可知本病与五脏六腑皆有关系。

病因方面，各种致病因素往往相互关联，如饮食不节，既损伤脾胃，脾胃失于健运则又易为饮食所伤。肥甘厚味，酿湿生痰，湿热内聚，既为痰浊之源，又最能阻碍气机的运行。主要病机为清气不升、浊阴不降而胃气壅盛，气滞日久必致血瘀，故胃痞患者常见胃脘疼痛、舌质紫黯有瘀斑等血瘀之候。

辨证时，须注意辨邪之有无、虚实寒热、脏腑气血。临床上常分为肝郁气滞、肝胃郁热、脾虚湿热、脾胃虚寒、胃络瘀阻、气阴亏虚等证，在实际中，多相兼为病。治疗应标本兼治，急则治其标，以行气消胀、和胃止痛为法；缓则治其本，调和脾胃、清热利湿、升降气机等。

本例患者症见胃脘疼痛、反酸烧心、打嗝频繁、烦躁易怒、口干口苦，显然是肝胃郁热之征，舌脉可为其佐证。此期以实证为主，故治疗以清肝泄热、和胃降逆为法。组方配伍上，肝郁气滞证多用柴胡疏肝散加减；肝胃郁热证，用化肝煎合左金丸加减；脾虚湿热证，用连朴饮加减；胃络瘀阻证，用丹参饮加减；脾胃虚寒证，用黄芪建中汤合理中汤加减；气阴不足证，用一贯煎合芍药甘草汤加减。对患者精神压力所致的紧张焦虑用药从肝胃论治，对患者有胃部嘈杂不适、反酸、烧心并伴有精神紧张、焦虑口苦、舌红苔黄、脉弦者多用左金丸以清肝泻火。对胃气虚、痰浊内阻、心下痞、嗳气、胃胀者，危北海老师喜用旋覆代赭汤、丁香柿蒂汤疏肝和胃降逆；枳实导滞丸行气宽中消胀。治疗疣状胃炎时，注重清热解毒和软坚散结并用（半枝莲、白花蛇舌草、土茯苓、生薏苡仁）。胃痛气滞肝郁型常用醋柴胡、元胡以疏肝理气止痛；胁肋窜痛常配川楝子；少腹冷痛加乌药，如服药后效不明显或胃痛日久常用乳香、没药；舌苔黄腻多用夏枯草、蒲公英清热解毒，苦参、黄柏清热燥湿；便秘腹胀属气滞食滞用厚朴、大腹皮、焦槟榔以破气消积。便秘难解者注重通便不伤正，不主张用攻下药，常以"增水行舟"为原则，补大肠阴液之不足以治其本，予增液承气汤、麻子仁丸加减润肠通便；干呕反酸者，加海螵蛸、煅瓦楞子制酸止呕；伴胃黏膜脱垂者加用升麻、柴胡、炮山甲、桔梗；伴有腺体不典型增生者加用浙贝、生牡蛎、炮山甲；伴胆汁反流者加用竹茹、郁金、柴胡；伴有十二指肠球部溃疡及发炎者加用白芷、白及、海螵蛸。

另外，在治疗的全过程中，要把活血化瘀贯穿始终，对于萎缩性胃炎具有重大意义。因为胃病日久，气滞血瘀，在发病之初，多系实证、热证、郁证，然而，不管气滞还是热结，都会伴有气血的瘀滞，因此加入活血化瘀药物，如丹参、川芎、当归、赤芍、白芍、三七粉等，更加有利于疾病的恢复。

（查 波 整理）

心法传承

患者姓名：王某　性别：女　年龄：47 岁

就诊时间：2015 年 6 月 16 日。

主诉：胃脘疼痛伴反酸嗳气 3 年。

现病史：胃脘部疼痛 3 年，伴反酸嗳气，进食后胃痛加重，于北京某医院行胃镜检查及病理诊断为慢性萎缩性胃炎伴中度肠化，间断服用中西药治疗，未见明显疗效。现症见：胃脘疼痛，反酸嗳气，烧心，腹胀，纳差，便干结难解，3～4日一行。舌质红苔干，脉弦细。

中医诊断：胃脘痛。

中医辨证：肝胃不和，肠燥津亏。

西医诊断：慢性萎缩性胃炎伴中度肠化。

治法：降逆和胃，润肠通便。

方药：旋覆代赭汤合增液承气汤加减。

旋覆花 20g　　代赭石 15g　　鹅枳实 15g　　川厚朴 10g

大腹皮 15g　　焦槟榔 10g　　生地黄 20g　　苦玄参 15g

酒大黄 6g　　生白术 20g　　肥知母 10g　　火麻仁 15g

北沙参 20g

7 剂，水煎服，每日 1 剂，分 3～4 次温服。

二诊（2015 年 6 月 23 日）：患者诉胃痛腹胀及反酸嗳气明显减轻，大便略干，排便较前顺畅，舌红黯，苔较前润，脉弦细。前方去槟榔、枳实等破气耗气之品，加当归 15g、川芎 10g、三七粉 3g，继服 14 剂巩固之。

三诊（2015 年 7 月 16 日）：近 1 个月来病情稳定，胃痛腹胀及反酸嗳气明显减轻，大便 1～2 日一行，体乏困倦改善，纳食佳，嘱参苓白术丸合加味保和丸常服。随访半年，患者病情稳定，胃痛腹胀未再加重。

心得体会

随着胃镜检查的普及，有些前来就诊的患者并无明显的自觉症状，胃镜病理诊断为慢性萎缩性胃炎，病理表现较临床症状为重。这时，在中医宏观辨证的基础上，结合西医微观辨病，西为中用，可以弥补中医宏观辨证的不足之处，使治疗用药的针对性更强，相辅相成，临床上往往可以取得较好的疗效。

慢性萎缩性胃炎的病机关键为脾胃气虚、气滞血瘀，脾胃气虚为本，胃络血瘀为标，气虚血瘀，互为因果。脾胃虚弱为其主要病理基础，脾以升为和，胃以降为顺，脾胃虚弱则中焦升降失司，气机阻滞，胃失和降为本病的主要病机及重要环节。

胃为水谷要道，易为外邪所侵，气滞、湿阻、食积等均可导致血行瘀滞，进而引起成胃络瘀阻，再结合临床症状尤其是舌质、舌下络脉以及胃镜下黏膜表现均可发现慢性萎缩性胃炎患者中血瘀是普遍存在的。叶天士《临证指南医案·卷八·胃脘痛》谓："初病在经，久痛入络，以经主气，络主血……凡气既久阻，血亦应病，循行之脉络自痹"。

临床上常以胃脘痞满、胀痛、嗳气、嘈杂、纳差、便干或稀等为主要表现，不论是气滞、食滞、湿滞所引起的，总不离一个滞字。危北海老师认为慢性萎缩性胃炎的病机关键为脾胃气虚、气滞血瘀，其中以滞为重点，六腑以通为用，胃宜降则和，临床治疗或补或泻，或温或清，总以开郁行滞、调气升降为目的，使胃气下行则壅塞通、郁滞消。

（查　波）

名医验案

溃疡性结肠炎重在健脾清肠

患者姓名：徐某　性别：女　年龄：59 岁

就诊时间：2015 年 4 月 2 日。

主诉：黏液脓血便 3 年，加重 1 个月余。

现病史：患者 3 年前因饮食不洁于急性胃肠炎后出现黏液脓血便，每日排便约 5～6 次，持续 3 个月余，症状日益加重。行肠镜检查提示：慢性结肠炎，乙状结肠充血水肿伴糜烂，予柳氮磺胺吡啶、奥沙拉嗪片治疗，并内服中药及保留灌肠，症状反复。1 个月前，腹痛、黏液脓血便加重。刻下症见：黏液脓血便，日排便 8～10 次，腹痛，低热，纳差，乏力倦怠，精神不振，脘腹不舒，记忆力及精神皆有下降。舌质黯红苔白厚根略黄，脉细弦。

体格检查：形体偏瘦，心肺查体未见明显异常，腹部轻度凹陷，叩诊呈鼓音，脐左侧腹部压痛（＋），无反跳痛。

辅助检查：2015 年 3 月复查肠镜示：慢性溃疡性结肠炎，化验大便为黏液血便，大量脓细胞及红、白细胞。

中医诊断：便血。

中医辨证：大肠湿热，气血瘀滞。

西医诊断：慢性溃疡性结肠炎。

治法：健脾清肠，燥湿止泻，活血化瘀。

方药：

炒苍术 30g　炒白术 30g　白茯苓 30g　血余炭 20g

马齿苋 30g　炒芡实 15g　诃子肉 15g　赤石脂 15g

酒白芍 12g　紫丹参 15g　大川芎 15g　酒当归 15g

川楝子 6g　延胡索 20g　醋乳香 6g　炙甘草 9g

乌药 12g　三七粉 3g（冲服）

14 剂，水煎服，每日 1 剂，分 3 次饭后服用。

二诊（2015 年 4 月 16 日）：服方 14 剂，排便次数减少，每日 3～4 次，仍可见黏液脓血便，脐腹部疼痛减轻，纳食改善。前方去丹参、乳香，加苦参 15g、黄柏 15g 增强燥湿止泻之力，继服药 14 剂。

三诊（2015 年 5 月 16 日）：服药月余，脓血便止，大便每日 2～4 次，质偏溏，便前轻微腹痛，食欲渐增，乏力消瘦均好转，舌淡苔白，脉沉细。化验大便常规：黏液稀便，少许白细胞。以健脾益气之剂调理。

方药：

炒苍术 30g　炒白术 30g　白茯苓 30g　生薏米 30g

全当归 15g　白扁豆 15g　醋香附 20g　生黄芪 30g

赤芍 12g　白芍 12g　炒谷芽 15g　炒麦芽 15g

延胡索 15g　鸡内金 30g　五倍子 20g　赤石脂 20g

随访：上方连续服用 2 个月余，症状稳定，大便每日 2 次，质稀软，腹痛轻微，在受凉或疲劳时症状稍有反复，纳食佳，体力良好。

验案分析

溃疡性结肠炎是一种主要累及直肠、结肠黏膜和黏膜下层的慢性非特异性炎症，是消化内科的常见疑难病。临床主要表现为持续或反复发作的腹泻、黏液脓血便伴腹痛、里急后重和不同程度的全身症状，可有关节、皮肤、眼、口腔及肝胆等肠道外表现。近年来随着生活水平的提高，饮食结构、生活习惯的改变，环境的变化，以及诊断技术的不断进步，本病的发病率逐年增高。本病具有病程长、病情缠绵难愈、易复发、且有癌变倾向等特点，给患者精神和经济上带来了巨大的负担，因此，稳定病情、防止复发是所有病人最迫切的要求。

中医在治疗方法上采取多标本兼治，在给药途径上采用内外相结合，随症加减灵活用药，作用明显，副作用小，在临床中获得良好效果。

《内经》指出，脾胃为水谷之海，气血化生之源。《内经》曰："谷气通于脾""脾为之使，胃为之市""饮入于胃，游溢精气，上输于脾，脾气散精，上归于肺，通调水道，下输膀胱，水精四布，五经并行"。危北海老师在《内经》、仲景学说、李东垣《脾胃论》的理论指导下，将本病概括为大肠湿热证、脾胃气虚证、肝郁脾虚证、阴血亏虚证、脾肾阳虚证和血瘀肠络证六型，反映了溃疡性结肠炎在疾病正邪盛衰的病机演进及正虚与邪实交错的病理状态。

本病病位在大肠，涉及脾、肝、肾、肺诸脏。湿热蕴肠，气滞络瘀为基本病机，脾虚失健为主要发病基础，饮食不调常是主要发病诱因。本病初起时多以湿热之邪壅滞胃肠之主；中期病情发展，损伤脾胃可见脾虚与湿热并存，或以中气下陷、脾阳不振为主要证候；后期因久病不愈，脾病及肾，则脾肾双亏。亦有寒热夹杂，虚实并见，气滞血瘀，甚或阴阳俱虚等证候类型。危北海老师宗"急则治标，缓则治本"的原则，急性期，腹泻次频，夹杂黏液脓血较甚时，以止泻、固涩、清肠、燥湿为法，待腹泻次数减少，再增健脾益气、升降气机之药物使用，以培补后天之本。若是在缓解期，黏液脓血不重，大便次数较少时，则扶正益气、行气和血为主。另外，考虑日久湿热蕴肠、气血不调、肠络阻滞，又须适当活血化瘀通络，使瘀血去而新血生，生生不息也。

危北海老师认为：虽下痢便脓血多为肠腑湿热、气血瘀滞、肠络受损，应以调气行血、清热利湿为要，但病久体虚、正气不足才是本病缠绵难愈的根本原因。组方配伍多采用培补与祛邪并用，培补重在健脾燥湿，兼以补肾，喜用黄芪、太子参、苍术、白术、茯苓、干姜、山药、白扁豆、肉桂、补骨脂、莲子肉等；祛邪强调清热利湿，佐以解毒化瘀，常用苦参、黄柏、黄芩、白头翁、秦皮、蒲公英、夏枯草、败酱草等。对于久泻不愈的患者，考虑到清阳不升，大肠不固，滑脱不禁，多配伍固涩化滞的药物，如五倍子、石榴皮、乌梅、诃子肉、赤石脂或炭类药物（藕节炭、血余炭、侧柏炭）等。

危北海老师还重视活血药的应用，喜用丹参、红花、炙乳香、炙没药、三七粉等通行血脉、祛瘀生新，药后患者便脓血的症状很快消失。究其原因，一方面是活血药物选用得当，另一方面也与应用扶正固本的药物有关。另外，危北海老师特别强调消导药物的应用。溃疡性结肠炎看似与消化关系不大，然而一日三餐必不可省，食物入于肠胃必赖于胃之受纳、小肠之分清泌浊、大肠之传导，若饮食不化，壅滞肠胃，则积湿生热，病体难愈。危北海老师深明此理，遣药必用谷麦芽、神曲、山楂之属，量亦非轻，意在消导，使邪不留滞，更有利于瘀毒的排出。

治疗溃疡性结肠炎采用全身和局部治法相结合，汤药内服和直肠灌肠相结合，能明显促进疾病的恢复，缩短疗程。中药保留灌肠可将敛疮生肌、活血化瘀与清热解毒类药物配伍使用，敛疮生肌类多选用珍珠粉、冰片、琥珀、儿茶、五倍子等；活血化瘀类首选蒲黄、三七、血竭、丹参、血余炭等；清热解毒类多选用青黛、黄芩、黄柏、白头翁、败酱草等。若于方中少量加入升麻、柴胡等升提气机之品，其效更佳。

本例患者腹泻日久，脾肾虚弱，健运失司，湿浊蕴结下焦而发腹泻，湿郁化热，血络损伤则便带脓血，气机壅滞则腹痛下坠，舌黯红，苔白厚为气滞血行不畅之象。危北海老师以健脾渗湿为本，兼以固涩，佐以行气、活血之品。故方中用苍白术、茯苓、芡实、薏米、甘草健脾止泻；赤石脂、诃子肉固肠止泻，生肌止血；丹参、川芎、当归、赤白芍、三七粉养血，活血止血；延胡索、川楝子、乳香、乌药行气活血止痛。二诊湿浊祛之大半，故方以健脾益胃为主，辅助正气，使脾胃健运、湿浊消除而腹泻止。

（查 波 整理）

心法传承

患者姓名：王某　性别：男　年龄：47 岁

就诊时间：2015 年 10 月 15 日。

主诉：黏液脓血便 3 年。

现病史：3 年前因腹胀肠鸣、黏液脓血便、每日排便 4～5 次，于当地医院诊断为"溃疡性结肠炎"，受凉、进食不慎、房事后腹泻加重。刻下症见：腹痛腹泻、黏液脓血便、每日排便 4～5 次，肛周下坠感，体乏困倦，口气重，畏寒肢冷，面色晦暗无光，睡眠差，右脚后跟疼痛。舌淡质黯裂纹苔薄白，脉沉细。

中医诊断：脓血便。

中医辨证：脾肾阳虚，阴血不足。

西医诊断：溃疡性结肠炎。

治法：补肾健脾，温阳化湿，兼以养血。

方药：理中汤合四神丸加减。

生晒参 10g　炒白术 20g　茯苓 15g　炙甘草 10g

干姜 10g　肉豆蔻 15g　补骨脂 10g　吴茱萸 5g

炮姜 10g　阿胶珠 10g　生黄芪 30g　升麻 6g

7 剂，水煎服，每日 1 剂，分 3～4 次温服。

二诊（2015 年 10 月 29 日）：患者诉体乏困倦、肛周下坠感较前好转，脚后跟痛减轻，但仍排便次频，每日 3～4 次，黏液较多，夹杂少量脓血，舌质淡苔薄裂纹，脉沉细。忆及老师提到：急性期，腹泻次频，夹杂黏液脓血较甚时，以止泻、固涩、清肠、燥湿为法，待腹泻次数减少，再增健脾益气、升降气机之药物使用，以培补后天之本。加入五倍子 20g、诃子肉 20g、赤石脂 20g、白及 15g 等收敛固涩止泻，继服 7 剂。

三诊（2015 年 11 月 12 日）：大便一天 1～2 次，黏液脓血消失，体力较前改善，舌质淡苔薄白，脉沉细。宗前方，稍加炒麦芽、三七粉，继服月余，病情稳定。

心得体会

当代研究认为，溃疡性结肠炎的病因是易感基因、环境和免疫系统之间复杂的交互反应所致，引起非特异性炎症细胞激活，从而导致肠黏膜的损伤。中西医结合治疗溃疡性结肠炎已取得很大的进展，在疗效上有所突破，特别是对重症溃疡性结肠炎和顽固型溃疡性结肠炎的疗效有了很大的提高。在治疗方法上也有所创新，如免疫抑制剂、生物制剂、益生菌和中医药的应用等；在药物剂型上有所改革，如胃肠分溶型制剂、灌肠剂与栓剂、泡腾剂的广泛应用。

溃疡性结肠炎患者多因活动期而就诊，缓解期患者觉得症状不重，也就忽视了治疗。临床又以腹泻、腹痛、黏液便、脓血便、乏力、体重减轻等症状为多见，治疗应首先缓解最影响患者生活质量的症状，止泻止痛是初期治疗的主要目标。

危北海老师强调：先解决最困扰患者的问题，患者才有信心进一步治疗，否则一切都是空谈。治疗时，尤其要重视脾虚证的调理，不仅补益脾气，而且收敛、固涩脾气，以免久泻使中气下陷而病情迁延。在慢性病期内，若大便无脓血，无明显湿热证候，无"闭门留寇"之弊的情况下，健脾燥湿、行气导滞与固气涩肠结合应用，可以收到更为显著的效果。取效之后，要坚守主方，因人因时而宜。

本病通过合理规范治疗，多数患者病情可从活动期诱导进入缓解期，中医药治疗的优势在于长期维持缓解与降低复发率，在坚持服药、保证疗程的前提下，还应该重视患者的饮食习惯和心理状态的调节。饮食上，生冷瓜果、油炸油煎、肥甘厚腻之品应加以忌口，不能暴饮暴食。另外，不良情绪的刺激亦是本病复发及加重的诱因，调畅情绪、荤素搭配、起居有规律才能实现良好的医患配合。

（查 波）

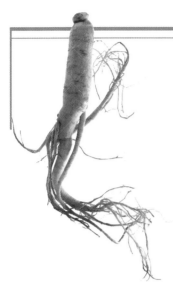

高益民 教授

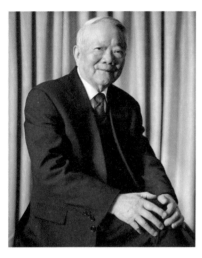

　　高益民，1932 年 3 月生，主任医师，现任首都医科大学中医药学院教授，北京同仁堂中医大师，北京"四大名医学术研究中心"主任，第三、五批全国老中医药专家学术经验继承工作指导老师。擅治疑难杂病及肿瘤。

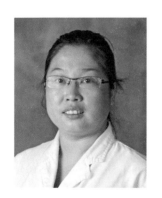

　　郝秀珍，女，副主任医师，2010 年 3 月起跟师高益民老师学习。专业方向：内分泌病。

名医验案

上通下达疏畅气机巧治奔豚病

患者姓名：高某　　性别：男　　年龄：66 岁

就诊时间：2011 年 2 月 28 日。

主诉：腹胀，全身游走性气窜疼痛 30 年，加重 1 个月。

现病史：患者 30 年前起频频发作性下腹气上冲胸，直达咽喉，腹痛，全身游走性气窜疼痛，头面部、脊背、双手掌色紫黑且僵硬疼痛，以枕后部及颈部明显，胸闷气急，头昏目眩，心悸，烦躁不安，双腿发凉。严重时，先感小腹有一股气窜动，顶撑胀痛，且自觉气从小腹奔跑上冲到心胸，乃至咽喉，其上冲之状，难受至极。发作后又渐渐缓解平复，日久腹胀，不欲饮食，心烦，眠差，便秘。曾在当地做各种相关检查，未明确西医诊断，疑似"胃肠神经官能症"，服用乳酶生 10 片/次，中药汤剂无数剂未见效果。因病程太长，感到欲死难忍，不能生活。1 个月前因生气后上述症状加重，故来我院诊治。

现症见：腹胀，全身游走性气窜疼痛，背部黯红肿胀僵硬疼痛，时有下腹气上冲胸，直达咽喉，伴胸闷气急，头痛头昏目眩，烦躁不安，打嗝或矢气后稍有减轻，双下肢沉重无力，睡眠差，纳差，大便 3 ~ 4 天一行，长期便秘。舌质淡红，舌苔黄腻，舌体胖大。脉沉弦。

体格检查：脊柱两侧肌群紧张，触及多处面积 3cm × 8cm 长条索状结节及包块，尤以项部包块色紫黑，压痛阳性，脊柱后伸活动不利。

中医诊断：奔豚证。

中医辨证：肝胃不和，肝郁化火，气逆上冲。

西医诊断：胃肠神经官能症。

治法：降逆止呕，行气活血，佐以化痰。

方药：小柴胡汤、半夏泻心汤合方加减。

柴胡 10g　黄芩 10g　半夏 10g　竹茹 5g

陈皮 10g　丝瓜络 5g　鸡血藤 30g　丹参 10g

丹皮 10g　香附 10g　白芍 10g　甘草 5g

21 剂，水煎服，每日 1 剂，早晚分服。

二诊（2011 年 3 月 21 日）：服上方后自觉腹胀及全身游走性气窜疼痛减轻，感觉气向下行，全身轻松，尤以颈部肌肉僵硬感明显减轻，仍纳差，便干。检查：颈部皮肤颜色略变浅，颈部活动较前灵活。舌脉同前。上方加姜黄 10g、木瓜 10g、川芎 5g，继服 21 剂巩固疗效。

三诊（2011 年 4 月 18 日）：头痛好转，全身轻松，近日因家中有事较烦心，食欲差，睡眠差，大便秘结，2～3 天一行。舌质淡红，舌苔黄腻，舌体胖大。脉沉弦。继续行气活血，守上方加莱菔子 10g、远志 10g。继服 14 剂。

四诊（2011 年 5 月 23 日）：症状明显改善，情绪紧张后自觉有气窜感觉，食欲差，眠可，二便调。舌质淡红，舌苔满布，根厚腻，舌体胖大。脉沉弦。调整方药如下：

柴胡 10g　黄芩 10g　半夏 10g　木瓜 10g

白芍 10g　鸡血藤 30g　丹参 10g　川芎 5g

丝瓜络 5g　葛根 10g　苏梗 10g　莱菔子 10g

甘草 5g

14 剂，水煎服，每日 1 剂，早晚分服。

五诊（2011 年 6 月 27 日）：自觉全身好转，颈部肌肉僵硬感明显减轻，食纳较前好转，时有胃胀，无打嗝吞酸，口不干，眠可，大便干，1～2 天一行。舌质淡，苔薄白，脉沉弦。宗上法继续行气活血，佐以通便，方药如下：

柴胡 10g　黄芩 10g　半夏 10g　黄芪 30g

当归 10g　白芍 10　厚朴 10g　莱菔子 10g

大黄 10g　陈皮 10g　鸡血藤 30g　丝瓜络 5g

14 剂研面，每服 5g，冲服，每日 2 次。

随诊：基本恢复患病前正常生活状态，全身轻松，精神可，纳可，眠可，二便调。疗效满意。

验案分析

高益民老师认为此病当属"怪病"，要弄清"奔豚气"究竟是一个症状还是一个病证的问题，必须首先弄清奔豚气在临床中的主要表现及病因病机。《诸病源候论》称"夫奔豚气者，肾之积气，起于惊恐忧思所生。若惊恐则伤神，心藏神也。忧思则伤志，肾藏志也。神志伤动，气积于肾，而气下上游走，如豚之奔，故曰奔豚。其气乘心，若心中踊踊，如车所惊，如人所恐，五脏不定，食饮辄呕，气满胸中，狂痴不定，妄言妄见，此惊恐奔豚之状。若气满支心，心下闷乱，不欲闻人声，休作有时，乍瘥乍极，吸吸短气，手足厥逆，内烦结痛，温温欲呕，此忧思奔豚之状。诊其脉来触祝触祝者，病奔豚也。"该患者每发作下腹气上冲胸，直达咽喉，腹部绞痛，全身均胀满疼痛不适，皆为奔豚病，且病程太长，感到欲死难忍，影响正常生活状态，故认为奔豚是一个病证，实为中医之"怪病"。

《金匮要略》言："奔豚病，从少腹起，上冲咽喉，发作欲死，复还止，皆从惊恐得之"，"奔豚气上冲胸，腹痛，往来寒热，奔豚汤主之"。高益民老师根据该患者的临床表现，确认该患者为奔豚病，分析其病位在肝，病性属热，病机为肝胃不和，肝郁化火，气逆上冲（气有余便是火）。患者病程日久，病势常因情志因素而波动，以"气从少腹上冲至胸""腹痛""全身游走性气窜疼痛，背部僵硬疼痛"为主证，舌红，苔薄黄，舌体胖大，脉沉弦，口苦、咽干、纳差、心烦、眠差、便秘，均属病程日久气机结滞、脾胃升降失常之表现。

高益民老师考虑该患者病程日久气机结滞、脾胃升降失常之表现，脾胃居于中焦，气机郁滞则克脾犯胃，脾为后天之本，脾胃之气为一身之气的枢机，中气虚弱则枢机不利，升降失调，全身气血运行也受阻，同时出现肝胃不和的一系列证候，因此治疗必求其本，标本结合，故以疏肝理气，畅通三焦气机，调理脾胃使之恢复，兼以降逆止呕，行气活血化痰之法，治以小柴胡汤、半夏泻心汤合方加减。小柴胡汤和解少阳，和胃降逆，扶正祛邪。半夏泻心汤寒热平调，消痞散结。首选柴胡为君药，透解邪热，疏达经气，白芍养肝敛阴，和胃止痛，与柴胡相伍一散一收，相反相成；臣药黄芩、半夏，黄芩苦寒清降，半夏辛温，燥湿化痰，降逆止呕，消痞散结，共同泄热开痞，降逆平冲，宣泄郁气；佐以香附、陈皮、竹茹理气和胃止呕，清热化痰除烦；丹参、鸡血藤、丝瓜络、丹皮为凉血活血通络之佐使药。全方温清并用，补泻兼施，辛以散结，苦以降通，气滞郁结解除，三焦通达，气窜腹胀自愈。患者经过近半年的治疗，奔豚症状明显减轻，机体功能逐渐恢复，临床基本痊愈。

小柴胡汤由柴胡、黄芩、半夏、人参、甘草、生姜、大枣组成，医家认为其核心病机在于调理气机，并常以"流水不腐，户枢不蠹"来说明气机条畅的重要性。《素问·六微旨大论》云："非出入，则无以生长壮老已；非升降，则无以生长化收藏。是以升降出入，无器不有。"方中柴胡升举阳气，疏肝解郁，"主心腹，去肠胃中结气，饮食积聚，寒热邪气，推陈致新"（《神农本草经》）；黄芩苦寒泄热；半夏燥湿化痰、降逆止呕，配柴胡则升，配黄芩则降，且有降逆和胃、辛开苦降之效；人参、甘草、生姜、大枣，补中气和营卫，降逆止呕，健脾培元，使正胜邪却，扶正不留邪。诸药合用，使气机有上通下达、和调内外之功。且在调理肝与脾胃之时，亦有"见肝之病，知肝传脾，当先实脾"之义。

跟诊发现高益民老师对小柴胡汤情有独钟，临床应用频率之高，应用病种之广，取效之神，令我辈叹为观止，尤其治疗肝病及妇人热入血室病应用较多，值得我辈潜心学习。小柴胡汤和解少阳，和胃降逆，扶正祛邪，高益民老师认为是当病邪在半表半里而偏于表的首选方。举凡表里失和，营卫不谐，脾胃不和，肝胆不利，肺气失宣，胸阳不畅，阴阳失衡，气血不调等病机，所出现各脏腑的疾病，皆可用小柴胡汤宣畅三焦，运转气机。

（郝秀珍　整理）

心法传承

患者姓名：王某　性别：男　年龄：41 岁

就诊时间：2012 年 2 月 24 日。

主诉：全身气窜胀闷疼痛不适 2 年。

现病史：患者 2 年前自觉全身气窜胀闷疼痛不适，每因情绪激动或生气时自觉有气从少腹往上冲逆，至心胸则悸烦不安，胸满憋气，疼痛欲死，并见头身汗出，且颈项、脊背僵硬不舒，平素形体消瘦，手脚冰凉，遇寒则全身胀满不适，脊背僵硬。饮食及睡眠不规律。因餐厅生意忙，未去医院系统检查及治疗。

现症见：全身气窜胀闷疼痛不适，气逆上冲，鼻塞，纳差，不思饮食，晨起口苦口臭，夜间眠差，小便短少不利，有排尿不尽之感，大便干燥，3~4日一行。舌质淡红，苔薄黄，脉沉弦无力。

既往史：过敏性鼻炎3年，吸烟史10年。

中医诊断：奔豚证。

中医辨证：血虚受寒，经络不通，气逆上冲。

西医诊断：胃肠神经官能症。

治法：养血活血，疏肝解郁，通经活络。

方药：小柴胡汤、黄芪桂枝通脉汤合方加减。

柴胡 10g	黄芩 10g	半夏 10g	陈皮 10g
黄芪 30g	白术 10g	防风 10g	桂枝 10g
白芍 10g	丹参 10g	葛根 10g	当归 10g
苏梗 10g	茯苓 15g	车前草 15g	鸡血藤 30g
甘草 6g			

7剂，水煎服，每日1剂，早晚分服。

二诊（2012年3月2日）：诉胀满憋气明显减轻，少腹部少许胀满，颈项背部肌肉舒展，四肢暖感，全身自觉轻松，鼻子通气舒畅，背部仍有发凉感，食欲食量较前好转，排尿较前顺畅，小便量正常，大便成形，每日一次。舌质淡红，苔薄黄，脉沉弦，较前有力。效不更方，上方加炒莱菔子10g，4剂巩固疗效。

三诊（2012年3月16日）：诉胀闷疼痛基本消失，偶有工作劳累或生气后有气窜感，头身汗出减少，颈项背部活动灵活，四肢及后背暖感较前明显，口苦口臭减轻，夜间睡眠较前好转，二便调。舌质淡红，苔薄白，脉沉弦。上方去苏梗、莱菔子、车前草、防风，5付研面，每日冲服5g，一日2次，巩固疗效。

心得体会

"奔豚"之名，始见于《内经》。《难经·五十六难》又将奔豚、肥气、伏梁、痞气、息贲作为五脏之积，并对其主要症状具体描述，"肾之积名曰奔豚，发于少腹，上至心下，若豚状，或上或下无时"。张仲景把奔豚气作为一个独立的疾病，列有专篇，篇中有"奔豚，气上冲胸，腹痛，往来寒热"。仲景所论的奔豚气病，起于惊恐，是一种发作性的疾病，以患者自觉气从少腹上冲至心胸为特点，其状如猪之奔突，发作时恐惧莫名，甚至有濒死的感觉，但移时冲气渐平，即和常人无多差异。《诸病源候论》"奔豚……起于惊恐忧思所生"的释词，已明确《金匮要略》所谓"惊恐"即多种精神刺激因素，正如古人所言"九气不调，皆能致病，特以惊恐为甚耳"，巢氏在"惊恐"之下又添"忧思"二字，说明多种情志变化皆可引起脏气不平，发为奔豚。豚，即小猪。因其发作时胸腹如有小豚奔闯，故名奔豚。奔豚或由于肾脏寒气上冲，或由于肝脏气火上逆，临床特点为发作性下腹气上冲胸，直达咽喉，腹部绞痛，胸闷气急，头昏目眩，心悸易凉，烦躁不安，发作过后如常，有的夹杂寒热往来症状。从证候表现看，奔豚类于胃肠神经官能症，出现肠道积气和蠕动亢进或痉挛状态。

该患者形体消瘦，素患过敏性鼻炎，鼻塞不通，又因血虚受寒，手脚冰凉，遇寒则全身胀满不适，背部僵硬，经脉不通，每因情志影响气从少腹向上冲逆，甚至心悸烦躁不安，胸满憋气，胸痛兼见头身汗出，颈项背部僵硬不舒，病程日久，肝气不舒，内郁化热，脾胃失调，故纳差，不思饮食，晨起口苦口臭。黄芪味甘性温，补脾肺之气，对血虚气弱、脉道不通者有益气生血、活血通脉之功。桂枝温阳通经，丹参养血活血，二者同伍，加强黄芪益气生血、活血行滞之功。黄芪、白术、防风取玉屏风益气固表之效。鸡血藤活血化瘀、养血活血，疏通经脉。当归、白芍益阴养血，活血缓急止痛。茯苓、车前草清利湿热。甘草调和诸药。全方共奏益气养血，温经散寒，活血通脉之功。其中黄芪、桂枝、当归、葛根、鸡血藤、丹参、白芍、甘草为高益民老师自拟黄芪桂枝通脉汤，临床上可用于雷诺病、中风后遗症，也可用于妇科月经推迟或量少等血虚受寒、经脉不畅病症。

"奔豚气"虽非多发病，但临床时有所见，留心查阅过近十年的有关资料，粗计数百例之多。治疗选方各具特色，如《伤寒论》桂枝加桂汤，桂枝（去皮）15g，芍药9g，生姜（切）9g，甘草（炙）6g，大枣（擘）3枚，主治心阳虚弱、寒水凌心之奔豚，太阳病，误用温针或因发汗过多而发奔豚，气从少腹上冲心胸，起卧不安，有发作性者。《肘后方》用吴茱萸、生姜、半夏、桂心、人参、炙甘草；《千金要方》用桂枝甘草汤；《外台秘要》引《广济方》用半夏，吴茱萸；《太平圣惠方》用甘李根皮、吴茱萸、生姜；《经方实验录》用吴茱萸汤合理中汤、桂枝加桂加半夏；《张伯臾医案》用真武汤合苓桂术甘汤，二陈汤加菖蒲、远志、白金丸，桂枝加桂加紫石英、茯苓等，临床可为借鉴，治疗精神分裂症、神经官能症、抑郁症等情志病，效果也很显著。

（郝秀珍）

名医验案

自拟 "清肺止咳方" 治疗久咳不愈

患者姓名：杜某　性别：女　年龄：74岁

就诊时间：2011年4月11日。

主诉：咳嗽咳痰10年余，加重2周，伴双腿肿胀。

现病史：患者10年前诊断为慢性阻塞性肺气肿，每年反复发作，现症见胸痛喘憋，咳嗽有黄痰，疲倦无力，流鼻涕，双下肢肿胀疼痛，不能行走，纳差，眠差，便秘。舌质红，苔薄白，脉沉细。

既往史：患者肺心病，慢阻肺，过敏性哮喘，支气管扩张11年，高血压，类风湿关节病20年，30年前左下肢行静脉曲张术。小米过敏。

体格检查：BP：150/90mmHg，桶状胸，前后径增大，肋间隙增宽，双侧呼吸后期减弱，触诊语颤减弱；叩诊呈过清音，心浊音界缩小；听诊心音遥远，呼吸音普遍减弱，呼气延长；肺底部有散在湿性啰音。

中医诊断：咳嗽病。

中医辨证：气阴两虚，痰热阻肺。

西医诊断：慢性阻塞性肺气肿。

治法：益气养阴，清热化痰。

方药：清肺止咳方加减。

北沙参 10g　桑皮 10g　地骨皮 10g　杏仁 10g

陈皮 10g　防风 10g　白术 10g　黄芪 15g

黄芩 10g　桔梗 10g　麻黄 3g　生石膏 30g

枇杷叶 10g

14 剂，水煎服，每日 1 剂，早晚分服。

二诊（2011 年 4 月 25 日）：患者自觉喘好转，咳嗽见好，有泡沫状黄痰，血压正常，右腿关节疼痛，口不干，舌质红苔白。上方去桔梗，加海浮石 10g、鸡血藤 30g。

三诊（2011 年 5 月 16 日）：服上药后痰量大减，咳痰稍淡黄，泡沫少，尿量增多，右腿肿减轻。目前闻异味则干咳。血压稳定，食欲尚可，心率 80～90次/分。舌质红，苔薄白，脉沉弦细。

方药：

黄芪 30g　白术 10g　防风 10g　桔梗 10g

麻黄 3g　生石膏 30g　杏仁 10g　黄芩 10g

紫菀 10g　陈皮 10　浙贝 10g　车前草 30g

14 剂，水煎服，每日 1 剂，早晚分服。

四诊（2011 年 5 月 30 日）：咳嗽已止，还有少量痰，灰白色，两肋胀满好转，血压稳定，心率稳定，二便正常，食欲尚可，睡眠佳。肺络瘀阻，拟以养阴祛湿，通经活络为法。

方药：

北沙参 15g　黄芪 30g　海浮石 10g　桔梗 10g

麦冬 10g　浙贝母 10g　陈皮 10g　白术 10g

鸡血藤 30g　丝瓜络 5g　丹参 10g　牛膝 10g

苏梗 10g

14 剂，水煎服，每日 1 剂，早晚分服。

五诊（2011 年 6 月 13 日）：咳喘好转，腿痛亦好转，鼻塞好转，舌质红，苔薄白，脉沉弦。

方药：

桑白皮 10g　地骨皮 10g　海浮石 10g　桔梗 10g

陈皮 10g　白术 10g　北沙参 15g　黄芪 30g

苏梗 10g　柴胡 10g　黄芩 10g

14 剂，水煎服，每日 1 剂，早晚分服。

六诊（2011 年 6 月 27 日）：咳喘好转，全身症状好转，血压稳定，脉沉弦，舌质红，苔薄白。予玉屏风颗粒继服以巩固疗效。

验案分析

老年慢性阻塞性肺气肿患者，病情较重，咳嗽黄色或绿色脓痰，常伴有喘息，出现劳力性呼吸困难，并逐渐加重。西医一般为抗炎、化痰、使用解痉平喘药物治疗。高益民老师认为：本病属于中医"肺胀"范畴，首见于《黄帝内经》，如《灵枢·胀论》说："肺胀者，虚满而喘咳。"《灵枢·经脉》又说："肺手太阴之脉……是动则病肺胀满膨膨而喘咳。"《金匮要略·肺痿肺痈咳嗽上气病》指出："咳而上气，此为肺胀。其人喘，目如脱状。"

本病的发生多因久病肺虚，痰浊潴留，复感外邪而诱发。病变首先在肺，继则影响脾、肾，后期病及心。其病理因素主要为痰浊、水饮与血瘀互为影响，兼见同病。一般早期以痰浊为主，渐而痰瘀并见，终至痰浊、血瘀、水饮错杂为患。慢阻肺为临床多发病症，部分患者虽然大量服用各种中西药物，仍咳嗽不愈，虽非大疾，却十分痛苦，甚至影响工作、生活。高益民老师认为该病例病机在于燥热伤肺，痰热未尽，热灼津液，水少津亏，汁稠重浊，流行不畅，停蓄凝滞继而使肺络瘀阻，肺气失宣而咳矣，病程日久，气阴两伤，以致咳嗽迁延不愈，治以益气养阴，清热化痰，运用自拟"清肺止咳方"治疗效果明显。

高益民老师自拟"清肺止咳方"基础方药如下：

桑叶 10g　桑白皮 10g　地骨皮 10g　杏仁 10g

橘红 10g　紫菀 10g　炙杷叶 10g　酒黄芩 10g

前胡 10g　牛蒡子 10g　桔梗 10g　甘草 6g

本方以桑叶为君，轻清疏散，善祛风热之邪，甘寒清润，又能清肺平肝凉血，用于燥热伤肺，咳嗽口渴，头晕目眩，以及血分有热最为相宜；桑白皮、地骨皮为臣，桑白皮甘寒入肺，能行肺中痰水而利小便，并清肺中之火，为泻肺行水之品，凡肺热咳嗽、咯血及肺气壅实、小便不利均可使用；地骨皮甘寒归肺肾经，清热凉血，降肺火退虚热，用治肺热咳嗽、烦热、消渴，有清肺止咳、除烦解渴之功；两者同伍加甘草为泻白散，功能泻肺清热，平喘止咳。酒黄芩、炙杷叶为佐，炙杷叶苦凉，归肺、胃，既能泄降肺热以化痰止咳，又能清降胃热以止呕除烦，为清肃肺胃之品；黄芩苦能燥湿，寒能清热，善清肺脾肠胃之湿热，尤长于清泄肺与大肠之火，酒炒则宜清上部之热；其他如杏仁、橘红下气止咳润燥、和胃理气健脾，紫菀、前胡润肺下气、消痰止咳、降气祛痰、疏风清热；牛蒡子、桔梗宣肺祛痰利咽、疏散清热均为佐药；甘草清热和中、调和诸药。本方共奏清热肃肺、祛痰止咳之效。若咽干口渴者加沙参、麦门冬或生地、玄参；痰黏不利难以咳出者加海浮石；肺热重，痰黄者加金荞麦、鱼腥草；热盛伤津，口干心烦者加生石膏、生地；气阴两虚者加太子参、南北沙参；大便秘结者加瓜蒌、枳壳；气喘者加苏梗、苏子；热伤肺络或阴虚肺燥者加牡丹皮、赤芍或槐花、阿胶珠；咽痛明显者加射干；纳差者加白术、茯苓；表证已解，久咳不止者加五味子或白果；湿盛舌苔厚腻者加藿香、佩兰；呛咳或痉挛性咳者加白芍。

此方为高益民老师把施今墨治咳的"宣、降、润、收"和关老的"宣、散、肃、养、活血、凉血"之法有机地整合，再结合自己的长期临床实践总结出的"清肺止咳汤"，实际上是用古方止嗽散、桑杏汤、泻白散合方加减，突出药物的升降、沉浮、补泻、宣收，以及在气分、在血分的特点。综观 2011—2016 年跟随高益民老师临证治疗数例各种原因导致的咳嗽患者，以"清肺止咳方"为主方，随证加减治疗咳嗽，获得满意的效果。本方可能具有降低呼吸道敏感度，降低气道和膈肌痉挛，减少呼吸道黏膜分泌物和抗过敏的作用。

（郝秀珍　整理）

73

心法传承

患者姓名：寇某　性别：女　年龄：52 岁

就诊时间：2013 年 4 月 17 日。

主诉：咳嗽、咳痰、喘憋反复发作 2 年，加重 3 个月。

现病史：患者诉 2 年前因着凉后发烧，出现咳嗽、咳痰，痰白易咳出，于外院就诊，诊断为"支气管炎"，予以抗炎、止咳化痰等治疗，症状缓解；后每因着凉感冒、天气变化反复发作，每年均发作 3 次以上，继之出现喘憋，以活动后为主，夜间可平卧，无夜间憋醒，于北京多家医院住院治疗，诊断为"慢性喘息性支气管炎、咽炎"，给予止咳、化痰、平喘等药物治疗（具体药物不详）；常年予以万托林吸入控制症状，每因天气变化、着凉后上述症状仍反复发作；3 个月前因着凉后再次出现咳嗽、咳痰，咳白痰、喘憋，活动后加重，未发热，时有胸闷，无胸痛，于北京朝阳医院行胸部 CT：双肺细支气管炎，左肺上叶舌段索条状影，主动脉硬化。支气管激发试验提示气道高反应。予抗炎、抗感染、止咳平喘等治疗，症状稍缓解，但仍咳嗽、咳痰，白痰可咳出，伴喘憋，活动后加重，现为求中西医结合治疗收入我院。

现症见：咳嗽、咳痰，喘憋，白痰可咳出，伴喘憋，未发热，时有胸闷，无胸痛，活动后加重，饮食、睡眠尚可，小便正常，大便干。舌黯红，苔薄黄，有裂纹，脉弦细。

既往史：过敏性咽炎，脑供血不足，颈椎病，腰椎间盘突出症 3 年。时有心慌、胸闷，无胸痛，现未行药物治疗。油烟等刺激性气味过敏。舌黯红，苔薄黄，有裂纹。脉弦细。

个人史：饮酒 40 年余，每天 2 两。

体格检查：T：36.4℃，P：80 次/分，R：20 次/分，BP：130/80mmHg，神志清楚，精神可，查体合作。咽后壁充血，扁桃体肿大，桶状胸，呼吸运动对称，两肺叩诊呈浊音，双肺呼吸音粗，可闻及痰鸣音，左下肺可闻及少许湿啰音。心音正常，心率 80 次/分，心律不齐，各瓣膜听诊区未闻及病理性杂音。腹部膨隆，柔软，无压痛及反跳痛。肝脾肋下未触及，无叩击痛，双下肢无水肿。生理反射存在，病理反射未引出。

辅助检查：北京朝阳医院行胸部 CT：双肺细支气管炎，左肺上叶舌段索条状影，主动脉硬化。

中医诊断：喘证。

中医辨证：痰热蕴肺，气阴两虚。

西医诊断：慢性喘息性支气管炎。

治法：清热平喘化痰，益气养阴。

方药：

北沙参 10g　桑皮 10g　地骨皮 10g　杏仁 10g

陈皮 10g　防风 10g　白术 10g　黄芪 15g

黄芩 10g　桔梗 10g　百部 10g　玉竹 15g

前胡 10g

7 剂，水煎服，每日 1 剂，早晚分服。

二诊（2013 年 4 月 25 日）：患者自觉喘好转，咳嗽见好，有泡沫状黄痰，血压正常，右腿关节疼痛，口不干，舌质红苔白。加海浮石 10g。

三诊（2013 年 5 月 4 日）：服上药后痰量大减。

方药：

黄芪 30g　白术 10g　防风 10g　桔梗 10g

麻黄 3g　生石膏 30g　杏仁 10g　黄芩 10g

浙贝 15g　瓜蒌 30g　陈皮 15g

14 剂，水煎服。

四诊（2013 年 5 月 27 日）：咳喘好转，咳嗽基本消失，偶有白痰，夜间喘憋减轻，汗出减少，心烦郁闷减轻，偶有咽痒，饮食、睡眠尚可，二便正常。全身症状好转，停药。嘱其加强体质。

心得体会

结合病史、发病特点、临床表现、体征及外院治疗情况，患者诊断明确，当属中医"喘证"范畴，辨证属痰湿中阻。患者平素恣食肥甘厚味，脾失健运，痰浊内生，上干于肺，壅阻气道，肃降失常，故生咳喘。宿有痰浊伏肺，阴虚血少，久病肺虚及肾，气失摄纳，故见喘促日久，呼多吸少，动则尤甚，气不得续；舌黯红，苔薄黄，有裂纹，脉弦细为痰热内蕴之象。治疗运用高益民老师"清肺止咳方"化裁，获得满意的效果。

（郝秀珍）

名医验案

自拟 "益气解毒抑瘤方" 治疗肺癌

患者姓名：廖某　性别：男　年龄：66 岁

就诊时间：2011 年 7 月 4 日。

主诉：胸闷胸痛 3 个月。

现病史：患者 2011 年 4 月由于咳嗽，背痛，发烧 38.3 度，汗出明显，当地医院胸部 CT 示右肺门 3.9cm×3.0cm 肿块。骨扫描发现第八胸椎浓聚。病理报告：右肺鳞癌，右锁骨上淋巴结转移。未能手术。来北京肿瘤医院治疗，5 月 21 日第一次化疗后全身泛发性皮疹，略高起皮面，不规则红斑。抓搔后瘙痒，肿瘤科大夫建议中药辅助治疗。

现症见：胸闷胸痛，咳嗽咳痰明显，晨起有痰，时有咳血，全身乏力，舌痒，时有头晕，夜眠差。舌质淡，苔薄黄乏津，脉沉弦。

既往史：有抽烟史。否认家族肿瘤病史。

中医诊断：肺癌。

中医辨证：正虚邪实，气阴两虚，毒热壅集。

西医诊断：肺癌。

治法：益气养阴，清热解毒，凉血散结。

方药：

北沙参 10g　麦冬 10g　元参 10g　金荞麦 30g

白屈菜 10g　桔梗 10g　草河车 10g　白术 10g

陈皮 10g 黄芪 30g 仙鹤草 30g 甘草 5g

21 剂，水煎服，每日 1 剂，早晚分服。

二诊（2011 年 7 月 31 日）：化疗 2 次后血糖偏高，格华止控制。咳嗽咳痰减轻，睡眠佳，食欲差，大便正常，口不干。脉沉弦，舌质淡有瘀斑，乏津。

方药：

黄芪 50g 草河车 10g 白屈菜 10g 白术 10g

仙鹤草 30g 海浮石 10g 黄芩 10g 莪术 10g

丹参 10g 陈皮 10g 金荞麦 30g 当归 10g

30 剂，水煎服，每日 1 剂，早晚分服。

三诊（2011 年 9 月 26 日）：9 月 22 日开始化疗，化疗 4 个疗程，复查肿瘤较前缩小，食纳差，胸闷烧灼感减轻，无咳血。

方药：

黄芪 50g 草河车 10g 白屈菜 10g 白术 10g

仙鹤草 30g 海浮石 10g 砂仁 6g 莪术 10g

丹参 10g 陈皮 10g 金荞麦 30g 苏梗 10g

30 剂，水煎服，每日 1 剂，早晚分服。

每月复诊上方加减，全身症状减轻，患者及家属满意。2014 年 12 月回访因肺部感染在当地医院病逝。

验案分析

肺癌是最常见的肺原发性恶性肿瘤，绝大多数肺癌起源于支气管黏膜上皮，故亦称支气管肺癌。肺癌可以通过胸部摄影（CR）和 X 射线断层成像（CT）发现，通常通过纤维支气管镜做活体组织检查确诊。基于癌症的组织学类型、癌症阶段和病人状况，可选的治疗方案有手术、化疗、放疗等。该病例诊断明确。

肺癌是由于正气内虚、邪毒外侵引起的，以痰浊内聚，气滞血瘀，蕴结于肺，以致肺失宣发与肃降为基本病机，以咳嗽、咯血、胸痛、发热、气急为主要临床表现的一种恶性疾病。属于中医"肺积""痞癖""咳嗽""咯血""胸痛"等范畴。如《素问·奇病论》说："病胁下满气逆……病名曰息积，此不妨于食。"《灵枢·邪气脏腑病形》说："肺脉……微急为肺寒热，怠惰，咳唾血，引腰背胸。"《难经·论五脏积病》说："肺之积曰息贲……久不已，令人洒淅寒热，喘热，发肺壅。" 这些描述与肺癌表现有类似之处。明代张景岳《景岳全书·虚损》说："劳嗽，声哑，声不能出或喘息气促者，此肺脏败也，必死。"《杂病源流犀烛·积聚症瘕痃癖痞源流》提到："邪积胸中，阻塞气道，气不宣通，为痰，为食，为血，皆得与正相搏，邪既胜，正不得而制之，遂结成形而有块"，对于后世研究具有重要的启迪意义。

高益民老师认为：肺癌是由于正气内虚，邪毒凝聚于肺所致，正虚邪毒内侵，以致肺气宣降失司，肺气壅滞不宣，脉络受阻，气滞血瘀而成肿块。"脾为生痰之源，肺为贮痰之器"，若脾虚运化失司，湿聚生痰，痰阻脉络失于宣降，痰凝毒聚，也可形成肿块。正气内虚，肺气不足，再加长期吸烟或被动吸烟，热灼津液，肺阴不足，升降失调，外邪乘虚而入，邪毒留滞不去，痰瘀凝结成块，也是肺癌形成的因素之一。痰瘀日久化热灼伤肺络则可见咳嗽咳痰咳血或胸痛，痰凝结聚流注经络、骨骼则表现为肺癌的转移，包括淋巴转移或骨转移等现象。临床见倦怠乏力，食纳不佳，气短，心悸，烦躁，口干，失眠等。

高益民老师创建的"益气解毒抑瘤方"是其经验所得，功能益气健脾、解毒抑瘤，用治脾虚气弱、毒热积聚之证，体现了"攻补兼施""辨病与辨证相结合"的治疗思想，可根据不同的癌症、不同的症状加减运用。

基本方：

黄芪 30g　炒白术 10g　当归 10g　茯苓 10g

薏苡仁 10g　草河车 10g　白屈菜 10g　白花蛇舌草 15g

仙鹤草 30g　甘草 6g

方中黄芪为君，补益脾肺之气。炒白术、草河车为臣，炒白术，苦温燥湿，甘能健脾补中，助黄芪补益脾肺之气；草河车，又名七叶一枝花，功能清热解毒，消肿定痛。当归、茯苓、薏苡仁为佐，茯苓甘淡性平，入脾、肺、胃、肾、心经，既能健脾又能利湿；薏苡仁甘淡微寒，甘淡利湿，微寒能清热，入肺经，能治肺痈；白屈菜、白花蛇舌草为佐药，白屈菜苦辛微温，有毒，镇痛止咳，利尿解毒；白花蛇舌草苦甘性寒，入心、肝、脾经，清热利湿，消肿解毒，现代研究为抗癌常用之药。仙鹤草为使。全方共奏益气养血，清热解毒之功。

癌症是现代疑难重病，在肿瘤转移或年老体弱的患者已不适用手术或放化疗的情况下，高益民老师推荐"人瘤共存"终身伴随治疗的方案，在治疗中把握"体虚"与"邪实"，始终贯彻"扶正祛邪"的治疗法则。高益民老师喜好仙鹤草用治肿瘤。一般认为仙鹤草主要性能为收敛止血，但民间称其为"脱力草"，有补虚强壮之功，可以消除疲劳，又可用于过力劳伤、贫血虚弱、精力委顿之症。益气解毒抑瘤方中的药物多有不同程度的抑瘤作用，具提高生存质量、改善症状、减轻化疗药物的血液学毒性等功效，其中白屈菜为罂粟科植物，有明显的抗肿瘤和止痛作用，而无成瘾性。

（郝秀珍　整理）

心法传承

患者姓名：马某　性别：男　年龄：80 岁

就诊时间：2011 年 9 月 6 日。

主诉：间断咳嗽咳痰 10 年余，加重伴消瘦 3 个月。

现病史：患者 10 年前无诱因出现间断咳嗽，吸入冷空气或刺激味后加重，未予重视，于普仁医院检查后确诊为"慢性支气管炎"，予平喘抗炎等治疗（用药不详）。2011 年 6 月 24 日摔伤后出现咳嗽加重，咳白痰，无血丝，后于北京普仁医院胸部 CT 检查示：左肺占位性肿块，建议进一步检查。2011 年 8 月 30 日中国医学科学院肿瘤医院确诊左肺下叶癌并予放化疗治疗，因患者拒绝手术治疗，建议中药调养，近 3 个月咳嗽加重伴进行性消瘦，于 2011 年 9 月 6 日门诊以"肺癌"收入我科。现症见咳嗽咳白痰，痰中无血丝，时有低热，无胸闷胸痛，纳可，眠可，二便调。舌质红，苔薄黄，脉弦。

既往史：前列腺增生 10 年，糖尿病病史 3 年，吸烟史 30 年，现已戒。

辅助检查：2011 年 8 月 30 日中国医学科学院肿瘤医院胸部 CT：左肺下叶占位病变，双肺结节及类结节，左肺上叶斑片影，倾向炎症。右胸膜下钙化灶。纵隔多发小淋巴结，建议密切追随。

中医诊断：肺癌。

中医辨证：气阴两虚，毒热蕴结。

西医诊断：肺癌。

治法：清热化痰，益气养阴，佐以解毒。

方药：

北沙参 15g　麦冬 10g　五味子 10g　金荞麦 30g

葛根 10g　升麻 10g　桔梗 10g　陈皮 10g

白术 10g　海浮石 10g　白屈菜 10g　柴胡 10g

7 剂，水煎服，每日 1 剂，早晚分服。

二诊（2011 年 9 月 12 日）憋气咳痰减轻，食欲佳，大便正常。脉沉弦数，舌质淡，苔薄白水滑。

方药：

黄芪 50g　当归 10g　焦白术 10g　海浮石 10g

白屈菜 10g　金荞麦 30g　草河车 10g　黄芩 10g

桔梗 10g　陈皮 10g　甘草 5g　白花蛇舌草 10g

7 剂，水煎服，每日 1 剂，早晚分服。

三诊（2011 年 9 月 19 日）：咳嗽阵作，有痰发黏，食纳可，二便正常，起夜 3~5 次，拟以清热解毒，益阴利咽为法。

方药：

桑叶 10g　桑皮 10g　地骨皮 10g　海浮石 10g

石斛 15g　金荞麦 30g　白屈菜 10g　草河车 10g

黄芩 10g　陈皮 10g　北沙参 10g　白花蛇舌草 10g

桔梗 10g　黄芪 50g　当归 10g

7 剂，水煎服，每日 1 剂，早晚分服。

四诊（2011 年 9 月 26 日）：咳嗽痰黏减轻，现头晕，睡眠差。其他情况一般。

方药：

桑皮 10g　地骨皮 10g　黄芩 10g　枇杷叶 10g

海浮石 10g　杏仁 10g　陈皮 10g　桔梗 10g

金荞麦 30g　白屈菜 10g　北沙参 10g　甘草 5g

30 剂，水煎服，每日 1 剂，早晚分服。

五诊（2011 年 10 月 26 日）：咳嗽咳痰减少，痰中无血丝，纳可，眠可，二便可。上方研面 5g 冲服，每日 2 次。

出院后，患者回老家休养，后每月回访，病情基本稳定，直至 2014 年 2 月脑出血病逝。

心得体会

该患者既往患慢性支气管炎，长期间断咳嗽咳痰，3 个月前咳嗽加重，肿瘤医院 CT 明确提示肺癌，诊断明确。肺癌是癌症相关死亡的最主要原因，全球每年有 130 万人死于肺癌。肺癌最常见的症状包括呼吸急促、咳嗽（咳血）和体重减轻。吸烟是肺癌最重要的危险因素。职业和环境接触、电离辐射、既往肺部的慢性感染、大气污染等因素均可能引发肺癌。

本病例辨证为气阴两虚，毒热凝聚；治法益气养阴，解毒抑瘤。运用高益民老师创建的"益气解毒抑瘤方"治疗，治疗过程中见阴虚津亏者，加沙参、麦冬或生地、玄参；痰热较重者，加鱼腥草、金荞麦；咳嗽重者，加紫菀、川贝或桔梗、甘草；见血瘀聚有肿块者，加桃仁、红花或三棱、莪术或乳香、没药；湿毒者加土茯苓、槐花或泽泻、车前子。

跟师多年，总结高益民老师对白屈菜、白花蛇舌草的联合抗癌应用比较广泛。白屈菜性凉，味苦，有小毒，归肺、心、肾经，功效镇痛止咳，利尿解毒，用于胃痛、腹痛、肠炎、痢疾、慢性支气管炎、百日咳、黄疸、水肿、腹水、疥癣疮肿、蛇虫咬伤，常用量为 10～15g。研究表明白屈菜提取分离的白屈菜碱具有镇静、解痉、抗病毒、抗菌、抗肿瘤作用。白屈菜碱是一种有丝分裂毒，可使小鼠移植性腹水癌细胞的高三倍体的中、晚期分裂指数发生改变，呈显著的阻断分裂作用；在体外能抑制成纤维细胞之有丝分裂，能延缓恶性肿瘤之生长。白花蛇舌草苦淡，性寒，清热解毒、消痈散结、利尿除湿，主治肺热喘咳、咽喉肿痛、肠痈、疖肿疮疡、毒蛇咬伤、热淋涩痛、水肿、痢疾、肠炎、湿热黄疸，擅长治疗多种癌肿，常用量为30g，具有提高免疫力及抗肿瘤作用。

（郝秀珍）

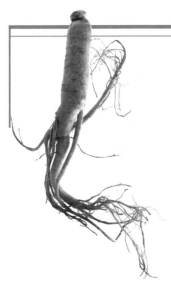

张炳厚 教授

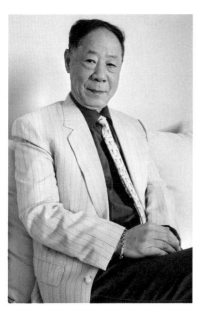

张炳厚，1937 年 5 月生，主任医师，教授，博士生导师，国家第一批师承博士后导师，第二、三、四批全国老中医药专家学术经验继承工作指导老师，北京同仁堂中医大师。从医 50 余年，擅治肾病、风湿病、痛证等。独创性提出"顺其性即为补，补其正即为顺"的原则，重视补肾，总结"补肾八法"，创制"地龟汤类方"，巧治痛证，擅用虫蚁。

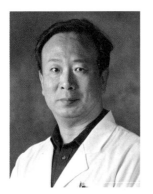

沈毅，男，副主任医师，2009 年 1 月起跟师张炳厚老师学习。专业方向：肾病。

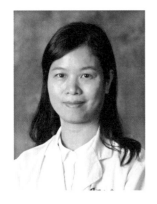

钟柳娜，女，副主任医师，2009 年 1 月起跟师张炳厚老师学习。专业方向：内分泌病。

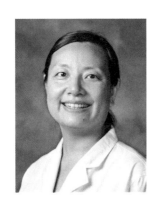

关伟，女，副主任医师，2009 年 1 月起跟师张炳厚老师学习。专业方向：风湿免疫病。

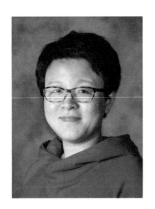

孔繁飞，女，副主任医师，2009 年 1 月起跟师张炳厚老师学习。专业方向：老年病。

名医验案

异病同治，当归六黄汤治疗热淋

患者姓名：刘某　性别：女　年龄：39 岁

就诊时间：2009 年 3 月 3 日。

主诉：尿频、尿急 1 年，伴小便自遗。

现病史：患者工作劳累，多虑善惊，近 1 年常感尿频、尿急，尿道灼热，排尿不净，时有遗尿，多处求医不效。来诊时自汗盗汗，心烦易怒，口干口渴，失眠多梦，手足不温，大便黏腻，月经提前，常有血块。素畏寒凉，喜温喜热。舌苔薄黄，脉细滑数。

辅助检查：尿常规：潜血（＋），白细胞（＋），尿蛋白（－）。

中医诊断：热淋。

中医辨证：肾阴阳两虚，重责于阴，下焦湿热，肾关不固。

西医诊断：泌尿道感染。

治法：滋阴清热，清利下焦，固摄止遗。

方药：当归六黄汤加减。

生黄芪 30g　酒当归 12g　熟地黄 20g　生地黄 20g

炒黄柏 6g　酒黄芩 6g　川黄连 6g　麻黄根 20g

菟丝子 30g　枸杞子 20g　金樱子 40g　炒芡实 40g

炒白术 25g　益智仁 12g

7 剂，水煎服，每日 1 剂，早晚分服。

二诊（2009 年 3 月 10 日）：服药 7 剂后自汗、盗汗明显减轻，尿频等症亦减轻。腰腹及手足发凉，喜热饮。咳嗽、欠伸时仍有遗尿，睡眠不实，多梦、心烦易怒。前方去麻黄根，生黄芪加量到 40g，加桑螵蛸 12g、升麻 12g、醋柴胡 12g。

三诊（2009 年 3 月 17 日）：再服药 7 剂后，尿频、尿急、遗尿、心烦、失眠等症进一步减轻，胃纳增加，手足仍觉发凉。前方生黄芪加至60g，芡实加至50g，并加肉桂10g继服。

前后共8诊，服药59剂，尿频、尿失禁等症状完全缓解，睡眠好转，手足转暖。

验案分析

热淋为临床常见病证，根据病史及理化检查做出诊断、辨证并不困难。但本例患者有其自身特点：①患者素体脾肾阳气不足，为虚寒体质，在尿频尿急，心烦易怒，自汗盗汗等基础上，尚有手足不温，喜温热等寒象；②患者年近六七（42岁），肾气渐亏，加之平素思虑烦劳，暗耗阴津，阴虚生内热，虚火与湿邪相合，发为本证。故此例为肾之阴阳两虚证，重责于阴，伴下焦湿热，属本虚标实、寒热错杂之复杂证候。

患者除尿频、尿急、尿路灼热之外，尚有盗汗自汗、口干口渴、失眠多梦、大便不爽等表现，临床症状以热为主。张炳厚老师以当归六黄汤为主方，意在养阴清热，标本兼治。其中重用黄芪补气通阳，固表止汗；二地、当归滋肾养阴；三黄苦寒燥湿，清热降火，但因其素体阳虚，故用量较小。手足不温、时有遗尿，为肾气不足、膀胱失约之象，故于原方中加入水陆二仙丹、菟丝子、枸杞子、益智仁等益肾之品，以温肾固摄，标本兼治。综观此方，集清补、祛邪、收涩于一体，体现了张炳厚老师辨证准确，善用成方加减的特点。

二诊因汗出减少，故去专以敛汗的麻黄根，生黄芪逐渐加量，以增强固表、补气、升阳之力，又加柴胡、升麻等升举清阳，并加桑螵蛸12g固摄止遗。三诊以后，尿频等尿路刺激症状持续减轻，湿热之邪已去大半，继续加大补气、固摄之品剂量，并加肉桂引上越之火归于下元。

本例症状寒热错杂，张炳厚老师抓住其阴虚为主，阴虚火旺的病机核心，用当归六黄汤清热养阴，兼祛外邪，佐以温肾固摄之法，达到邪去正安，热除心静的目的。正如费伯雄在《医醇賸义》中所说："同病各发，见症虽异，而致病则同，化裁变通，于不执成见之中，确有定见"。

（沈 毅 整理）

心法传承

患者姓名：王某　性别：男　年龄：54 岁

就诊时间：2012 年 4 月 8 日。

主诉：失眠 2 个月。

现病史：患者长期起居无常，近 2 个月因工作繁忙，思虑过度，引起失眠，入睡困难。开始时每天只能睡眠 3～4 小时，近 2 周失眠渐重，甚至彻夜不眠，次日头晕头沉，健忘乏力，纳食不馨。伴口干口苦，口渴，喜冷饮，心烦易怒，自汗盗汗，入夜汗出更多，手足心热，小便短赤，大便不畅。舌质红，舌苔少，脉弦细数。

既往史：高血压病史 10 年。

中医诊断：失眠。

中医辨证：阴虚火旺，虚火上炎，热扰神明。

西医诊断：睡眠障碍。

治法：滋阴降火，清热安神。

方药：当归六黄汤加减。

生黄芪 30g　酒当归 15g　熟地黄 15g　生地黄 15g

炒黄柏 12g　酒黄芩 12g　川黄连 12g　麻黄根 20g

石决明 30g　明天麻 20g　珍珠母 30g　紫贝齿 30g

双钩藤 15g　炒枣仁 30g　桑寄生 30g　盐知母 12g

生甘草 12g

7 剂，水煎服，每日 1 剂，早晚分服。

二诊（2012 年 4 月 15 日）：服药 7 剂后睡眠有改善，入睡仍慢，睡眠不实，易惊醒。自汗、盗汗减轻，大便不成形，纳差，口干，夜半咽干。舌脉同前。热象已减，阴虚仍重，药性寒凉，恐伤脾胃，去知母、钩藤、黄连、黄芩、黄柏均减为 9g，加麦冬、玉竹各 12g。

三诊（2012 年 4 月 22 日）：再服药 7 剂后，睡眠进一步改善，睡眠时间 5

小时左右，入睡加快，晨起仍感口干，自汗盗汗缓解。胃纳尚可，大便不成形。前方去麻黄根、玉竹、石决明，炒枣仁加量至50g。

四诊（2012年5月9日）：睡眠已明显好转，基本恢复正常，纳差，大便不成形，口干减轻。舌质红，苔白滑，脉弦。热象减轻，睡眠好转，现症食少纳呆，腹胀便溏，脾虚之象明显。以参苓白术散加味善后。

心得体会

失眠，也称不寐，《景岳全书》曰："不寐症，虽病有不一，然惟知邪正二字，则尽之矣……其所以不安者，一由邪气之扰，一由营气之不足耳"。故辨失眠一病，重在判断有邪无邪。有邪者为实，多由肝火、胆火、痰火等致病。无邪者为虚，多属于心脾两虚、心胆气虚。本例失眠明显为有火之象，但其成因不同于前述之实火，属于肾阴不足，阴虚火旺而致失眠。

肾阴不足，不能上奉于心，水不济火，心阳独亢，热扰神明而不寐。此即《景岳全书》所载之"真阴精血之不足，阴阳不交，而神有不安其室"。本例治宜滋阴降火、养心安神，因其盗汗症状明显，故以当归六黄汤加味。方中黄芩、黄柏、黄连用量较大，再加知母，重在直折上亢之阴火，使热去而神安。炒枣仁、珍珠母、珍珠母等均属安神之品，针对主症，量大力专。石决明、钩藤、天麻、桑寄生取天麻钩藤汤之意，平肝潜阳，与当归六黄汤合用共奏清热安神之效。二诊以后，睡眠改善，盗汗等症明显减轻，大便偏稀，阴火已折大半，故黄芩、黄柏减量，以防其寒凉伤脾。

（沈 毅）

名医验案

异病同治，当归六黄汤治疗头痛

患者姓名：于某　性别：男　年龄：46岁

就诊时间：2009年4月21日。

主诉：头痛2年。

现病史：近2年来反复发作头部胀痛，两太阳穴明显。伴乏力盗汗，五心烦热，头晕耳鸣，胁肋胀满，项背僵硬，夜半咽干，腰酸膝软，睡眠不安。舌红苔白黄，中根苔厚，脉弦细滑，寸浮。

既往史：既往有高血压病史2年。

体格检查：血压170/100mmHg。

中医诊断：头痛。

中医辨证：肝肾阴虚，肝阳上亢，肝风上扰，肝火内燔。

西医诊断：高血压病。

治法：滋阴清热，潜阳息风。

方药：当归六黄汤加味。

生黄芪30g　生地黄20g　熟地黄20g　酒当归15g

川黄连9g　酒黄芩6g　炒黄柏6g　生鳖甲30g

左秦艽15g　大川芎12g　生石决40g　野菊花15g

夏枯草15g　生杜仲20g　全蝎3g　蜈蚣3条

炙甘草12g。

7剂，水煎服，每日1剂，早晚分服。

二诊（2009年4月28日）：服药7剂后头痛、盗汗大减，头晕、耳鸣、胸胁胀满等症减轻，睡眠有改善，血压140/80mmHg。前方加麻黄根20g继服，增强收涩敛汗的作用。

三诊（2009年5月5日）：再服药7剂后，盗汗明显减轻，头痛、头晕等症缓解，睡眠继续改善，血压130/80mmHg，前方去麻黄根、川芎，加炒枣仁60g、柏子仁40g继服。

验案分析

头为诸阳之会，清阳所在，五脏六腑之精气皆上注于头，故脏腑经络之病变皆可影响头部，发为头痛病。头痛一症，亦有正虚、邪实之别。邪实者有三，或痰浊、或血瘀、或外邪；正虚者多因气、血、阴、阳亏虚。此例患者，素体阴虚，平素烦劳过度，而致肝肾阴虚，肝阳上亢，虚火内燔，循经上扰，发为头痛，属虚实夹杂、本虚标实之证。细察此证，在头痛、头晕、耳鸣等肝风上扰清窍的症状之外，尚有盗汗、夜半咽干、五心烦热、睡眠不实等症。阴虚火旺，劫烁津液，阴液不足则见口干。《素问·金匮真言论》中说："合夜至鸡鸣，天之阴，阴中之阴也"。此时阴气当盛而不盛，阳气无以为敛，迫津液外泄而出，则见盗汗；汗出则阴液愈亏，故咽干夜甚；虚热上扰心神，则睡眠不实，多梦易醒。

方中黄芪益气固表，卫阳充实则汗止；当归、熟地滋肾养血；生地滋阴清热，凉血；三黄苦寒坚阴，可泄三焦之火。本方滋阴药为生熟二地，此病人阴虚症状比较明显，单用二地嫌其滋阴之力不足，所以加秦艽、鳖甲，即秦艽鳖甲汤之意。其余生石决、野菊花诸药，取镇肝息风之义，滋阴潜阳，平息上扰之风。两方相合，一方降火、一方息风，结合张炳厚老师擅长的虫类药搜刮走剔，则阴火可降，内风可息，头痛可除。

张炳厚老师在治疗各类头痛时，特别强调血压的变化。不但要当时测量血压，还要详细询问既往血压高低以及近期血压的情况，尤其对于以往血压偏低的患者，即使现在血压正常，仍要按照血压增高看待。张炳厚老师强调，治疗头痛和治疗其他痛症一样，要以"通"为治则。张炳厚老师对"通"的理解尤其深刻，他认为气虚血亏头痛者，以补为通；气滞血瘀头痛者，以疏为通；肝阳上亢头痛者，以降为通；痰浊内阻头痛者，以祛痰为通。本例即是以降为通，潜降止痛的病例，所不同者，因其火旺为主，故以当归六黄汤为主方，清热育阴以治本。

（沈 毅 整理）

心法传承

患者姓名：田某　性别：女　年龄：40 岁

就诊时间：2015 年 10 月 21 日。

主诉：反复发作口疮 2 年。

现病史：近 2 年口腔反复发生溃疡，几乎每月发作，多在月经期前后。发于舌边、口唇内侧及两颊。位置不固定，数目少而分散，边缘清楚，有充血红晕、灼痛。身体其他部位无溃疡。伴有头晕目眩，自汗盗汗，五心烦热，口干咽燥，唇赤颧红。大便干，小便黄。舌红苔薄黄，脉弦细。

中医诊断：口疮。

中医辨证：阴虚火旺。

西医诊断：口腔溃疡。

治法：滋阴降火。

方药：当归六黄汤加味。

生黄芪 30g　生地黄 15g　熟地黄 15g　酒当归 15g

川黄连 9g　酒黄芩 9g　炒黄柏 9g　百药煎 6g

象牙屑 3g　青黛 15g　生甘草 15g　绿升麻 9g

飞滑石 12g

3 剂，水煎服，每日 1 剂，早晚分服。

二诊（2015 年 10 月 24 日）：服药 3 剂，口疮愈合，不痛。自汗盗汗减少，仍觉口干，大便成形。月经来潮，量少色黯红，无腹痛。停药观察。

三诊（2015 年 11 月 15 日）：舌尖有小片溃疡，睡眠不实，盗汗，夜半咽干，手足心热。上方继服 5 剂，嘱经期不服药。

四诊（2015 年 11 月 22 日）：口疮愈合，月经正常。上方研细面为散剂，发作轻微外敷创面，以后多次因他病来诊，口疮鲜有发作。

心得体会

1. 口疮之心得

口为脾之窍，舌为心之苗。口主纳食，舌主味觉，两者经络相连，除与心脾相关之外，和肝肾等亦有关联。心开窍于舌，心脉通于舌上；脾开窍于口，脾络通于口；肾脉循喉咙连舌本；胃经循颊络齿龈，故脏腑偏胜皆可引起口舌之病，其中以口疮最为常见。口疮病机在火，主要有虚实之分，实火起病急，病程短；虚火反复发作，病势缠绵难愈。

本证口疮反复日久，与经期相关，是为阴血不足，亦属阴虚。阴虚火旺，虚火上炎，循经上犯，反复发作口疮，迁延不愈。五心烦热，口干咽燥，唇赤颧红，也是阴虚内热之象。本例以当归六黄汤养阴清热，百药煎兼具清热与收敛疮口之效，象牙屑生肌敛疮，青黛泻肝火，升麻升散热毒，生甘草调和诸药，清热解毒。诸药合用，心肝脾肾诸脏腑之热，从上中下三路消解，起效甚速。

2. 当归六黄汤之心得

当归六黄汤出自李东垣《兰室密藏》自汗门，组方简单，便于记忆。原方由当归、生地黄、熟地黄、黄柏、黄芩、黄连、黄芪等七味药组成，其中当归等六味用量相等，黄芪用量加倍。本方原本为治疗汗证而立，原书称之为"治盗汗之圣药"，为后世医家王肯堂、李中梓、徐灵胎等所推崇。张景岳也说："阳证自汗或盗汗者，但察其脉证有火，或夜热烦渴，或便热喜冷之类，皆阳盛阴虚也，宜当归六黄汤为第一。"至今，该方仍广泛应用于临床，治疗各种原因引起的汗症。

方中黄芪补肺气，黄芩清肺热；熟地滋肾阴，黄柏泄肾火；当归补心血，黄连清心火；生地甘寒养阴，苦寒泄热，能除骨蒸劳热。三黄配二地，苦泄而不伤阴；二地配归芪，滋阴而不滋腻；黄芪配三黄，补中寓清，清补并行。其中黄芪加倍，最具深意，一则益气固表，治卫阳之不足，一则收摄阴液，固未定之阴。当归六黄汤寒温并用，三补三泻，肺、肾、心三脏同治，上、中、下三焦并举，组方缜密巧妙。气与血、阴与阳、寒与温、补与清、虚与实几对矛盾于一方之中得以协调，诸药合用，共奏滋阴泻火、固表止汗之效。

本方在方剂分类、方解上素有争论。《医方集解》等以其固表止汗，将其归入收涩剂。现代各版《方剂学》教材根据其滋阴泻火的功效，而将其归入清热剂。通过张炳厚老师的讲解，我体会本方以育阴清热为本，敛汗止汗为标。全方药味有七，而无一专事止汗之药。原方当归、二地、三黄用量相等，生芪加倍，总体来说性质偏凉。故李中梓又说："六黄汤唯火实气强者宜之"。所以笔者认为，当归六黄汤全方无泻火之名而有清热之实，无收涩之药而有止汗之功，故归入清热剂更为合理。

各版方剂教材大多回避了本方君药的问题。有人认为，本方为清热剂，君药当为清热之三黄。有人认为本方养阴清热，为立方之法，应该以二地黄为君。有人认为生黄芪益气固表，治卫阳之不足，收摄阴液，固未定之阴。黄芪起到统摄诸药的作用，在诸药之中，无论三黄、二地还是当归，都可随证加减舍去，唯生黄芪不可或缺。我认为第三种意见最能体现李东垣立方之意，该方以生黄芪为君药。

张炳厚老师在临床中经常应用本方，并不拘泥于古人的剂量，而是在具体的辨证中进行加减，根据正气的盛衰、阴火的强弱、体质的寒热调整各味中药的用量。正虚卫表不固者重用黄芪，营血不足者加大当归、二地的用量，阴虚火旺者三黄的用量增加。如果患者脾胃虚弱，大便偏溏，则轻用黄芩、黄柏，而黄连不减以厚肠胃。老师在临床中运用本方治疗多种顽疾，扩大了本方的应用范围。

（沈 毅）

名医验案

攻补兼施，黄土汤古方新用

患者姓名：吴某　性别：女　年龄：54 岁

就诊时间：2011 年 7 月 8 日。

主诉：血尿、乏力伴眼睑浮肿 2 年。

现病史：患者 2 年前感冒后出现乏力、眼睑浮肿，当时未做进一步检查，以后逐渐出现面色萎黄，食少纳呆，腹胀便溏，睡眠不实，多梦易醒，反复感冒、外感后常伴咽喉肿痛，小便粉红，头晕目眩，心慌气短等症状。来诊时诉腰痛，晨起重，腰背畏风，夜尿增多，畏寒，手足不温，喜欢热饮，口苦口粘，头晕目眩，心悸气短，动则喘乏，尿量正常，大便成形。舌苔薄白，脉沉细。

既往史：高脂血症。

辅助检查：BP：150/100mmHg；尿常规：尿蛋白（＋），潜血（＋＋）。

中医诊断：①浮肿；②血尿。

中医辨证：脾肾阳虚，气不统血。

西医诊断：慢性肾炎。

治法：益气统血，温阳利尿。

方药：黄土汤加减。

生黄芪 30g　潞党参 20g　真阿胶 15g（烊化）　黄芩炭 10g

炒白术 20g　云茯苓 20g　熟地黄 20g　茜草根 15g

淮山药 20g　石韦 40g　土茯苓 20g　土大黄 15g

酒当归 30g　熟附片 6g　伏龙肝 40g（煎汤代水，煎药口服）

7 剂，水煎服，每日 1 剂，早晚分服。

二诊（2011 年 7 月 15 日）：1 周后乏力、眼睑浮肿、尿频、腰痛、畏寒等减轻。仍感乏力，四肢酸懒，少动懒言，头晕头沉，纳食不馨，大便偏稀。上方加炙麻黄 10g、桑白皮 20g，生黄芪加到 40g，以益气升阳，利水消肿。

三诊（2011 年 7 月 22 日）：乏力、眼睑浮肿进一步减轻，仍畏寒，时感头晕、疲倦。尿潜血（＋）。上方去茯苓、茜草，加古香墨 6g、建泽泻 30g。

以后复诊五次，诸症明显减轻，仍有口干，呃逆，进食量增加，二便调，尿潜血（±）～（＋），予龟地汤加减善后。

验案分析

慢性肾炎属于中医内科浮肿、尿血范畴，常辨为下焦湿热、肾阴虚火旺、肾虚不固、脾不统血等证，主要以益气养阴、清利下焦、凉血止血等治疗。本例患者久病尿血，面色不华，体倦乏力，食少纳呆，腹胀畏寒，手足不温，心悸气短，动则喘乏，舌苔薄白，脉沉细，一派脾阳不足，气虚血亏之象。既往月经量少，乃血虚经血无源之故也。脾气亏虚，统摄无力，血不归经，从小便而下，发为尿血。张炳厚老师抓住其主要症状，即畏寒喘乏而伴尿血，准确辨证为脾肾阳虚、气不摄血，治以黄土汤温中健脾、益气统血。方中灶心土（伏龙肝）温中止血为君；术、附健脾气、温脾阳，助君药统摄之力为臣药；生地、阿胶、黄芩滋阴、养血、清热、凉血，以其甘润苦寒制灶心土、附子、白术之温燥；气虚则阳陷，加生黄芪 30g 益气升阳举陷。复诊时诸症减轻，加麻黄、桑白皮，生芪加量，以益气、宣肺、利水。三诊加古香墨 6g 加强止血之力。京墨一味为张炳厚老师治疗血尿常用加减之一，《医林纂要》说："（墨）泻心清肺，去妄热，止妄血，下气归肾"。《济阴纲目》有京墨丸，即用单味京墨为丸治疗吐血、衄血等症。

黄土汤见于《金匮要略·惊悸吐衄下血胸满瘀血病脉证治》，主治下血之远血。"先便后血，此远血也，黄土汤主之"。远血病机是中气虚寒，不能统摄，血渗于下。唐容川在《血证论》中称该方："方用灶土、草、术健补脾土，以为摄血之本；气陷则阳陷，故用附子以振其阳；血伤则阴虚火动，故用黄芩以清火；而阿胶、熟地又滋其既虚之血。合计此方，乃滋补气血，而兼用清之品以和之，为下血崩中之总方。"

黄土汤以灶心黄土为君药，诸多方剂中以灶心土为君者仅此一方。灶心土又名伏龙肝，辛苦甘温，归脾、胃二经，有温中止血之功。传统中药中长于温中止血，治疗虚寒性出血者为数不多，伏龙肝是其代表。《本草汇言》说："藏而不出曰伏，隐而不见曰龙，藏血而收摄吾身之纳气曰肝，故命名曰伏龙肝也。深得积年火气而成，性燥而平，气温而和，甘味而敛，以藏为用者也，故善主血之所藏。"

黄土汤不仅能治下血，亦治崩中、吐血、带下等属虚寒证者，正如《本草便读》所述："伏龙肝……功专入脾胃，有扶阳退阴散结除邪之意。凡诸血病，由脾胃阳虚而不能统摄者，皆可用之，《金匮》黄土汤即此意"。所以临床上凡病机属于脾不统血之血症，无论下血、尿血、崩中、肌衄，均可应用，而不必拘泥于远血近血。但用其治肾病尿血，历代少有记载。将治疗便血的方药应用于血尿（肾炎、IgA 肾病等），肾病从脾胃论治，是张炳厚老师独创之举，反映张炳厚老师的临床思维之活跃，谴方用药之奇特，触类旁通，不拘一格，既丰富了肾病的治疗手段，又扩大了方剂的应用范围。

（沈 毅 整理）

心法传承

患者姓名：钱某　性别：女　年龄：47 岁

就诊时间：2015 年 10 月 8 日。

主诉：反复血尿、尿急尿痛 3 年。

现病史：患者 3 年前旅游时出现肉眼血尿，伴尿频、尿急、尿道灼痛，当时查尿常规见红、白细胞，在当地医院诊断为泌尿系感染，抗感染治疗后症状好转，未做复查。以后经常在劳累、房事后出现尿频、尿急、尿痛等症，反复应用抗生素治疗，病情多能在几天后减轻，但易复发，伴心慌气短、乏力畏寒、大便溏稀，甚至下肢浮肿、小便混浊。平素月经量多，白带色黄，外阴瘙痒。舌苔薄白，中根滑腻，脉沉。

既往史：糖尿病 3 年。

辅助检查：BP：120/70mmHg，尿常规：潜血（＋＋＋），白细胞次满视野。

中医诊断：血淋。

中医辨证：脾肾阳虚。

西医诊断：泌尿系感染。

治法：温肾止血，利湿通淋。

方药：黄土汤合八正散。

熟地黄 30g　生地黄 15g　阿胶珠 15g　炒黄芩 10g

炒白术 15g　云茯苓 30g　甘草梢 15g　海金沙 15g

瞿麦 15g　萹蓄 15g　灯芯草 10g　六一散 15g（包煎）

伏龙肝 40g（煎汤代水，煎药口服）

7 剂，水煎服，每日 1 剂，早晚分服。

二诊（2015 年 10 月 18 日）：血尿、尿频减轻，尿痛缓解。腹胀，纳差，大便溏。仍觉尿频，咳嗽或大笑时有遗尿。因月经来潮，未查尿常规。前方去海金沙、六一散，加益智仁 15g、台乌药 12g、升麻 3g、生黄芪 30g。

三诊（2015 年 10 月 25 日）：尿频、尿急等缓解，小便颜色正常，大便正常；仍畏寒，纳差，睡眠不实，小腹胀，矢气多。

以后多次复诊，以肾气丸、缩泉丸为主治疗，查尿常规正常，未发作尿频或血尿。

心得体会

张炳厚老师经常说，中医治病是用方，而不是若干中药的罗列、堆砌。只有在充分采集四诊所见、准确辨证的基础上，才能选择最合适的方剂。这要求中医大夫不仅要掌握大量的方剂，还要具备准确辨证的能力。

血淋是临床常见病，尿频、尿急、尿痛为主证，因其常伴尿路出血，故称之为血淋，和热淋的病机相近，常见于急性膀胱炎、尿道炎、尿道综合征等疾病，治疗这一类病证的代表方剂是小蓟饮子、八正散之类的清热利湿通淋剂，确实能够解决大部分临床病例。但是，一名合格的中医大夫不能看到泌尿系感染就开八正散、小蓟饮子或者清热利湿的中成药。

本证为中年女性，有糖尿病史，平素月经过多，又伴随乏力畏寒，腹胀便溏等症，结合舌脉，属于气血两虚、脾肾不足之体。这种体质的患者，即便同时有湿热下注之实证，在治疗上也要照顾其虚寒的体质，所以，受到张炳厚老师的启发，用黄土汤合八正散治疗本例，取得良效。一诊中清热利湿药用量还是偏大，所以患者大便偏稀，腹胀纳差，遗尿；去六一散、海金沙，加缩泉丸固摄膀胱，升麻、生黄芪升阳，二诊疗效即显。而患者仍有小腹坠胀、矢气频频，仍是虚寒之体，故中病即止，以温肾固涩之品善后。

（沈 毅）

名医验案

双补地龟汤治疗肾阴阳两虚证 IgA 肾病

患者姓名：刘某　性别：男　年龄：56 岁

就诊时间：2014 年 7 月 18 日。

主诉：眼睑、双下肢浮肿反复发作 1 年，再发加重 1 个月。

现病史：患者 1 年前开始出现眼睑、双下肢浮肿，当时未予重视，1 个月前感冒后再次出现眼睑、双下肢浮肿，伴尿频、尿热，到当地医院检查，发现血肌酐、尿素氮升高，尿蛋白、尿潜血阳性，经肾穿刺活检诊断为"IgA 肾病"，建议激素治疗，患者拒绝激素治疗，遂来我院寻求中医药治疗。现症见眼睑、双下肢浮肿，时有腰酸，乏力，咽干，手心热，足底发凉，偶有头晕目眩，活动量大则出现心悸气短，素喜温饮，无胃胀胃痛，大便头干，1～2 日一行，夜尿频，尿有泡沫，无尿热、尿痛。舌质淡红，苔薄白，脉沉细。

体格检查：BP：140/90mmHg；心肺听诊无异常；腹软，无压痛及反跳痛，肠鸣音正常。

辅助检查：2014 年 6 月 5 日查：血 Cr：148μmol/L↑（参考值 53 ~ 115μmol/L）；BUN：8.2mmol/L↑（参考值 3 ~ 7mmol/L）；UA：465μmol/L↑（参考值 155 ~ 420μmol/L）；尿蛋白（＋＋＋），尿潜血（＋＋）；24 小时尿蛋白定量 3.87g。

中医诊断：①水肿；②尿浊。

中医辨证：肾阴阳两虚，重责于阴，膀胱气化失常。

西医诊断：①IgA 肾病；②慢性肾功能不全。

治法：补肾阴，温阳利尿。

方药：双补地龟汤加减。

大熟地 30g　大生地 20g　败龟板 30g（先煎）　　石韦 50g

建泽泻 30g　生黄芪 30g　全当归 15g　菟丝子 30g

覆盆子 40g　土茯苓 50g　土大黄 30g　酒黄芩 10g

大青山灵芝 6g　茜草根 30g　鬼箭羽 30g　粉丹皮 30g

茯苓皮 30g　云茯苓 30g　炙甘草 15g

7 剂，水煎服，每日 1 剂，早晚分服。

二诊（2014 年 7 月 25 日）：患者眼睑、双下肢浮肿减轻，腰酸、乏力、夜尿频好转，咽干、手心热减轻，大便干好转，每日一行，仍觉足底发凉。24 小时尿量约 1500ml。舌质淡红，苔薄白，脉沉细。治疗以前方减粉丹皮、全当归，加熟附片 6g、肉桂 10g，7 剂，水煎服，每日 1 剂，早晚分服。

三诊（2014 年 8 月 1 日）：患者眼睑、双下肢浮肿明显减轻，腰酸、乏力好转，咽干、手心热缓解，足底发凉减轻，夜尿 1 ~ 2 次，大便正常。近来食欲稍差，偶有胃胀。24 小时尿量约 2100ml。舌质淡红，苔白，脉沉细。2014 年 7 月 30 日复查尿常规示：尿蛋白（＋＋），尿潜血（＋）。治疗以二诊方去酒黄芩、建泽泻，加广藿香 12g、焦三仙 30g，14 剂，水煎服，每日 1 剂，早晚分服。

此后患者水肿逐渐减轻，其余兼症均日益好转，继续在前方基础上随症加减治疗，服药 4 月余，患者水肿消失，复查肾功能指标血肌酐、尿素氮、尿酸均降至正常，尿蛋白、尿潜血阴性，继续隔日服药 1 剂以巩固疗效。

随访：2015 年 5 月电话随访，患者诉近半年来坚持隔 2 日服汤药 1 剂，每 1 个半月复查肾功能、尿常规 1 次，结果提示肾功能指标正常，尿蛋白、尿潜血阴性，眼睑、双下肢无明显水肿，病情控制稳定。

验案分析

IgA 肾病是肾小球系膜区以 IgA 沉积为主的原发性肾小球疾病。其临床表现以血尿为主，部分患者起病前可有感染（如呼吸道、消化道感染等），常在感染 1~3 天后出现易反复发作的肉眼血尿，持续数小时至数天后可转为镜下血尿，可伴有腹痛，腰痛，肌肉痛或低热。部分患者无症状，仅在体检时发现尿异常，为无症状性蛋白尿和（或）镜下血尿。少数患者有持续性肉眼血尿和不同程度蛋白尿，可伴有水肿和高血压。IgA 肾病的临床症状、体征无特异性，血尿、水肿等症状体征可见于多种肾小球疾病，西医诊断需肾穿刺活检方可确诊，中医根据其临床表现可诊断为"尿血""尿浊""水肿""腰痛"等。但对于无症状性蛋白尿和（或）镜下血尿，中医辨证有一定的困难，这时问诊需格外详细、全面，才能准确辨证，只有辨证准确，才能正确遣方用药，取得良好疗效。本病为最常见的肾小球疾病，迁延难愈，是终末期肾脏病重要的病因之一，中西医治疗均十分棘手。

张炳厚老师认为 IgA 肾病属慢性肾脏病，其病程长，缠绵难愈，多为本虚标实之证。本虚指脏腑亏虚，以脾肾亏虚，尤其是肾虚为主；标实指湿、热、浊、毒、瘀血等病理产物在体内堆积，损伤肾络，亦包括外感风寒湿热邪气诱发或加重肾络损伤。肾为元阴元阳之所居，肾藏精，主开阖，为封藏之本。肾络受损，肾失封藏，肾关不固，开阖失常，则精气下泄，血溢脉外，随尿而下则形成蛋白尿、血尿。治疗时应在补肾、补脾的基础上，还要根据兼证情况配合清热利湿、利尿消肿、活血化瘀、祛风散邪等法。由此可见，张炳厚老师对本病的治疗重视补法、清法、消法并用，强调标本兼顾，方能奏效。慢性肾脏病病程日久，可继发肾性贫血及肾性高血压，此时应重视补血之法，重用当归、阿胶等补血之品，并合理应用降压药，维持血压稳定在安全范围，减少对肾脏的损伤。

地龟汤类方是张炳厚老师治疗各类慢性肾脏病的经验方，基础方组成为熟地、龟板、黄芪、当归、泽泻。方中熟地补肾阴，生肾血，为治肾病的主要之药；龟板补肾阴，敛虚火潜阳，补火以滋阴；当归补血活血，为血病常用之要药，也是血中之气药，基础方中常用全当归，既能补血又能活血，彻上彻下，可攻可补，亦为臣药；黄芪益气生阳，扶阳行阳以实表，为佐使药；泽泻利水道、清湿热而能补肾，为佐药。以上基础方专能补肾，治疗各类肾脏病之共性，临证根据患者具体情况加减用药化裁出多个地龟汤类方，治疗其个性。对于本例IgA肾病，张炳厚老师治疗上重用熟地、龟板、菟丝子、覆盆子等补肾阴肾阳之品，补肾力强，阴阳双补，故名双补地龟汤。对于阳虚甚者，酌加熟附子、肉桂。附子辛热，其性走而不守，能通行十二经，凡阳气不足之证均可用之，尤能补益肾阳；肉桂引火归元，配附子助阳，补命门之火，振奋肾之阳气。土茯苓、土大黄清热解毒利湿，为张炳厚老师降尿蛋白、血肌酐的经验药对。菟丝子补肾阳、益肾精，平补肾之阴阳，覆盆子补益肝肾、收涩固精，张老师常以两药合用，加强降尿蛋白之功。水肿甚者，张炳厚老师常重用茯苓皮、块，一般常用30~60g，茯苓最大量可用至120g。对于尿潜血，张炳厚老师常根据辨证选用凉血止血、收敛止血、温阳止血之品，如茜草根、血余炭、乌贼骨、灶心土等。另外，鬼箭羽是张炳厚老师治疗尿潜血的经验用药，其活血化瘀，使陈血去，新血生，血可归经，活血止血，通因通用，相反相成，经临床验证，疗效甚佳。IgA肾病属于肾脏免疫性疾病，故张炳厚老师亦常用大青山灵芝调节免疫功能，扶正补虚，对预防感冒等诱因亦有一定作用。

（钟柳娜　整理）

心法传承

患者姓名：雷某　性别：女　年龄：46岁

主诉：眼睑、双下肢浮肿反复发作3年。

现病史：患者3年来眼睑、双下肢浮肿反复发作，曾查尿蛋白、尿潜血阳性，经外院肾穿刺活检诊断为"IgA肾病"，未系统治疗。现症见：眼睑、双下肢水肿，腰部酸痛发凉，手足不温，全身乏力，喜温饮，无胃胀、胃痛，有夜半咽干，大便溏，每日行 2～3 次，尿有泡沫，无肉眼血尿，曾有尿频、尿热，无尿痛。B 超示：左肾囊肿。抽血查肾功能指标正常。血压高，服药控制在 130/85mmHg 左右。近期尿常规示：尿蛋白（＋＋），潜血（＋＋）。舌质红，苔薄白，根微腻，脉沉细。

中医诊断：①水肿；②尿浊。

中医辨证：肾阴阳两虚，重责于阳，膀胱气化失常。

西医诊断：①IgA 肾病；②左肾囊肿。

治法：滋补肾阴，温阳利尿，软坚散结。

方药：双补地龟汤合消瘰丸加减。

熟地 30g　龟板 20g（先煎）　石韦 30g　泽泻 20g

生黄芪 50g　熟附片 10g　肉桂 6g　菟丝子 30g

覆盆子 30g　炒白术 30g　茜草 30g　玄参 15g

生牡蛎 20g　浙贝母 10g　大青山灵芝 6g　炙甘草 15g

7 剂，水煎服，每日 1 剂，早晚分服。

二诊：患者眼睑、双下肢浮肿明显减轻，24 小时尿量大于 2000ml，腰酸痛、腰凉、手足凉均减轻，大便溏好转，仍夜半咽干，偶目干涩。舌质红，苔薄白，脉弦细。治疗在前方基础上加麦冬、石斛各 20g，7 剂，水煎服。此后宗前法随症调整用药，水肿甚时加茯苓皮、块（重用 30～80g），尿热时加淡竹叶、飞滑石，气虚时加党参，腰酸腰痛重时加续断、杜仲，足跟痛加桑寄生（重用 30～50g），诸如种种。经上述治疗 5 个月余，患者腰痛、乏力、水肿等临床症状、体征消失，复查尿常规正常，复查 B 超提示左肾囊肿较前减小，病情控制良好。

心得体会

《景岳全书·肿胀》云："凡水肿等证，乃肺脾肾三脏相干之病。盖水为至阴，故其本在肾；水化于气，故其标在肺；水唯畏土，故其制在脾。今肺虚则气不化精而化水，脾虚则土不制水而反克，肾虚则水无所主而妄行。"《素问·灵兰秘典论》云："膀胱者，州都之官，津液藏焉，气化则能出矣"。人体水液的运行，有赖于气的推动，即有赖于脾气的升化转输，肺气的宣降通调，心气的推动，肾气的蒸化开合。这些脏腑功能正常，则三焦发挥决渎作

101

用，膀胱气化畅行，小便通利，可维持正常的水液代谢。反之，若因外感风寒湿热之邪，水湿浸渍，疮毒浸淫，饮食劳倦，久病体虚等导致上述脏腑功能失调，三焦决渎失司，膀胱气化不利，体内水液潴留，泛滥肌肤，即可发为水肿。其中又以肾的蒸化开合、膀胱的气化功能对水液的代谢最为关键。肾虚肾关不固，肾络受损，则又可见尿血（包括尿潜血阳性、镜下血尿）、尿浊（蛋白尿）。

本例患者经肾穿刺活检可确诊为"IgA肾病"，根据临床表现中医诊为"水肿""尿浊"，四诊合参，辨证为肾阴阳两虚，重责于阳，膀胱气化失常。治疗以地龟汤为基础，加熟附片、肉桂、菟丝子温补肾阳；覆盆子益肾固精；炒白术、炙甘草健脾益气；茜草凉血化瘀止血；大青山灵芝扶正补虚，调节免疫。因患者合并有肾囊肿，故加消瘰丸（玄参、生牡蛎、浙贝母）软坚散结。此后宗前法随症加减，通过以上治疗，患者症状体征逐渐消失，尿蛋白、尿潜血亦转阴性，复查B超提示肾囊肿较前减小，取得良好疗效。

肾囊肿亦是临床常见的肾脏原发性疾病，有可能影响到肾脏功能，引起尿蛋白、尿潜血，甚至可导致高血压、肾功能不全等并发症的发生，因此对于IgA肾病等慢性肾小球肾炎合并有肾囊肿者，应配合软坚散结消癥之法，控制肾囊肿的发展，对于延缓慢性肾小球肾炎发展，保护肾功能也具有重大的意义。

（钟柳娜）

名医验案

当归拈痛汤加减治疗痛风性关节炎

患者姓名：杨某　性别：男　年龄：52岁

就诊时间：2013年10月25日。

主诉：右侧踝关节红、肿、热、痛反复发作3年余，再发加重1周。

现病史：患者 3 年来右侧踝关节红、肿、热、痛反复发作，1 周前因大量饮啤酒又出现右侧踝关节红、肿、热、痛，局部按之痛甚，平素劳累则腰酸痛，手心热，晨起口苦，大便不成形，每日一行，无尿频、尿痛。外院查血尿酸增高，诊为"痛风"。舌质红，苔白，根微厚，脉弦细滑。

个人史：平素嗜啤酒。

体格检查：BP：120/70mmHg。心肺听诊无异常。腹软，无压痛及反跳痛，肠鸣音正常。

辅助检查：：2013 年 9 月 12 日查：血 Cr：104μmol/L（参考值 53 ~ 115μmol/L）；BUN：6.9mmol/L（参考值 3 ~ 7mmol/L）；UA：527μmol/L↑（参考值 155 ~ 420μmol/L）；尿常规（－）。

中医诊断：痹证。

中医辨证：风湿热痹，经络不通。

西医诊断：痛风性关节炎。

治法：和血祛风，清热利湿通痹。

方药：当归拈痛汤加减。

全当归 25g　青防风 10g　川羌活 10g　绿升麻 6g

木猪苓 20g　建泽泻 30g　嫩茵陈 15g　粉葛根 15g

苍术 10g　白术 10g　苦参 20g　肥知母 20g

酒黄芩 10g　青风藤 20g　海风藤 20g　净地龙 15g

炙甘草 15g

7 剂，水煎服，每日 1 剂，早晚分服。

二诊（2013 年 11 月 1 日）：患者右侧踝关节红、肿、热、痛较前减轻，口苦、手心热好转，大便仍不成形，每日行 1 ~ 2 次。舌苔白，脉弦细。处方调整为：全当归 25g、青防风 10g、川羌活 10g、绿升麻 6g、木猪苓 20g、建泽泻 30g、嫩茵陈 15g、粉葛根 15g、苍术 10g、土炒白术 30g、苦参 20g、炙甘草 15g、土茯苓 30g、土大黄 20g、络石藤 20g、血竭粉（包煎）6g，7 剂，水煎服，每日 1 剂，早晚分服。

三诊（2013 年 11 月 8 日）：患者右侧踝关节红、肿、热、痛明显减轻，口苦、手心热缓解，大便已成形，每日行 1 次。舌苔白，脉弦细。治疗在二诊方基础上减茵陈、葛根，加制乳没 10g，7 剂，水煎服，每日 1 剂，早晚分服。

此后患者症状日益减轻，宗前法随症加减用药，经治 2 个月余，患者右踝关节红肿、热、痛消失，余无不适，复查血尿酸正常。

随访：2015 年 1 月患者因胃痛再次来我院就诊，问及痛风旧疾，其诉啤酒已戒断，痛风自上次治愈后已近 1 年未再发作。

验案分析

痛风是一种由于嘌呤生物合成代谢增加，尿酸产生过多或因尿酸排泄不良而致血中尿酸升高，尿酸盐结晶沉积在关节滑膜、滑囊、软骨及其他组织中引起的反复发作性炎性疾病。其中痛风性关节炎最为常见。痛风性关节炎好发于肢体远端关节，以足趾、跖趾关节最为常见，亦可发于踝、膝、腕、指、肘关节，急性发作时受累关节出现红、肿、热、痛及功能障碍，结合血尿酸明显升高可诊断。本病与高尿酸血症相关，其病因和发病机制尚不明确，与高嘌呤饮食及代谢功能障碍有关，具有反复发作的特点，彻底根治较为困难，除药物治疗外，还应避免摄入高嘌呤食物，减少复发。根据其急性发病期的临床症状，中医诊断可为风湿热痹，治疗以祛风利湿清热，通络止痛为主；在缓解期可根据个人体质及平素症状，辨证用药，扶正固本，以防复发。

痛风性关节炎属于中医"痹证"范畴。张炳厚老师认为痹证多因人体正气先虚，营卫不调，经络空虚，风、寒、湿、热乘虚侵入人体而致。痹证大体可分为热痹和寒痹，其中又可夹风、夹湿。治痹证首先要辨寒热、分病位，重视调气和血。对于痛风性关节炎，张炳厚老师认为湿热浊毒内蕴，阻滞气机，瘀血内生，流注关节，阻滞筋脉骨节是其急性发作的主要原因。同时，湿热浊毒这些病理产物又是痛风性关节炎反复发作的根源，治疗上应病证结合，分期论治。在急性发作期，以和血祛风、清热利湿通痹为法，缓解期则根据个人体质及平素症状辨证调理，以防复发。

当归拈痛汤是张炳厚老师治疗痛风性关节炎急性发作期的基础方。《医方集解·利湿之剂》曰："此足太阳、阳明药也。原文曰羌活透关节，防风散风湿为君。升、葛味薄引而上行，苦以发之；白术甘温和平，苍术辛温雄壮，健脾燥湿为臣。湿热相合，肢节烦痛，苦参、黄芩、知母、茵陈，苦寒以泄之，酒炒以为用；血壅不流则为痛，当归辛温以散之；人参、甘草甘温补养正气，使苦寒不伤脾胃；治湿不利小便，非其治也，猪苓、泽泻甘淡咸平，导其留饮为佐。上下分消其湿，使壅滞得宣通也。"

土茯苓、络石藤是张老师治疗痛风（包括高尿酸血症）的经验用药，也是必用之药。土茯苓清热利湿解毒，络石藤祛风通络、凉血消肿，经临床实践证明，方中加入此二味药，无论是在改善临床症状还是降低血尿酸指标方面，均能极大增强疗效。肿痛较甚者，可用乳香、没药、血竭粉等活血定痛，散结消肿。张炳厚老师用血竭粉必嘱以布将其包煎，可避免其冲服难以吸收且对消化道刺激的弊病，而且与群药同煎亦可大大增强其疗效。对于病久瘀重痛甚者，张炳厚老师也常选用水蛭、地龙、全蝎、蜈蚣等虫蚁药。张老师强调在运用虫蚁药，尤其是有毒性的虫蚁药时，药量应慎重，根据病情轻重，用量该轻则轻，该重则重，必须权衡利弊，使其能迅速祛病而又不伤正气，中病即止。

（钟柳娜　整理）

心法传承

患者姓名：窦某　性别：男　年龄：65 岁

主诉：左侧第 1 跖趾关节红、肿、热、痛反复发作 2 年余，再发加重半个月。

现病史：患者 2 年多来反复出现左侧第 1 跖趾关节红、肿、热、痛，曾到医院检查发现血尿酸升高，诊为"痛风"，用苯溴马隆、别嘌呤醇治疗，症状得到控制。半个月前大量食海鲜后出现左侧第 1 跖趾关节红、肿、热、痛，影响行走，因惧怕西药之副作用，遂来寻求中医治疗。刻下症：左侧第 1 跖趾关节红、肿、热、痛，局部拒按，左侧踝关节轻度水肿，时有腰酸，双下肢发沉，大便黏滞不爽，每日行 2~3 次，偶尿热，无尿痛。舌质红，苔白，脉弦细。近期血尿酸指标为 508μmol/L（参考值 149~416μmol/L）。

中医诊断：痹证。

中医辨证：风湿热痹，经络不通。

西医诊断：痛风性关节炎。

治法：和血祛风，清热除湿蠲痹。

方药：当归拈痛汤加减。

当归 20g　防风 10g　羌活 10g　升麻 6g

猪苓 20g　茯苓 20g　泽泻 15g　茵陈 15g

葛根 15g　苍术 15g　白术 15g　苦参 15g

土茯苓 20g　络石藤 20g　血竭粉 6g（包煎）　　炙甘草 12g

7 剂，水煎服，每日 1 剂，早晚分服。

复诊：患者照方服药 10 余日，左侧跖趾关节红、肿、热、痛明显减轻，左侧踝关节水肿减轻，腰酸、双下肢发沉稍减，大便黏滞不爽好转，时有尿热。舌质红，苔白微腻，脉沉弦细。治疗以前方减升麻、葛根，加怀牛膝 20g、飞滑石 30g，7 剂，水煎服，每日 1 剂，早晚分服。此后根据症状及病情变化，酌情加减用药，经治 3 个月余，患者诸症消失，复查血尿酸指标降至正常范围，嘱其严格控制饮食，避免摄入高嘌呤食物（如动物内脏、海鲜、豆制品、啤酒等），以防复发。

心得体会

痛风性关节炎属于中医"痹证"范畴。古代医家很早就对"痹证"做了详细的观察和探讨，如《素问·痹论篇》云："所谓痹者，各以其时，重感于风寒湿之气也。"《医宗必读·痹》对痹证的治疗原则概括全面，提出除分清主次，适当采用祛风、除湿、散寒外，行痹应参以补血，痛痹参以补火，着痹应参以补脾补气。

本例患者有进食高嘌呤食物（海鲜）的诱因，结合血尿酸增高，西医诊断为"痛风性关节炎"，中医诊断为"痹证"，证属风湿热痹，治以当归拈痛汤加减和血祛风、清热除湿蠲痹。当归拈痛汤出自《医学启源》，原书"治湿热为病，肢节烦痛，肩背沉重，胸膈不利，遍身酸疼，下注于胫，肿痛不可忍。"临床上本方为治疗风湿热痹及湿热脚气属湿邪偏重之常用方。结合学习老师治疗痛风的经验用药，加土茯苓、络石藤清热利湿解毒、祛风通络止痛，血竭粉活血消肿定痛，取得了良好疗效。病位在下者，可加牛膝、独活引药下行，直达病所。

受张炳厚老师运用虫类药经验的影响，对于病程较长、反复发作的痛风性关节炎，笔者也常常选用水蛭、地龙、土鳖虫、全蝎等虫类药，增强破血逐瘀、通络止痛的作用，能大大提高临床疗效。久病入络，久病必瘀，瘀阻经络，经络不通，不通则痛，虫类药搜剔筋骨、追风定痛、活血破血通络，力专效宏，止痛效果良好，非一般植物药可比拟。正如唐容川在《本草问答》中所说："草本植物也，昆虫动物也，动物之功力尤甚于植物，以动物之性本能行，而又有攻性，则较之植物不能行者，其攻更有利也。"

对于痹证治疗，无论是风寒湿痹还是风湿热痹，张炳厚老师强调应在"和血法"的基础上，配以祛风、祛湿、清热、散寒之法。和血法涵盖补血、养血、活血、化瘀、通络等，当归拈痛汤中当归具有补血、活血、行瘀之功效，就是和血法用药的典型体现。老师中医理论知识雄厚，熟识方剂，临床用方灵活多样，擅用成方而又不拘泥于成方，根据临床具体情况，随证加减药味，增减药量，使证药合拍，大大增强疗效，这是特别值得我辈学习之处。

（钟柳娜）

名医验案

和血祛风三两三方治疗寒湿瘀阻型类风湿关节炎

患者姓名：刘某　性别：女　年龄：39 岁

就诊时间：2014 年 1 月 10 日。

主诉：双侧掌指关节、腕关节及膝关节疼痛肿胀 2 年，加重 3 个月。

现病史：患者 2 年前起开始出现上述关节疼痛肿胀，3 个月来关节疼痛肿胀程度加重，呈对称性，遇凉尤甚。上述关节晨僵明显，持续约 2 个小时，活动后及午后好转。素畏寒，四末不温，月经周期调，经行量少色黯，有少量血块。舌淡红，苔薄白，脉沉细。

个人史：既往常在湿冷环境下工作。

辅助检查：RF（＋）；ESR：47mm/h；CRP：13.7mg/L。

中医诊断：痹证。

中医辨证：寒湿瘀阻。

西医诊断：类风湿关节炎。

治法：和血祛风，温经通络。

方药：和血祛风三两三加减。

当归30g　生黄芪30g　川芎30g　忍冬藤30g

桂枝10g　白芍15g　穿山甲10g　三七粉3g（冲）

防风10g　熟附片10g（先煎）　制水蛭10g　炙麻黄10g

炒白芥子10g

14剂，水煎服，每日1剂，早晚分服。

二诊（2014年1月24日）：药后关节疼痛明显减轻，肿胀好转，手足凉改善。晨僵如前。苔薄白，脉沉细。上方加地龙12g、益母草15g、牛膝15g。继服14剂。

三诊（2014年2月7日）：关节肿胀感缓解，关节疼痛进一步减轻，现以双侧掌指关节疼痛为主，晨僵时间缩短至约50分钟。上方减炙麻黄、炒白芥子、熟附片，生黄芪加至60g，嘱有效长服。

随访：半年后随访，患者关节疼痛肿胀缓解，晨僵不明显。RF（－）；ESR：15mm/h；CRP：6.8mg/L。

验案分析

本案诊断并不困难，结合四诊及理化检查结果可确诊为典型的类风湿关节炎寒湿瘀阻证。然而类风湿关节炎属以侵蚀性关节炎为主要表现的全身性自身免疫病，原因不明，具有致畸致残性；寒湿瘀阻型类风湿关节炎病邪深入，发病机制复杂，病势缠绵难愈，故从中西医角度讲均属难治病证。

对于寒湿瘀阻型类风湿关节炎，医家多治以散寒、除湿、化瘀、温肾之法，而张炳厚老师有独到的见解，认为寒湿瘀阻型类风湿关节炎的病因病机为机体正气先虚，营卫不调，经络空虚，气血运行不畅，风、寒、湿邪乘虚而入，寒湿、贼风乃至瘀血互为交结，凝聚不散，终致经脉痹阻。其中，尤其强调"血虚"是寒湿瘀阻型类风湿关节炎发病的基础病因，认为"因虚致瘀，最终导致瘀血痹阻脉络"是病机的关键。

基于以上认识，张炳厚老师认为治疗时当以和血祛风，温经通络为法。其中除对"贼风""寒湿""瘀血"的针对性治疗予"祛风""温经""通络"外，"和血"的意义尤为重要，应引起医家的足够重视。

和血法非清、非补，属中医治病八法中和法的一部分。它与补血、凉血、活血、通络、化瘀等既有区别，又有联系；既独立存在，又融于各种理血法之中，涵义深远。秦伯未教授（乃张炳厚老师在北京中医学院读书时的老师）在其著作《谦斋医学讲稿》中曾讲到："我认为在和血的基础上行血，在行血的基础上逐瘀，这是一个原则。"所以和血法的核心为"若欲通之，必先充之"。此外，《金匮要略》提出"血虚风扰，风血相搏"的痹证病机，故在祛风的同时治以和血法又充分体现了"治风先治血，血行风自灭"的治风要旨。

张炳厚老师治疗寒湿瘀阻型类风湿关节炎所用的代表方剂为"和血祛风三两三方"。"三两三"是流传于民间的一类中药验方，由三味三两药物及一到两味三钱、三分或三厘的药物组成。相传其中三分或三厘的药物为汤方中的保密药，虽用量不大，但疗效要高出许多。"三两三"有多个代表方剂，"痹证三两三"即是其中之一，主治风寒湿痹。"和血祛风三两三方"是张炳厚老师根据临床经验在"痹证三两三"基础上所创制的。"和血祛风三两三方"较"痹证三两三"又增加了生黄芪、桂枝、白芍、防风4味药，具体方药组成为：当归30g，生黄芪30g，川芎30g，忍冬藤30g，白芍15g，桂枝10g，穿山甲10g，三七粉3g（冲），防风10g，全方合而共奏和血祛风，温经通络之功。

和血祛风三两三方中，当归甘温而润，辛香善走，既可补血又可行血，且能消肿止痛，《日华子本草》曰："当归治一切风、一切血，补一切劳"；生黄芪升阳通阳，走而不守，与当归配伍又可旺气生血，达到"补血、养血"的目的，二药共为君药。川芎为血中之气药，秉升散之气，通达气血，《本草求真》云："养血行血无如当归，行血散血无如川芎"，故当归与川芎合用"养血、活血、化瘀"；穿山甲性善行散，能活血化瘀、软坚散结、搜风通络、透达关窍；白芍和血脉，收阴气；桂枝解肌表风，温通经络，与白芍相配，一散一收，调和营卫，此四药共为臣药。且生黄芪、桂枝、白芍又恰为"血痹"主方"黄芪桂枝五物汤"的三味主药。忍冬藤通行经络，疏利关节，有通络之功，其药性甘寒，可使全方不温燥太过；三七即为"三两三"中所谓"秘不外传"之药，属既补血又活血的调血之品，祛瘀而不伤正，寓消瘀于补血；防风伍桂枝祛风散寒，加强祛邪之效，三药共为佐药。综观全方，是在"补血、养血"的基础上"活血、通络、化瘀"，几乎囊括了"和血法"的全部内涵。

本例患者既往常在湿冷环境下工作，久而正气受损，营卫失调，经络空虚，邪气乘虚而入，寒湿、贼风乃至瘀血交结凝聚，乘其肌肉筋骨之间，阻遏气血运行及津液代谢，故见诸关节疼痛肿胀，遇凉尤甚，并经行量少色黯，见有血块。结合舌脉，属典型的类风湿关节炎寒湿瘀阻证。

本案的施治还充分体现了张炳厚老师治疗痹证的其他用药特色：①虫蚁搜剔，首当其冲。虫蚁药善通经窜络，追风定痛，刮剔瘀血，治久痹顽痹尤不可缺。本案中穿山甲、制水蛭及二诊所加之地龙皆为此类，用之则化瘀通络之力倍增。②沉疴顽疾，巧用毒麻。张炳厚老师认为药性越强、越有剧毒者，对其适应证往往越有佳效。本患者久伤湿冷，用熟附片补火助阳即可起到此种"以偏纠偏"的作用。③引经报使，药达病所。张炳厚老师强调引经药须取用归经专注之品。本案中穿山甲通行十二经，忍冬藤亦善走经通络，两者皆能引药达病所，增强方药疗效。④对症治疗，立竿见影。本案初诊时方中所用炙麻黄、炒白芥子是张炳厚老师治疗手指肿胀的经验"对药"，是其学习名老中医王大经以阳和汤治疗寒痹的关键，用之每获佳效；二诊加益母草、牛膝治疗晨僵，则乃取"水瘀同祛"之意。⑤显效加量，乘胜追击。多数医家见到患者症状减轻，常随即减少相应功效药物的剂量。而张炳厚老师恰恰相反，他认为见效说明"药证相符"，正当加大该药用量，以期乘胜追击，巩固疗效。本案中三诊将生黄芪增至60g强化升阳通阳、旺气生血效力，正属此意。

（关 伟 整理）

心法传承

患者姓名：裴某　性别：女　年龄：36 岁

就诊时间：2014 年 11 月 4 日。

主诉：周身关节疼痛 10 个月，加重 2 个月。

现病史：患者 10 个月前生产，因起居不慎感受风寒，遂开始出现周身关节疼痛。近 2 个月来关节疼痛加重，遇凉及劳累后尤甚，以双肩、肘关节及腰背疼痛尤为明显，伴见活动不利。关节无晨僵现象。畏寒，四末不温，易外感。月经周期调，经行量少色黯，有少量血块，腰腹凉，轻度痛经，末次月经 10 月 25 日。舌淡红，苔薄白，脉沉细。

个人史：现已停止哺乳 3 个月。

体格检查：周身关节无肿胀畸形。

辅助检查：RF（－）；ESR（－）。

中医诊断：血痹。

中医辨证：气血两虚，风寒湿痹。

西医诊断：风湿性关节炎。

治法：和血祛风，温经通络。

方药：和血祛风三两三加减。

生黄芪 30g　当归 30g　川芎 30g　鸡血藤 30g

桂枝 10g　白芍 15g　穿山甲 10g　三七粉 3g（冲）

防风 10g　熟附片 10g（先煎）　青风藤 20g　海风藤 20g

羌活 15g　炙甘草 10g

7 剂，水煎服，每日 1 剂，早晚分服。

白花蛇 1 条，另煎兑服。

二诊（2014 年 11 月 11 日）：药后关节疼痛明显减轻，关节活动较前灵活，畏寒及手足凉改善。苔薄白，脉沉细。上方减熟附片，加制乳没各 10g，生黄芪增至 40g。继服 14 剂。

三诊（2014 年 11 月 18 日）：关节疼痛及活动不利基本缓解，畏寒肢冷不明显。上方减白花蛇，加生熟地各 20g，继服 14 剂。

随访：半年后随访，患者关节疼痛未作，无畏寒肢冷，不易外感。月经调。

心得体会

笔者体会，和血法临床适用于病证复杂者，当单一的理血法难于奏效且可能产生副效应时，均可以使用和血法。其用药亦有鲜明的特色，即均为"药性

111

平和"之品。

细思之，和血法对寒湿瘀阻型痹证具有多方面的治疗意义：

1. 血虚者，补中需和

"血虚"往往是痹证发病的基础病因，"若脉中无血，则难以行舟"，故"治病求本"，需"补血、养血"为先，"充血而后行血"。同时，虽言"虚者补之，损者益之"，但又有"虚不受补"及"补而助邪"之说，故虚羸之人并不宜纯投峻补之品，而当用轻淡平补之剂，并佐以活血、化瘀等法。

2. 血寒者，温中宜和

寒邪侵入体内，凝涩血脉，若血寒甚者与温热相格拒，则纯用温药不易见效；或兼有阴血大虚者，辛热之药易重劫阴血。故此时施治宜取性温而平的和血药，而不宜过用燥烈之品。

3. 血瘀者，化中应和

"久病入络"，"旧血不去则新血不生"。叶天士在《临证指南医案》中强调：络病治疗虽以"通络"为总则，但又不可一味破气开结，虫类搜剔，多耗气伤正，当于补剂中加用通络之品，以扶正祛邪，轻剂缓图。所谓"通则不痛"，而此处运用和血法亦与其"若欲通之，必先充之"的核心相吻合。

关于"血痹"，《金匮要略·血痹虚劳病脉证并治》载有："夫尊荣人，骨弱肌肤盛，重因疲劳汗出，卧不时动摇，加被微风，遂得之。"《诸病源候论》亦云："血痹者，由体虚邪入于阴经故也。血为阴，邪入于血而痹，故为血痹也。"由此，从病因病机上看，"血痹"以体虚（尤血虚）为基础，复有外邪（多风寒湿邪）侵袭于内，故其治法与"和血祛风三两三"之和血祛风，温经通络其为吻合。

产后正为气血亏虚之时，本案患者即因彼时起居不慎，风寒湿邪乘虚而入，"血虚风扰，风血相搏"，外邪留于经脉，故而发为典型的"血痹"。气血亏虚，经脉不通，故见关节疼痛、活动不利，遇寒及劳累后加重；寒凝血瘀，故见经行量少色黯，有血块，并伴轻度痛经；舌脉亦符气血亏虚、风寒湿痹之象。

治疗选张炳厚老师经验方和血祛风三两三方加减，其中易忍冬藤为鸡血藤，乃为加强和血温经通络之功；青风藤、海风藤为张炳厚老师"五皮五藤饮"方中常用之药，用于本病，亦为取其以藤通络之意；白花蛇搜风通络化瘀之力最强，为张炳厚老师常用虫蚁药之一。此外，风寒湿痹最易久痹不已、内舍肝肾，导致肾不主骨、肝不养筋，故于三诊患者诸症明显缓解后，加入生熟地以滋补肝肾而收工。

注：五皮五藤饮乃皮科名家赵炳南老中医的经验方，方药组成为牡丹皮、白鲜皮、海桐皮、地骨皮、桑白皮、青风藤、海风藤、双钩藤、夜交藤以及天仙藤。该方选药新颖，组方严谨，不寒不热，药性平和，有以皮达皮、以藤通络之效。张炳厚老师习之，用治常见皮科疾患，如荨麻疹、牛皮癣、痤疮、带状疱疹、湿疹等，凡属内有血虚血热、外有风热邪气者，多有佳效。其中青风藤、海风藤辛散、苦燥、温通，除祛风止痒燥湿外，又可温通经络气血，故而张炳厚老师在治疗痹证时亦常据证应用。笔者在临床中对此二药加以实践体会，效果确切。

（关 伟）

名医验案

活血化瘀茶调散治疗瘀血性头痛

患者姓名：蓝某　性别：女　年龄：38 岁

就诊时间：2009 年 4 月 17 日。

主诉：头痛 10 余年，反复发作。

现病史：患者自诉 10 余年来头痛反复发作，发作时前额部呈跳痛，右侧头顶部呈刺痛，痛处固定不移但无发凉或发热感。头痛每于着急、生气及劳累后加重。素日常腰痛，无夜半咽干。月经量少，色鲜红，有血块；月经前后头痛无加重，行经前乳房无胀痛。素便秘，大便 2～7 日一行，常自觉口臭。苔薄白，脉弦细。

既往史：否认高血压史。

体格检查：血压：105/80mmHg。

中医诊断：头痛。

中医辨证：肝肾阴虚，瘀血阻络。

西医诊断：血管神经性头痛。

治法：滋补肝肾，荣利头目。

方药：活血化瘀茶调散加减。

大川芎 30g　全当归 30g　赤芍 12g　白芍 12g

大生地 15g　酒大黄 10g　怀牛膝 15g　蔓荆子 10g

北细辛 5g　香白芷 10g　川羌活 10g　青防风 10g

南薄荷 10g（后下）　全蝎 3g　全蜈蚣 3 条　炙甘草 10g

三七粉 6g（冲）

7 剂，水煎服，每日 1 剂，早晚分服。茶叶 1 撮（后下）自备。

二诊（2009 年 4 月 24 日）：患者诉服上方 7 剂，头痛程度及发作频率均较前减轻，大便干亦好转，现大便每日一行，质调。苔薄白，脉弦细。原方细辛增至 15g，白芷增至 15g，酒大黄减至 6g，加海风藤 20g、白鲜皮 20g，加血竭粉 3g（同煎），减川羌活、蔓荆子。继服 7 剂。加白花蛇 3 条，另煎兑服。

三诊（2009 年 5 月 1 日）：服上方 7 剂，头痛明显减轻，本周仅劳累后出现一次头痛。大便每日一行，质调。苔薄白，脉沉细。上方减血竭粉，加党参 15g。白花蛇减至 1 条，另煎兑服。

随访：半年后随访，头痛未作。

验案分析

头痛病名源于《素问·风论》，《东垣十书》指出外感与内伤均可引起头痛。本病病因病机复杂，加之本案患者病程已达 10 余年之久，故临床治疗十分棘手。

准确的辨证是诊疗的关键，本案的辨证思路是：因头痛性质为跳痛及刺痛，且痛处固定不移，兼见月经有血块，故提示为瘀血阻络；患者病程日久，素日经常腰痛，月经量少，苔薄白，脉弦细，故知亦伴有肝肾阴虚。至于为何血瘀型头痛会见到跳痛，张炳厚老师认为乃是由于血脉欲通不通所致；而由于瘀血为患，夜间阴盛阳虚，阳虚则血运无力，故瘀血型头痛还会出现头痛入夜加重的情况。

活血化瘀茶调散为张炳厚老师所创之"川芎茶调散类方"之一，主治瘀血型头痛。"川芎茶调散"出自《太平惠民和剂局方》，众多医家认为，此方为主治风邪头痛的常用方剂，但为治疗内伤头痛所禁忌。然而张炳厚老师越此篱障，辨证论治，在以量大力宏的治本药为主宰的前提下，以"川芎茶调散"全方引经治标，载诸治本之药上行至头，由此得以实现以"川芎茶调散类方"治疗多种内伤头痛，同时亦开创了以"方"作为引经药的先河。

正如《景岳全书·头痛》所述："凡诊头痛者，当先审久暂，次辨表里……有里邪者，此三阳之火炽于内也，治宜清降，最忌升散，此治邪之法也。"川芎茶调散的方剂组成中，除甘草、茶叶外，皆为辛温升发、祛风升浮之品，故需注意肝阳、肝火、肝风及血压过高引起的头痛非其所宜，否则犹如风火相煽，必助其焰。本案中张炳厚老师问诊时尤其注意除外高血压，正是此意。

类方是在一个基础方上加减，类方治共性，加减治个性。所以，治疗个性的药为主药，用量宜大；治疗共性的药为辅药，用量宜轻。张炳厚老师所创之川芎茶调散类方共包含多个方剂，其中川芎茶调散既是引经药，用量自然要轻，除川芎外，一般都只用6g（2钱）。张炳厚老师用该类方治疗各种头痛时，川芎均为主药之一，用量颇大。川芎辛温，走而不守，是血中气药，上行巅顶，下彻血海，旁达四肢，无所不到。因川芎辛温走窜，医者多畏之，很少用大量。张炳厚老师常用至30g（1两），是一大创举（也主要是受民间验方"疼痛三两三"的启示），经治几十年，只见其利，未见其弊。可见川芎不可畏，主要在辨证与反佐。

本病案中，张炳厚老师重用川芎、当归、赤芍、全蝎、蜈蚣等以活血化瘀，用生地、怀牛膝、白芍以补肝肾、柔肝阴。其中尤要强调全蝎和蜈蚣的使用：根据张炳厚老师的经验，此二药为治疗头痛所必加，若两者同用，则效果更捷，因为虫类药善能通经窜络，刮剔瘀垢，且为血肉有情之品，效果非草木金石可比。经张炳厚老师临床反复验证：方中有无此二药，功效乃能增损各半。

（关　伟　整理）

心法传承

患者姓名：张某　性别：男　年龄：47 岁

就诊时间：2015 年 10 月 13 日。

主诉：头痛反复发作 3 年，加重 1 个月。

现病史：患者 3 年来反复发作头痛。呈空痛，全头均痛，伴见眩晕。近 1 个月来头痛发作次数增多，每周约发作 3~4 次，精神紧张时尤易发作。平素腰酸耳鸣，失眠健忘，夜半咽干，五心烦热。舌苔薄黄，脉沉细。

既往史：否认高血压史。

体格检查：血压：120/78mmHg。

中医诊断：头痛。

中医辨证：肝肾阴虚。

西医诊断：神经性头痛。

治法：滋补肝肾。

方药：滋补肝肾茶调散加减。

生地黄 20g　熟地黄 20g　山萸肉 30g　枸杞子 15g

元参 30g　川芎 30g　羌活 10g　荆芥 12g

防风 10g　北细辛 3g　白芷 10g　薄荷 6g（后下）

炙甘草 10g　全蝎 3g　全蜈蚣 3 条　三七粉 3g（冲）

7 剂，水煎服，每日 1 剂，早晚分服。茶叶 1 撮（后下）自备。

二诊（2015 年 10 月 20 日）：药后头痛次数明显减少，头痛程度减轻。本周头痛仅发作 1 次，仍呈空痛，眩晕感亦有所减轻。腰酸及夜半咽干改善，仍觉五心烦热。上方加盐知柏各 8g，继服 14 剂。

三诊（2015 年 11 月 3 日）：头痛仅于精神紧张时偶有发作，程度轻，眩晕未作。夜半咽干缓解，腰酸及五心烦热改善。效不更方，继服 14 剂。

随访：半年后随访，头痛未作。

心得体会

"从简驭繁擅用类方"是张炳厚老师临床诊疗时的特色之一。穷究其原，乃是张炳厚老师受刘渡舟老中医影响，系统学习了刘老桂枝汤类方、小柴胡汤类方在临床上的应用之结果。张炳厚老师认为，类方辨证简洁，疗效卓著，是中医治病的一条捷径。

类方就是治一种疾病，选一个成方或自拟一方作为基础方，随疾病的病因、病机、辨证、兼证各异，在基础方上进行加减变通。其中基础方解决疾病的共性，加减变化解决疾病的个性。张炳厚老师自拟有多个类方，如治疗失眠的"安神汤类方"、治疗慢性肾功能不全的"地龟汤类方"、治疗痹证的"痹证三两三类方"等，这些类方笔者在独立临床实践中多有运用，感到确实有"从简驭繁"的效果，疗效卓越。

川芎茶调散类方亦为张炳厚老师自拟的类方之一，根据辨证不同分为多个方剂，包括：外感风寒茶调散、外感风热茶调散、外感风湿茶调散、益气茶调散、养血茶调散、滋补肝肾茶调散、活血化瘀茶调散、化痰渗湿茶调散等等。据笔者在临床实践中体会，川芎茶调散类方在辨证准确的前提下，确有肯定疗效。

本案中，因"头为诸阳之会""清阳之府"，为髓海所在，凡五脏精华之血、六腑清阳之气，皆上注于头；又肝肾同源，肾主骨生髓通于脑，故若肝肾精亏不能上荣，脑髓空虚则呈头部空痛。腰为肾府，肾虚故腰酸；足少阴肾经上夹咽，肾阴不足，不能上润于咽喉，夜间阳气虚不能布津，故夜半咽干；失眠健忘，五心烦热、耳鸣等亦表明患者有肝肾阴虚之象。治疗方选川芎茶调散类方中的"滋补肝肾茶调散"加减，其中生熟地、山萸肉、枸杞子、润元参滋补肝肾，量大力宏，为治本之品，借川芎茶调散全方引经，载滋补肝肾之药上头，使髓充，脑海得养，脑络复通；全蝎、蜈蚣、三七粉通络止痛。经治1个月余，疗效显著。

川芎茶调散原方即注明需用茶叶一撮，医家多容易忽略，而张炳厚老师临证时始终注意就此叮嘱患者。用清茶调下，盖取清茶苦寒清上降下之性，既可上清头目，以除昏眩，又能兼制风药过于温燥、升散之性，使温中有清，升中有降，于治疗大有裨益，故笔者临证时亦会叮嘱患者使用。此外，笔者对于张炳厚老师反复强调的"治疗头痛，全蝎或蜈蚣在所必加，两者同用，效果更捷。方中有无全蝎、蜈蚣，功效竟能增损各半"在临床中留意体验，亦感到的确所言不虚。

张炳厚老师经多年临床反复验证，揣摩出一套治疗头痛的方法，大致分为三类：治疗外感风寒、风热、风湿头痛及多种内伤头痛，多用川芎茶调散类方；治疗五官疾病头痛，多用经验方如苍辛合剂、益气聪明汤或凉膈散加减；治疗肝阳、肝风、肝火头痛，用经验方剂如滋生青阳汤。笔者在临床实践中遇到肝阳、肝风头痛患者相对较多，感觉滋生青阳汤加减治疗此类头痛效果确实非常显著。

（关 伟）

名医验案

参芪建中汤治疗脾胃虚寒型胃痛

患者姓名：阎某　性别：女　年龄：56 岁

就诊时间：2009 年 6 月 23 日。

主诉：反复胃痛 5 年余，加重 1 周。

现病史：胃胀痛，痛甚于胀，遇冷尤甚，烧心，畏寒，呃逆，口渴，腰痛，饮食正常，喜热饮，二便调，眠好。舌淡，苔薄白，脉弦细关滑。

既往史：颈椎病、腰椎间盘突出、急性肾炎、右肾囊肿、浅表性胃炎、十二指肠炎病史。

中医诊断：胃痛。

中医辨证：脾胃虚寒，胃气上逆。

西医诊断：浅表性胃炎。

治法：温补脾胃，降逆止呃。

方药：参芪建中汤（张炳厚自拟方）加减。

生黄芪 40g　潞党参 30g　川桂枝 15g　杭白芍 15g

炙甘草 15g　制乳香 10g　制没药 10g　炒白术 20g

炒川楝 10g　醋元胡 10g　焦三仙 30g　姜半夏 15g

净连翘 12g

7 剂，水煎服，每日 1 剂，早晚分服。

二诊（2009 年 6 月 30 日）：药后疼痛程度明显减轻，着凉饮冷后，胀痛明显，呃逆较著，腹胀肠鸣不易矢气，矢气后稍舒，不思饮食，口干，晨起尤甚，二便调。舌淡，苔薄白，脉弦细关滑。上方去净连翘，加公丁香6g、柿蒂10g、炒山甲 10g、醋柴胡 10g。7 剂。

三诊（2009 年 7 月 7 日）：药后胀痛好转，呃逆改善，前日饮冷受风后病情加重，胃腹胀痛，矢气减少，下午下肢肿。舌苔薄白，脉沉细。上方去醋柴胡、炒山甲，炒白术加至 30g，炙甘草由 15g 减至 10g，加猪牙皂 5g、晚蚕沙10g、云茯苓 20g、炙麻黄 10g。7 剂。

四诊（2009 年 7 月 14 日）：药后诸症减轻，现畏寒明显，胃腹胀痛，矢气少，呃逆多，气短，腰酸痛，眼皮及下肢浮肿（肾炎病史），双手胀麻（颈椎病、腰椎间盘突出病史），尿热色深黄，味重，夜尿 3～4 次/夜。舌苔薄白，脉沉细数。上方去焦三仙，加酒当归 15g、川续断 30g。7 剂。

五诊（2009 年 7 月 21 日）：药后胃胀打嗝好转，现畏寒明显，胃胀矢气少，饮食后胃胀明显，腰酸冷痛，晨起眼肿，下午腿肿，口干口苦，尿热色深黄，味重，夜尿多，自汗，活动尤甚。舌苔薄白，脉沉细。上方去公丁香、柿蒂，加高良姜 10g、制香附 12g，生黄芪由 40g 加至 50g。7 剂。

调治 2 个月，胃胀痛已不明显。半年后随访胃痛未作。

验案分析

浅表性胃炎发病率较高，调护不当极易反复，慢性病程严重影响患者生活质量。本例患者病史 5 年，胃胀痛，畏寒，喜温喜按，气逆，打嗝矢气后稍舒，辨证为脾胃虚寒，张炳厚老师运用自拟方"参芪建中汤"为主进行治疗。"参芪建中汤"由《金匮要略·血痹虚劳病脉证治》黄芪建中汤去生姜、大枣、饴糖，加党参变化而成，由黄芪、党参、桂枝、芍药、甘草组成，把黄芪建中汤通过饴糖、大枣健脾改为党参健脾，虽曰建中不以饴糖为君，而以甘温益气升阳之黄芪为君，增强益气建中之力，并重用至 30～60g，重在温阳祛寒，益气补虚，治虚劳里急诸不足。主治脾胃虚寒，临床表现为脘腹疼痛，痛势绵绵，四肢清冷，喜温喜按，或泛吐痰涎，或泄泻清冷，或小便不利，舌质淡，苔白薄滑，脉沉迟。

根据患者的兼症进行加减，有溃疡加入乳香、没药，并合健脾的白术，止痛的炒川楝、醋元胡，开胃的焦三仙，止逆的姜半夏，患者烧心加入连翘，上药同用，共奏温补脾胃，降逆止呃的功效。二诊，诸症大减，根据寒气盛的情况，加公丁香6g、柿蒂10g，并加入通经理气活血的炒山甲10g、醋柴胡10g。三诊，患者述下午下肢浮肿，上方去醋柴胡、炒山甲，加强健脾的作用，炒白术加至30g，加入云茯苓20g，并加入化痰祛湿的猪牙皂5g、晚蚕沙10g。四诊，胃脘胀、痛好转，腰痛，加酒当归15g、川续断30g，加强腰及下肢的活血止痛作用。五诊，诸症基本好转，加强理气升阳，加入制香附12g，生黄芪由40g加至50g。5个疗程后痛止症消。

张炳厚老师治疗胃和十二指肠溃疡、胃炎等属脾胃虚寒者，均应用参芪建中汤为基础方加减治疗，加减原则：脘腹痛重而腹胀不显者，重用炙甘草30g，另加金樱子、醋延胡索；呕吐明显者，加姜半夏15～20g；腹泻甚者，加炒白术30～60g；四肢厥逆，加熟附片10～20g；有溃疡者，加乳香、没药各10g。辨证准确，应用此法，屡用屡效。

（孔繁飞　整理）

心法传承

患者姓名：李某　性别：女　年龄：55 岁

就诊时间：2016 年 6 月 5 日。

主诉：胃隐痛 1 周。

现病史：患者 1 周前聚餐暴饮暴食后开始胃隐痛，伴打嗝、反酸、烧心、恶食冷饮，腹胀，大便不成形，日 1 次，无口苦，脾气急躁，饥不欲食，眠安，小便调。舌苔薄白；脉弦细。

既往史：糜烂性胃炎 10 余年。

辅助检查：胃镜（2016 年 1 月 12 日）：慢性胃炎伴糜烂，病理：胃窦，大弯，小弯浅表性黏膜慢性胃炎，伴肠化生，Hp（－）。

中医诊断：胃痛。

中医辨证：脾胃虚弱，胃气上逆。

西医诊断：糜烂性胃炎。

治法：温补脾胃，降逆止痛。

方药：参芪建中汤（张炳厚老师自拟方）加减。

生黄芪18g　潞党参12g　川桂枝10g　杭白芍10g

制乳香9g　炒白术18g　炒川楝子9g　醋元胡12g

焦三仙30g　姜半夏9g　连翘9g　炙甘草10g

旋覆花9g　生赭石20g　海螵蛸12g　煅瓦楞子15g

高良姜6g　木香9g　醋香附9g　荜茇3g

7剂。水煎服，每日1剂，早晚分服。

二诊（2016年7月3日）：上药连服28剂，打嗝胃痛好转，现仍烧心反酸，口中异味。舌红黯，苔白厚。脉滑。上方去焦山楂，炒白术减至12g，加茯苓12g、苍术9g、陈皮6g、姜厚朴6g、丹参12g、黄连5g、吴茱萸2g。14剂。

三诊（2016年7月17日）：上药服用14剂后，诸证悉除，偶有食后脘腹嘈杂，舌红，苔白，脉浮滑。上方去乳香，继服14剂巩固疗效。

心得体会

本例是笔者运用张炳厚老师创制的参芪建中汤治疗脾胃虚寒型胃痛一例。该患者病史10余年，病属正虚，饮食不节，诱发宿疾，故胃痛隐隐；暴饮多食，饮食停滞，胃气上逆，加之脾气急躁，肝郁化火，横逆犯胃，气机不利，见打嗝；食滞胃肠化腐生热，见烧心反酸；脾胃虚寒，则受纳运化失常，故饥不欲食，恶食冷饮；胃中气机阻塞，故脘腹胀痛；气滞传导失常，故大便不畅。辨证为脾胃虚弱，胃气上逆，笔者以张炳厚老师创制的参芪建中汤加减治疗，取得明显疗效。方中以参芪建中汤温补脾胃；制乳香止痛生肌；炒白术助参、芪健脾益气；炒川楝、醋元胡为金铃子散，行气疏肝、活血止痛；焦三仙消积化滞；姜半夏降逆止呕；连翘清胃热导滞，以防食滞胃肠化腐生热；旋覆花、生赭石取旋覆代赭汤之意，降逆化痰，益气和胃；海螵蛸、煅瓦楞子制酸止痛；高良姜、醋香附成良附丸疏肝解郁，散寒止痛；荜茇温中散寒止痛，降胃气，止呕恶；木香善行脾胃之滞气，行气止痛，健脾消食。诸药合用，温补脾胃，降逆止痛。二诊见舌红苔厚，加丹参活血祛瘀，平胃散燥湿运脾，行气和胃。患者烧心反酸仍重，考虑为肝郁化火所致，加左金丸清肝泻火，降逆止呕。三诊疼痛悉除，原方去没药继服巩固疗效。凡辨证属脾胃虚寒之胃及十二指肠溃疡、胃炎等病，张炳厚老师均以自拟方参芪建中汤为基础方进行加减治疗。

"辨病与辨证相结合，中医学与西医相结合"是张炳厚老师治病的一个特点，本例西医检查是糜烂性胃炎，张炳厚老师认为此属内部的疮疡，因此必加乳香、没药。乳没是治疮疡之圣药，一般人都在外部疮疡常用，内部疮疡少用，胃及十二指肠溃疡及胃炎病在内部，亦是疮疡，因此用乳没消痛敛肌，效果甚佳。笔者在应用时因畏惧乳香对胃肠道的刺激性，仅使用没药一味，临床试用，疗效尚可。

张炳厚老师治内部疼痛多合入《太平圣惠方》金铃子散，本方所治诸痛，以肝郁气滞偏于热者尤宜。方中川楝子理肝胆之气、清热、利湿止痛，元胡理气活血，二药合用，理气活血，清热利湿。张炳厚老师将本方广泛应用于肝、胆、脾、胃、大小肠，以及胸、胁肋、胃脘、上腹、脐腹、少腹、小腹及睾丸之疼痛。因为本方利气活血，清热止痛，上述诸般疼痛，最终均可致气滞血瘀，就气血而言，气滞会引起血瘀，血瘀也能导致气滞。川楝子疏肝利气，而肝主一身之疏泄，各脏腑疏泄不利均可与其有一定关系，即便是寒证，在大队温热药中加入川楝子10克，亦无碍大局，且用川楝子之苦寒可以杜寒邪化热。

此外，治疗胃及十二指肠溃疡属脾胃虚弱者，如胀之不明显或无胀，张炳厚老师甘草必用30克，对胃疼、修复溃疡收效均非常好，学生顾忌大量甘草使用会对血钾、血压有影响，甘草常使用10g。

治疗脾胃病调整气机升降特别重要，脾不升可造成胃不降，胃不降也可以引起脾不升，"脾胃，表里也"。本病例以姜半夏、旋覆花、生赭石、荜茇降逆止呃，木香、香附条畅气机。

（孔繁飞）

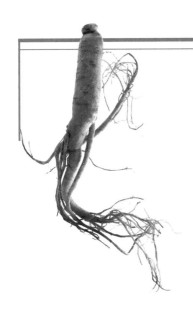

钱英 教授

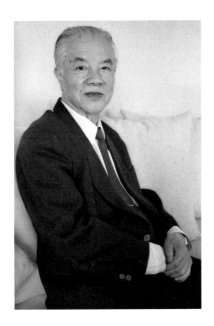

钱英，1937 年 6 月生，主任医师，博士生导师，第三、四、五批全国老中医药专家学术经验继承工作指导老师，第二届首都国医名师，北京同仁堂中医大师。现任中华中医药学会内科分会肝胆病学术委员会主任委员。享受国务院政府特殊津贴。擅治肝胆病，尤其在中医药治疗肝病方面造诣颇深，倡导"体用同调""肝病固肾""和血法"治疗各种肝病，疗效卓著。

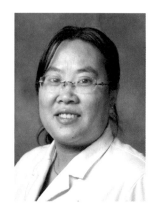

李婧，女，主治医师，2010 年 4 月起跟师钱英老师学习。专业方向：肝胆病。

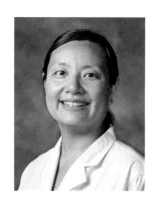

关伟，女，副主任医师，2011 年 5 月起跟师钱英老师学习，2016 年 6 月正式拜师，专业方向：肝胆病。

名医验案

自拟 "槲芪方" 治疗肝硬化、肝癌

患者姓名：张某　性别：男　年龄：45 岁

就诊时间：2013 年 1 月 22 日。

主诉：发现乙肝 20 年，发现肝癌 2 年。

现病史：20 年前体检时发现乙肝，"大三阳"，2004 年发现肝硬化，2011 年发现肝癌，已行 3 次肝动脉导管化疗栓塞术。近日甲胎蛋白较前增高，现服用恩替卡韦片联合阿德福韦酯片抗病毒治疗中。现症见皮肤黯黄，头沉发紧，活动后明显，大便不成形，尿黄，偶有肝区隐痛，盗汗，喜太息，精神较紧张。舌质黯，有齿痕，苔薄白，舌下静脉瘀曲，脉滑数。

个人史：生于本地，久居本地，无烟酒等不良嗜好。25 岁结婚，育有一子，配偶及子均体健。

家族史：母亲及舅舅因肝癌去世。

辅助检查：2013 年 1 月 21 日化验结果示：白细胞 $4.45 \times 10^9/L$，红细胞 $4.61 \times 10^{12}/L$，血红蛋白 140g/L，血小板 $60 \times 10^9/L$，谷丙转氨酶 29.2U/L，谷草转氨酶 29.8U/L，总胆红素 38.1μmol/L，甲胎蛋白 192ng/ml。

中医诊断：癥积。

中医辨证：肝郁脾虚，痰毒瘀互阻。

西医诊断：①肝癌；②乙肝；③肝硬化。

治法：疏肝健脾，化痰活血解毒。

方药：逍遥散加减。

柴胡 10g　当归 10g　白芍 15g　炒白术 10g

茯苓 15g　生黄芪 15g　泽泻 20g　姜黄 6g

生蒲黄 10g　鬼箭羽 30g　丹参 20g　炒枳壳 10g

佛手 10g　金钱草 20g　茵陈 15g　藤梨根 30g

半枝莲 30g　白花蛇舌草 30g

14 剂，水煎服，每日 1 剂，早晚分服。

二诊（2013 年 2 月 5 日）：药后无明显不适，尿黄有泡沫，肝区隐痛。大便基本成形。舌质黯，苔少有裂纹，脉右沉弦，左沉滑。

辅助检查：2013 年 2 月 3 日复诊化验示：白细胞 5.38×10^9/L，红细胞 5.13×10^{12}/L，血红蛋白 142g/L，血小板 80×10^9/L，谷丙转氨酶 28.1U/L，谷草转氨酶 26.1U/L，总胆红素 30.1μmol/L，甲胎蛋白 989.8ng/ml。

中医辨证：痰瘀毒阻络。

治法：化痰活血，加强解毒。

方药：前方去疏肝健脾，加解毒通络。

秦艽 15g　蚤休 15g　丹参 20g　苦参 15g

半枝莲 30g　蛇舌草 30g　白英 15g　郁金 10g

鬼箭羽 30g　马鞭草 15g　干蟾皮 1g　丹皮 15g

土茯苓 15g　水红花子 5g

28 剂，水煎服，每日 1 剂，早晚分服。

三诊（2013 年 3 月 7 日）：期间住院一次，行一次肝动脉导管化疗栓塞术。现症见有时头晕，低热，尿黄，无身痒。舌质淡黯，苔薄。脉沉细无力偏数。

辅助检查：（2013 年 3 月 2 日）甲胎蛋白 470ng/ml。

中医辨证：瘀毒内蕴，气阴两虚。

治法：滋补肝肾，益气养阴，化瘀解毒。

方药：自拟槲芪方加味。

槲寄生 30g　生黄芪 30g　丹参 20g　苦参 5g

莪术 6g　郁金 12g　白花蛇舌草 30g　水红花子 6g

葛根 20g　银柴胡 10g　青蒿 12g　白薇 15g

凌霄花 15g　鬼箭羽 30g

14 剂，水煎服，2 日一剂，每日早餐后一小时温服，次日相同。

另加西黄丸，1.5g，口服，每日 2 次。

随访：患者随诊 1 年，期间以槲芪方随证加减，甲胎蛋白降至基本正常，无明显波动，可正常生活。

验案分析

本案患者诊断明确，治疗正规积极，中医治疗前已经开始抗病毒治疗，并行数次动脉导管化疗栓塞术，但化疗后机体毒瘀未尽，正气损耗，恰为中医治疗的优势所在。

钱英老师认为肝癌属于中医"癥积"范畴，"癥"与"积"均为有形之邪聚于体内，"虚损生积，毒瘀内结"是肝癌病程中重要的基本病机，属本虚标实，但在具体病例中需具体分析毒瘀和虚损两者的关系。患者一诊时，肝郁脾虚症状明显，故治疗以疏肝健脾为主，化瘀解毒为辅，但药后复诊发现甲胎蛋白升高，故二诊时调整方案，加强活血解毒为主。肝癌的致病毒邪包括湿毒、疫毒、风毒、瘀毒、癌毒等，治疗可以利湿、除疫、祛风、化瘀解毒。钱英老师常用的解毒药物有白花蛇舌草、半枝莲、半边莲、龙葵、干蟾皮、蜀羊泉、藤梨根、白英、马鞭草等。三诊时，患者见头晕、低热、脉沉细无力偏数等虚证之象，辨证属于瘀毒内蕴、气阴两虚，治法随之改为滋补肝肾、益气养阴除蒸为主，化瘀解毒为辅。槲芪方为钱英老师治疗肝癌及肝脏癌前病变和慢性乙肝的经验方。方中以槲寄生、生黄芪等扶正，以莪术、白花蛇舌草、郁金等祛邪，并保持扶正药的总剂量与祛邪药总剂量的均衡及比例。以槲寄生、生黄芪为君药益气固表、滋补肝肾、利水消肿、扶正祛邪，两者用量等于其余数味攻邪药的总和，充分体现扶正法在肝癌治疗中的重要性；臣药白花蛇舌草、莪术有清热解毒、活血化瘀的作用；佐药水红花子行气破血、消积散结；还有使药苦参可解毒、消热、利胆。全方共奏益气补肾、利湿解毒和活血散血的作用。

肝癌的发生较为复杂，病因方面与外感湿热疫毒，内因饮食劳倦情志所伤等有关，总病机属正气虚损，虚不敌邪，邪侵，气阻，血瘀，痰凝而成痞致积，发生肝癌。正虚邪实为基本病机，故治疗总以扶正祛邪为法，钱英老师将扶正祛邪消积作为肝癌的治疗大法。

钱英老师认为肝癌多由慢性肝病发展而来，现代基础疾病包括乙型病毒性肝炎，丙型病毒性肝炎，酒精性肝病，免疫性肝病等。其基本病机是肝郁脾虚气血虚，痰湿疫毒残未尽。治疗以扶正为主，祛邪为辅。扶正主要体现在和血调肝，益气健脾，滋补肝肾。和血调肝主要以养肝为主，兼以疏肝清肝。养肝以养肝血、柔肝络、滋肝阴为主；疏肝清肝以疏肝气、清肝热、泻肝火以达至体用同调的目的。益气健脾包括健脾气、温脾阳、和脾胃等法以防肝病伤脾。滋补肝肾包括滋养肾阴，温补肾阳以补母生子，滋水以涵木。祛邪包括解毒、行气、活血、化痰、祛湿等。解毒包括解癌毒、痰毒、湿毒、疫毒等，分别采用解癌毒、化痰毒、利湿毒、清疫毒等；行气应根据气机郁滞的程度分别采用调气、理气、行气之法；活血包括化瘀以活血、通络以活血、养血以活血等；祛湿包括芳香化湿、利湿渗湿、苦寒燥湿等。

（李 婧 整理）

心法传承

患者姓名：庞某　性别：男　年龄：39 岁

就诊时间：2014 年 8 月 13 日。

主诉：发现肝硬化 3 年，腹胀 2 个月。

现病史：发现乙肝（大三阳）20 余年，未规律治疗，发现肝硬化 3 年，腹胀 2 个月。现症见乏力，腹胀，记忆力减退，眠差，面色晦暗。舌质淡黯，苔白，舌下静脉增粗，脉沉细数。

个人史：饮酒史 20 余年，每日约 250g，每周 3 次左右。

家族史：父母及兄弟均为乙肝患者，母亲肝癌去世。

体格检查：蜘蛛痣阳性；肝掌阳性。

辅助检查：2014 年 7 月 21 日生化全项示：谷丙转氨酶 63U/L，谷草转氨酶 48U/L，总胆红素 30.1μmol/L，甲胎蛋白 2.1ng/ml；腹部超声示：肝实质回声明显粗糙呈结节性改变，门静脉增宽，脾大，胆囊结石，胆囊炎性改变。

中医诊断：酒疸（鼓胀）。

中医辨证：湿毒瘀阻，心肾不交。

西医诊断：肝硬化。

治法：化浊通络，交通心肾。

方药：孔圣枕中丹合浊痹汤加减。

菖蒲 12g　远志 15g　生龟板 15g（先煎）生龙骨 30g（先煎）

生牡蛎 30g（先煎）　土茯苓 30g　萆薢 20g　郁金 15g

水红花子 6g　莪术 8g　内金 15g　柴胡 10g

黄芩 10g　连翘 15g　葛花 12g　菊苣 10g

7 剂，每日 1 剂，水煎服，早晚分服。

二诊（2014 年 8 月 20 日）：记忆力较前好转，仍有面色晦暗，额上青色，纳差。查体同前无特殊。舌质淡黯，苔薄白，有剥脱，舌下静脉增粗，脉沉细。

中医诊断：酒疸（鼓胀）。

中医辨证：酒毒内蕴，气阴两虚。

治法：养阴以柔肝，清热解酒毒。

方药：槲芪方加减。

生芪 30g　槲寄生 30g　丹参 20g　郁金 12g

莪术 6g　水红花子 5g　蛇舌草 20g　土茯苓 20g

萆薢 14g　川牛膝 12g　黄柏 15g　三七 6g

大腹皮 20g　菊苣 12g　蒲公英 20g　生稻芽 30g

14 剂，水煎服，每日 1 剂，早晚分服。

心得体会

乙型肝炎、酒精性肝炎均为难治性疾病，现代医学将酒精性肝病分为酒精性脂肪肝、酒精性肝炎和酒精性肝硬化三个阶段，此例患者既有酒精的作用，又有病毒的侵蚀，不至四十岁即已发生肝硬化的病变。治疗时先嘱患者必须戒酒，且平时应注意养肝，不能熬夜，及辛辣饮食的刺激。如不及早进行干预，很容易转变为原发性肝癌。

初诊时以改善患者临床症状为要，使用孔圣枕中丹补心肾，强志益智。二诊时症状以乏力腹胀为主，从辨病入手，患者已有肝硬化表现，治疗时以钱英老师经验方槲芪方加减，滋补肝肾、益气养阴、化瘀解毒，同时不忘顾护胃气，可收良效。

肝癌一般在肝硬化的基础上发生，早期无特异性症状，可有非特异性的饭后上腹饱胀、消化不良、恶心、呕吐和腹泻、乏力、食欲不振等。晚期肝癌主要表现肝区疼痛，以右上腹疼痛最常见。晚期患者可出现消瘦、全身衰弱等恶液质状况，并出现腹水、肝性脑病、上消化道出血等多种并发症。此类肝硬化的患者诊治时需及时复查癌症指标，做到"既病防变"很重要。

钱英老师在辨治肝硬化、原发性肝癌时，既重视肝主藏血等生理功能，又极为重视"肝体阴而用阳、喜条达而恶抑郁"等生理特性，且强调多脏肝脾肾之间的联系，肝脏体阴而用阳，故治疗中应注重"体用同调"。体与用，本是中国古代哲学的一对范畴。体，指本体；用，指功能活动。《黄帝内经》中已有体用二字。中医"肝"的范畴，不仅是一个解剖概念，更是一个功能活动的系统。肝为刚脏，肝体指肝脏的物质基础，即肝阴和肝血；肝用指肝的生理活动，表现为肝阳和肝气。肝体阴用阳见于清代叶天士《临证指南医案·卷一》，高度概括了肝的体用特点。生理状态下，肝藏血，血养肝，肝体充足则肝用调和；肝疏泄功能正常，血归肝，则肝体充盛。肝体阴血制约肝用阳气的过度升腾，并使经络通利，以供机体活动之所需；"肝体受损，肝用失调"贯穿肝癌发生发展的整个过程。在辨治原发性肝癌中，"体用同调"是"补肝体""益肝用"的综合运用，可具体理解为重视气血阴阳脏腑正邪诸种关系。气血亏则肝体受损，肝体受损，则诸脏受累，以肝脾肾三脏在诊治肝癌中最需看重，故补肝体需治脾肾气血虚；益肝用则需明辨肝主疏泻之用，即痰湿疫毒致郁结瘀阻，均可造成肝用失调，随着病程日久既可以造成肝阴肝血不足，也可造成肝阳、肝气不足。两者需同调之。

（李 婧）

名医验案

"病证同治" 法用治肝硬化

患者姓名：杨某　性别：女　年龄：74 岁

就诊时间：2013 年 5 月 16 日。

主诉：发现原发性胆汁性肝硬化 3 年，腹胀 2 个月。

现病史：原发性胆汁性肝硬化 3 年，线粒体抗体 M2 阳性，已用熊去氧胆酸、多烯磷脂酰胆碱治疗 2 年，近期检查肝功能基本正常，现症见乏力，食后胃脘胀痛，嗳气则舒，双目干涩，视物不清，大便质偏硬，小便量少。舌质干无苔，舌下静脉延长增粗，脉沉弦细。

辅助检查：2013 年 5 月 2 日腹部彩超示：肝硬化，腹水，肝前 0.8cm，肝后 2.2cm，脾厚 5.5cm；甲胎蛋白阴性。

中医诊断：积证。

中医辨证：阴虚气滞血瘀。

西医诊断：原发性胆汁性肝硬化。

治法：滋阴柔肝通络化瘀。

方药：一贯煎合玄羽汤加减。

生地黄 25g　麦冬 15g　北沙参 12g　当归 10g

枸杞子 10g　玄参 30g　鬼箭羽 30g　知母 12g

石斛 20g　生甘草 10g　桃仁 10g　郁李仁 15g

柏子仁 15g　水红花子 6g　益母草 20g　赤芍 15g

14 剂，水煎服，每日 1 剂，早晚分服。

二诊（2013 年 6 月 20 日）：服用上方后，乏力，眼睛干涩较前好转，仍有腹胀，食后明显，食欲差，大便每日两次，质偏干。舌质红少津，无苔，舌下脉络偏粗，脉沉弦细。

辅助检查：2013 年 6 月 13 日腹部彩超示：肝硬化，腹水，脾大，胆囊结石。生化全项示：谷丙转氨酶 24U/L，谷草转氨酶 27U/L，转肽酶 75U/L，总胆红素 11.5μmol/L，白蛋白 36g/L。

中医诊断：积证。

中医辨证：阴虚血瘀。

治法：滋阴利水，活血化瘀。

方药：一贯煎合玄羽汤加减，重用楮实子滋阴、利水。

生地黄 25g　麦冬 15g　北沙参 12g　当归 10g

玄参 30g　鬼箭羽 30g　石斛 20g　生甘草 10g

桃仁 10g　郁李仁 15g　水红花子 6g　益母草 20g

绿萼梅 10g　楮实子 30g　猪苓 20g　阿胶珠 12g

醋鳖甲 12g（先煎）　　败龟板 12g（先煎）　　鹿角镑 10g（先煎）

14 剂，水煎服，2 日一剂，每日早餐后一小时温服半剂。

三诊（2013 年 7 月 22 日）：患者无明显不适，腹胀明显好转，大便通畅，双目干涩亦较前好转。

辅助检查：腹部 B 超示：肝硬化，脾大，胆囊结石。

效不更方，原方继续服用 14 剂，2 日一剂，服法同前，以巩固疗效。

验案分析

本案患者西医诊断明确，在积极治疗的同时，病变仍进一步发展。西医治疗多予以利尿消腹水的方法，往往难控制病情。钱英老师在治疗此类疾病之时，不仅博采中医各家之长，而且重视中西医结合，采用辨病与辨证相结合、病证同治的方法取得较满意的临床疗效。

原发性胆汁性肝硬化是一种慢性进行性免疫功能失常性疾病，临床以乏力、瘙痒、门脉高压、代谢性骨病、黄色瘤、脂溶性维生素吸收不良等为主要表现，常伴随甲状腺功能障碍、干燥综合征、雷诺氏综合征、类风湿性关节炎、乳糜泻、炎症性肠病等。化验提示多数患者血清抗线粒体抗体 M2 阳性。本病最终导致肝功能失代偿，肝功能衰竭。目前免疫制剂的疗效仍很有限。熊去氧胆酸可以改善肝内胆汁淤积，是公认的治疗本病安全有效的药物。但本病的病情仍呈进行性加重，最终导致肝衰竭，肝移植也许是终末期患者唯一有效的治疗方法，但其费用高、肝源不足均限制了其临床应用。

原发性胆汁性肝硬化的治疗应辨证与辨病相结合，病机仍以阴虚血瘀为主，治法应加强滋阴利水，兼以活血化瘀。钱英老师常重用楮实子，以补虚，滋阴，利水。楮实子是朱良春先生的经验用药，朱老称其为"补阴妙品"。楮实子甘寒无毒，入肝、脾、肾三经，为"补阴妙品，益髓神膏"（《药性通考》），功能补肝肾、壮腰膝、疗盗汗、退骨蒸、起阳痿、通二便，又能清肝热、退目翳，为虚损成积之要药，且利水而不伤阴之妙品。鬼箭羽以干有直羽如持箭矛自卫之状，故又名卫矛，味苦性寒，有破瘀行血、活络通经之功，验于临床。清代杨时泰在《本草述钩元》中谓本品"大抵其功精专于血分"，此品味苦善于坚阴，性寒入血，又擅清解阴分之燥热，既可用于糖尿病之阴虚燥热，又可改善血液循环，增强机体代谢功能，延伸用于肝硬化患者阴虚血瘀有热者，可滋阴活血化瘀，与玄参配合使用，加强滋阴之效。用量一般为20~30g。

（李 婧 整理）

心法传承

患者姓名：周某 性别：女 年龄：26 岁

就诊时间：2013 年 4 月 7 日。

主诉：乙型肝炎 13 年。

现病史：发现乙肝（大三阳）13 年，未规律治疗，从 2013 年 3 月 21 日开始使用恩替卡韦抗病毒。现症见：偶有乏力，胁下不适，鼻出血，纳少厌油，时有手颤，多梦易醒，便溏口渴思饮。舌质有裂纹，舌下静脉粗色黑，脉沉细弦。

辅助检查：2013 年 4 月 2 日腹部彩超示：肝实质回声略粗；甲胎蛋白阴性；生化全项示：谷丙转氨酶 98U/L，谷草转氨酶 73U/L。

中医诊断：胁痛。

中医辨证：阴虚气滞血瘀，肝胃不和。

西医诊断：乙型肝炎。

治法：滋阴柔肝通络化瘀，调和脾胃。

方药：一贯煎加减。

生地黄 25g　麦冬 15g　北沙参 15g　当归 15g

生龙骨 30g　生牡蛎 30g　白芍 15g　丹参 15g

石斛 20g　生甘草 10g　水红花子 6g　莪术 6g

绿萼梅 10g　生稻芽 30g　白蔻 6g　田基黄 15g

垂盆草 15g

21 剂，每日 1 剂，水煎服，早晚分服。

二诊（2013 年 4 月 28 日）：服用上方后，乏力，口渴较前好转，仍时有胁下不适，偶有手颤，多梦易醒。舌质红少津，白苔，舌下脉络偏粗，脉沉弦。

辅助检查：生化全项示：谷丙转氨酶 39U/L，谷草转氨酶 65U/L。

中医诊断：胁痛。

中医辨证：阴虚气滞血瘀，肝胃不和。

治法：滋阴柔肝通络化瘀，调和脾胃。

方药：继守前法，并加忍冬藤 30g、玄参 15g 滋阴通络。

20 剂，水煎服，2 日一剂，服法仍以每日早餐后一小时温服半剂。

心得体会

慢性乙型肝炎多发病隐匿，病程长，无明显不适症状时大多患者不去就诊，等发展至肝硬化失代偿时再去就诊，治疗就比较棘手，所以临床宣教非常重要，希望患者都能及早正视并重视这个疾病，使病程向肝硬化或肝癌发展的过程延缓，防止出现重症。

慢性乙型肝炎常见食欲减退、恶心、腹胀、厌食、乏力、黄疸、肝脾肿大等症状。其病机为正气亏虚、疫毒内侵、伏于肝络、痰瘀阻滞。病位主要在肝，涉及脾胃胆肾；病理因素主要为湿、毒、瘀、虚。饮食不节、劳累过度、情志不畅、房事过度等均可造成脏腑失调而正气不足，从而影响疾病的发展。在治疗中总属扶正祛邪，扶正者多采用养血、滋阴、益气、补肾、健脾、和肝。祛邪多采用清热、解毒、凉血、利湿、化痰、通络、活血等治法。

乙型病毒性肝炎是由乙型肝炎病毒引起的、以肝细胞损害为主的传染性疾病。现代医学研究已证实，肝纤维化在乙肝急性期时已被启动，至慢性期时已形成不同程度的肝纤维化，其纤维化是造成肝功能异常和影响预后的主要因素，亦是慢性肝炎发展成肝硬化及肝癌的必经阶段。因此在治疗乙型慢性活动性肝炎时，除抑制病毒复制、改善肝功能、调控免疫外，还必须抗纤维化。钱英老师的自创方"软肝煎"是治疗乙肝肝纤维化的临床验方、有效良方。软肝煎以滋补肝肾、软坚散结化瘀为主，以化痰解毒、散结通络为辅。基础方以一贯煎合鳖甲煎丸化裁。药物由沙参、女贞子、百合、三七、鳖甲、桃仁、泽兰、丹参、郁金、半边莲、水红花子等组成。经实验研究表明，软肝煎可明显降低血清Ⅲ型前胶原肽和透明质酸含量，使肝内网状纤维和结缔组织的增生、沉积及延伸受到抑制，在改善症状与体征、改善肝功能、抑制乙肝病毒等方面均优于实验对照组。此项研究获 1996 年度国家中医药管理局中医药科技进步三等奖。

张景岳曾说"故凡损在形质者，总曰阴虚，此大目也"。钱英老师常以"肝无血养则失柔，木无水涵则枯萎"来提醒注意滋阴养血。软肝煎滋补肝肾、养血柔肝，以"一贯煎"为基础养肝体以补之。肝用则包括肝气和肝阳，"肝主疏泄"，故肝赖气以调达之，"肝为刚脏，主升、主动"，故肝赖阳以升动之。软肝煎还选用行气活血、软坚散结消癥的代表方"鳖甲煎丸"为基础，意在调肝用以消之。软肝煎全方补消煎施，以补为主。正如秦伯未曾说："体用不二""体用一源"。钱英老师认为，肝纤维化辨证治疗的全过程，一方面要养肝体以助肝用，另一方面要调肝用以益肝体，始终采用"体用同调"的法则，方可谓上工。

（李 婧）

名医验案

自拟 "清肝消脂方" 治疗脂肪肝

患者姓名：刘某　性别：男　年龄：38 岁

就诊时间：2014 年 4 月 23 日。

主诉：乏力，周身酸懒 2 个月。

现病史：脂肪肝病史 8 年，近 2 个月乏力明显，周身酸懒就诊。身高 176cm，体重 96kg，BMI：31，示重度脂肪肝。现症见：乏力，偶有上腹部不适，形体肥胖，小便黄有异味，大便次数多，黏腻不爽，舌质偏红舌苔白，苔心有剥脱，舌下脉络延长，脉沉小滑，略数。

辅助检查：2014 年 3 月 27 日腹部彩超示：重度脂肪肝，脾大，门脉宽 12mm，多发肝囊肿，胆囊旁低脂区可能；生化全项示：谷丙转氨酶 56U/L，谷草转氨酶 26U/L，总胆红素 22μmol/L，尿酸 494μmol/L，血糖 4.8mmol/L，甘油三酯 3.13mmol/L。

中医诊断：痞证。

中医辨证：痰瘀阻络。

西医诊断：脂肪肝。

治法：祛瘀通络，化痰通腑泄浊。

方药：自拟清肝消脂方加减。

决明子 30g　生山楂 30g　郁金 12g　丹参 20g

茵陈 30g　荷叶 15g　菊苣 15g　泽泻 20g

生熟军各 6g　土元 10g　桃仁 10g　莪术 6g

川芎 10g　葛花 10g　草薢 15g　生牡蛎 30g

水红花子 5g　丹参 25g　丹皮 15g　水蛭粉 2g

30 剂，水煎服，每日 1 剂，早晚分服。

嘱其清淡饮食，忌食油甘厚味，忌嗜酒过度，适当增加运动。

二诊（2014 年 5 月 26 日）：服用上方后疲乏较前好转，仍有睡眠不足，易醒，尿黄无泡沫，大便不成形，较前通畅，3~4 次/日，汗出。舌质黯红，舌苔剥脱，舌下静脉增粗，脉沉细略滑。

中医辨证：痰瘀阻络。

治法：活血化瘀，通腑泄浊，分清泌浊。

方药：继守前方，加分清泌浊之药。

决明子 30g　生山楂 30g　郁金 12g　丹参 20g

茵陈 30g　荷叶 15g　菊苣 15g　泽泻 20g

生熟军各 6g　桃仁 10g　川芎 10g　草薢 15g

水红花子 5g　丹参 25g　丹皮 15g　水蛭粉 2g

川牛膝 15g　黄柏 10g　苍术 12g　土茯苓 10g

30 剂，水煎服，每日 1 剂，早晚分服。

三诊（2014 年 6 月 25 日）：乏力好转，尿黄，汗多，大便臭秽，早晚各一次。舌质黯红，光有剥脱，舌下脉络正常，脉沉滑有力。

辅助检查：腹部 B 超：中-重度脂肪肝，脾大，门脉宽 12mm，多发肝囊肿，胆囊旁低脂区可能；生化全项示：谷丙转氨酶46U/L，谷草转氨酶20U/L，总胆红素20μmol/L，尿酸422μmol/L，血糖5.6mmol/L，甘油三酯2.9mmol/L。身高176cm，体重92kg，BMI：29.7。

中医辨证：阴虚血滞，湿热郁阻。

治法：养阴活血，清热利湿。

方药：

决明子30g　生山楂30g　郁金12g　丹参20g

茵陈30g　荷叶15g　菊苣15g　泽泻20g

生熟军各6g　桃仁10g　川芎10g　萆薢15g

水红花子5g　丹参25g　丹皮15g　水蛭粉2g

川牛膝15g　黄柏10g　土茯苓10g　玄参30g

菖蒲15g

30剂，水煎服，每日1剂，早晚温服，随诊半年时间，患者生活方式较前健康，饮食运动较前改善，湿热症状好转，体重下降约7kg。

验案分析

随着生活水平的提高，脂肪肝，高尿酸血症，代谢综合征这类生活方式病越来越多地发生在中青年人群中。脂肪肝是可逆性疾病，而且也是全身性疾病在肝脏的一种病理表现，如能早期发现，及早干预，尽早治疗，可使肝内病变在进一步演变为肝硬化前得以逆转，并可减少心脑血管急性事件的发生。

脂肪肝属于常见病、多发病，属于中医"胁痛""肥气""肝癖""痞证"的范畴。癖即癖气，指痞块生于两胁，时痛时止的病证。病位在肝，钱英老师认为其病因多由于饮食不节，过食肥甘厚味，脾失健运，湿邪内生，痰浊内蕴，阻滞气机，肝失疏泄，气血运行不畅，痰湿瘀互结，痹阻肝络发为本病，以及肾精亏损、痰浊不化等。基本病机为本虚标实，与虚、痰、湿、瘀相关，与肝、脾、肾三脏功能关系密切。

本病治疗应主要从痰湿论治，调理脏腑，多以肝脾肾三脏为主，理气、祛湿、温阳、通络。早在20世纪70年代，钱英教授在《关幼波临床经验选》中提到治疗脂肪肝的经验，应用祛湿化痰、疏肝利胆、活血化瘀等治法，常用山楂、泽泻、丹参、柴胡、何首乌、郁金、半夏、陈皮、茯苓、白芍、草决明、虎杖、大黄、白术、茵陈、赤芍、决明子、莱菔子、荷叶等药物。在化痰祛湿基础上，还应该兼顾活血化瘀、疏肝健脾、补肾气，而立"清肝消脂方"。

钱英老师善用菊苣和枳椇子治疗脂肪肝，现代研究表明，菊苣中含有三菇、倍半菇、香豆素、糖类等多种成分，具有保肝、降脂、促进消化等作用。枳椇子能养阴、生津、润燥、止渴、凉血，有清热、利尿、解酒毒之功效，主治醉酒、烦热、口渴、二便不利等症，其药理作用最显著的就是保肝、抗肝纤维化和解酒作用。加用黄柏、苍术、土茯苓以分清泌浊，实属独方秘诀。

钱英老师还强调患者在服用中药的同时，应注意生活方式的改变，如戒酒戒烟、防止油腻饮食、规律的作息时间、适量的有氧运动等。这些生活方式的改变，对患者将是终生受益的。

（李 婧 整理）

心法传承

患者姓名：张某　性别：女　年龄：35 岁

就诊时间：2012 年 4 月 30 日。

主诉：乏力、闭经 2 个月。

现病史：脂肪肝病史 15 年，近 2 个月乏力明显，闭经。患者从小肥胖，20 岁时体检发现重度脂肪肝。乳糜血，身高 166cm，体重 75kg，BMI：27.2。现症见乏力，偶有上腹部不适，形体肥胖，小便黄，大便黏腻不爽，月经两月未行，婚后 7 年未孕。舌质偏红苔白，舌下脉络延长，脉沉滑，略数。

辅助检查：生化全项示：谷丙转氨酶 70U/L，谷草转氨酶 32U/L，总胆红素 22μmol/L，尿酸 380μmol/L，血糖 4.8mmol/L，甘油三酯 5.2mmol/L。

中医诊断：痞证。

中医辨证：痰瘀阻络。

治法：祛瘀通络，化痰通腑。

方药：以清肝消脂方加减。

决明子 30g　生山楂 30g　郁金 12g　丹参 20g

茵陈 30g　荷叶 15g　菊苣 15g　泽泻 20g

生熟军各 6g　桃仁 10g　莪术 6g　三棱 10g

浙贝 20g　川芎 10g　萆薢 15g　牛膝 20g

生牡蛎 30g　丹参 25g　炙首乌 10g

30 剂，水煎服，每日 1 剂，早晚分服。

嘱其清淡饮食，忌食油甘厚味，忌嗜酒过度，适当增加运动。

二诊（2012 年 5 月 30 日）：服用上方后疲乏较前好转，服药 10 天月经至，色黑量少，仍有尿黄，大便不成形，较前通畅，每日行 2 次，舌质偏红苔白，舌下脉络延长，脉沉小滑略数。

中医诊断：痞证。

中医辨证：痰瘀阻络。

治法：通腑泄浊，解郁化痰。

方药：

决明子 30g　生山楂 30g　郁金 12g　丹参 20g

茵陈 30g　荷叶 15g　菊苣 15g　泽泻 20g

生熟军各 6g　桃仁 10g　莪术 6g　三棱 10g

浙贝 20g　川芎 10g　生牡蛎 30g　丹参 25g

炙首乌 10g　生薏苡仁 30g　陈皮 10g　茯苓 15g

赤芍 15g　黄精 15g　半夏 10g

30 剂，水煎服，每日 1 剂，早晚分服。

三诊（2012 年 6 月 29 日）：患者诉体重减轻约 5kg，月经周期 32 天，量尚可，色较红，无明显腹痛等症状，无明显特殊不适。嘱其暂停中药，以饮食运动调摄为主，控制体重。

心得体会

脂肪肝、过度肥胖与很多疾病相关，在妇科可引起月经不调、多囊卵巢综合征、闭经、排卵障碍等，在男科亦可引起不育证。且与糖尿病、高血压、冠心病、动脉硬化等疾病有密切关系，故脂肪肝的治疗，对多种疾病的治疗均有意义。

治疗脂肪肝的过程，其实是对患者进行健康宣教的过程，保证健康的生活方式非常重要，对体重的管理是终生的功课。中药的治疗以祛湿化痰、疏肝利胆、活血化瘀等为法，配合生活方式的改变，终将获效。

脂肪肝的治疗过程相对较长，除了药物治疗以外，精神状态、生活起居、休息营养等都是重要的辅助治疗。如果医生"只顾治病，不顾其人"，忽略了患者的主观能动性，单纯强调药物，疗效不但不能提高也不会稳固。过于偏嗜，或过于劳累，顾此失彼，会影响疗效。如果不加以指导或引起重视，即使费尽心机，辨证用药，也不会收到预期的效果，有时还会影响医生的思维，医患均丧失信心。因此，钱英老师常建议患者注意：①情绪舒畅，不能着急。情绪的变化直接影响脏腑的功能，如暴怒伤肝、忧思伤脾、惊恐伤肾，以及怒则气上、思则气结、恐则气下、惊则气乱等。所以，思虑、忧伤、恐惧等情志因素，对于肝脾肾的功能和全身气机的舒调影响较大，本案二诊加用温胆汤以解郁化痰即为此意。脂肪肝不是一日形成的，亦不可能一日痊愈，急是急不好的。②饮食有节，不可偏依。饮食失节，本来就是肝病的致病因素。脂肪肝的治疗节食是必须的，但不可太过，防止过犹不及。营养摄入不足，也会引起其他疾病。《素问·脏气法时论》中说："毒药攻邪，五谷为养，五果为助，五畜为益，五菜为充，气味合而服之，以补精益气"。在治疗时，也强调药物药力要适度，仅要求"衰其大半""不必尽剂"。③生活起居，要有规律。脂肪肝病程较长，除急性期黄疸、肝功能严重损害需要绝对卧床休息外，一般生活和服药均应自理，并配合适当运动。常用的有氧运动以游泳、慢跑、健步走等为宜，运动过程中需注意防止关节的损伤，注意保护关节，体重过于超重的患者运动以游泳为佳，时间为每次40分钟，每周3~4次为宜。④劳逸结合，善于调理。脂肪肝的形成，不外乎摄入大于消耗，体内脂肪形成过多，沉积于肝脏之中。此类患者饮食过量，过于安逸休息，身体逐渐发胖，体重增加，由于"肥人多湿"，湿蕴热阻则肝病难以治愈。况且，久卧不劳，并不是正常的休息方式，因为《素问·宣明五气论》中曾说："久视伤血，久卧伤气，久坐伤肉，久立伤骨，久行伤筋。"久卧，久坐，不但无益反而伤气伤肉，对机体有损而无益，久行伤筋，意为活动需适度，防止因治疗脂肪肝而引起肌肉、韧带、关节的损伤。

（李 婧）

名医验案

滋肾柔肝法治疗肝硬化腹水

患者姓名：白某　性别：女　年龄：42 岁

就诊时间：2008 年 8 月 18 日　职业：农民

主诉：腹部胀满 2 年余，伴见肌衄 3 个月。

现病史：慢乙肝病史 23 年，2006 年 3 月因"肝腹水"住北京某三甲医院，确诊为"乙肝后肝硬化，失代偿期"。2007 年 7 月又因大量腹水再次住院治疗，腹水消退后出院。今又因腹水前来就诊。现症见：五心烦热，肌衄，口臭，口苦，月经衍期，量多，有黑色血块。舌质黯红，舌根少量薄黄苔，脉沉细数无力。

家族史：否认家族慢性肝炎病史。

体格检查：口唇黯红；面色青黑；肝掌色红；蜘蛛痣明显；腹部膨隆；肌衄。

辅助检查：HBsAg 阳性，抗-HBeAg 阳性，抗-HBc 阳性；HBV-DNA：8.8×10^5 copies/L；AFP：44ng/L；WBC：2.6×10^9/L，PLT：44×10^9/L；AST：96U/L，ALT：73U/L，TBIL：27.9μmol/L，ALB：40g/L，GLO：34g/L，A/G = 1.18；腹部彩超示：腹水量中等，脾厚 63mm。

中医诊断：①单腹胀；②衄血。

中医辨证：肝肾阴虚，瘀热血积，水停衄血。

西医诊断：乙肝后肝硬化，失代偿期。

治法：滋补肝肾，软坚散结，凉血柔肝。

方药：一贯煎合鳖甲煎加减。

生地 15g　当归 15g　枸杞子 30g　女贞子 15g

丹皮 15g　制鳖甲 15g（先煎）　生牡蛎 30g（先煎）　莪术 6g

水红花子 5g　丹参 15g　三七块 3g　楮实子 15g

庵榈子 10g　阿胶珠 20g　小蓟 30g　炒白术 15g

水牛角浓缩粉 2g（冲）

14 剂，水煎服，2 日一剂。每剂水煎 2 次，混合分 2 次服，每次服 250ml，于早饭后一小时服用，午后不服药。次日相同。

随证时而辅以疏肝利胆、温经健脾之品，以此方为主共就诊治疗近 5 年，病情一直稳定，未再出现大量腹水、出血等。

末次就诊（2013 年 7 月 4 日）：两胁针刺样疼痛，五心烦热，眼干涩，尿黄，无肌衄、齿衄、鼻衄，大便时干，每日一行，经前颜面下肢中度浮肿，月经周期 20 天，行经 7 天，量中等，色不黑，无明显血块。舌质紫黯，舌红少苔，脉沉细略数。

体格检查：腹软；下肢无水肿；肝掌色红；蜘蛛痣明显。

辅助检查：AST：33U/L，ALT：30U/L，TBIL：16.5μmol/L，ALB：44.4g/L，GLO：32.9g/L，A/G = 1.3；AFP：3.3ng/L；WBC：2.7×10^9/L，PLT：44×10^9/L；HBV-DNA < 5×10^{2}copies/L；腹部彩超示：脾厚 51mm。

中医诊断：单腹胀。

中医辨证：肝肾阴虚，郁热成积。

治法：滋补肝肾，软坚散结，通络。

方药：

生地 15g　当归 12g　枸杞子 10g　麦冬 20g

北沙参 20g　绿萼梅 10g（后下）　女贞子 15g　仙鹤草 30g

丹皮 12g　三七 6g　杜仲 10g　菟丝子 10g

水牛角浓缩粉 2g（冲）

20 剂，水煎服，3 日一剂，每日早饭后一小时服用一次，次日同前，第三日休息停服。

验案分析

肝硬化腹水属中医"鼓胀"范畴，又称"单腹胀"，其基本病机为肝、脾、肾受损，气滞、血瘀、水停，属本虚标实之证，甚为难治。古今医家多有共识：晚期肝硬化腹水多与阴伤有关，而"舌红阴虚"之肝硬化腹水比"舌淡阳虚"者更为难治。综合本案症、脉、舌，属于典型的"肝肾阴虚，日久生积"证。

本案例采用"滋肾柔肝法"，五年来一直守方加减，效果主要体现在以下方面：①患者的转氨酶及胆红素已恢复正常；②乙肝病毒载量转阴；③脾厚由原来的 63mm 控制在 51mm 左右；④AFP 已由 44ng/L 降至正常；⑤A/G 已有好转，患者未再因腹水、出血而住院治疗，一直在干家务和轻度务农。

钱英老师善用"滋肾柔肝法"治疗肝硬化腹水，其理论依据如下：

1. 基于对"乙癸同源，肝肾同治"论的认识

明代李中梓在《乙癸同源论》中指出肝肾同源于精血，精血可以互生，"血不足者濡之，水之属也。壮水之源，木赖以荣""水木同府"，故可肝肾同治。

2. 基于对"肝为刚脏"的正确理解

"肝为刚脏"不能作为肝的生理特性去认为肝性刚强躁急。正确认识"肝为刚脏"应当是肝脏不易见阳虚病机而易见阴虚病机的病机易趋性。正如《临证指南医案》所云："经旨谓肝为刚脏，非柔不和""盖肝为刚脏，必柔以济之。"故叶天士倡导"辛润通络"等法，以阴为养，以柔为生。

3. 基于对肝硬化腹水成因的准确把握

肝硬化腹水常见脾肾阳虚证，用真武汤或肾气丸补肾阳也可收效。但晚期肝硬化腹水多因郁热伤阴，或长期使用西药利尿剂伤阴，或滥用攻逐法泻水伤阴，终至难治性或顽固性腹水。国家中医重点研究室课题"肝硬化中医病机理论的研究"提示："肝肾阴虚证候存在于乙肝肝硬化中晚期。"其蛋白质组学研究更提示："在肝硬化的早期，肝肾阴虚证候已有表现，因此临床治疗肝硬化有必要未雨绸缪，注意顾护肝肾阴虚……代偿期及失代偿期肝硬化均不可忽视滋养肝肾。"

4. 基于对肝硬化腹水瘀血阻络证治疗的深入思考

肝硬化腹水常见瘀血阻络证，"久病入络"说明瘀血病位已纵深缠绵导致血络（包括孙络、浮络……）不通。血络具有渗灌气血和濡养组织以调节营、血、津、液互化平衡等作用，与人体微循环有相似之处。当血液黏稠凝滞时应当扩充增液、稀释通畅为治。钱英老师常言："若欲通之，必先充之"，即指

滋阴生津、和血润络是治疗肝硬化腹水的前提。

另尤须强调指出的是：治疗肝硬化腹水切不可急于求成。钱英老师认为："肝硬化腹水临床治疗虽有腹水，但不可见水治水，强行利水，以免伤阴损肾。须兼顾肝肾两虚，治疗以滋肾柔肝，使肾气充足，以助膀胱气化，腹水减退，最终才能取得临床实效。"所以不要急于求成，当慢慢养阴。诚如朱丹溪所言："病者苦于胀急，喜行利药，以求一时之快，不知宽得一日半日，其肿愈甚，病邪甚矣，真气伤矣。"他在《格致余论·臌胀论》指出："此病之起，或三五年，或十余年，根深矣，势笃矣，欲求速效，自求祸耳。"

钱英老师运用"滋肾柔肝法"治疗肝硬化腹水所拟的代表方剂来源于一贯煎合鳖甲煎并化裁至简。方中生地、鳖甲为君，生地为一贯煎君药，用量最大（原方用八钱至一两四钱，折合每剂成人量应为 24～42g），功能滋阴养血、补益肝肾；鳖甲为鳖甲煎之君药，功能软坚散结、柔肝消积，《柳州医话》指出："胁痛作胀，按之坚硬加鳖甲"。生地与鳖甲相合，彰显滋润濡养，以柔克刚。北沙参、麦冬、当归身、枸杞子为臣，滋阴养血，辅助君药以濡润肝体。绿萼梅为佐使，一贯煎原方用川楝子疏肝理气，是因多数疏肝理气药药性偏香燥伤阴，与一贯煎滋阴柔润之意相悖，唯独川楝子其性苦寒而不温燥，但因川楝子的毒性成分为川楝素毒蛋白，损伤肝脏明显，故用绿萼梅代替。绿萼梅为采摘于初春的白梅花蕾未开之时，其功效如《本草纲目拾遗》所述：能助清阳之气上升，生津，除烦，开胃，散邪。完善全方"滋阴养血而不遏滞气机，疏肝理气又不耗伤阴血"之功效。

仔细揣度本案例用药，还能体味出两点深意：

1. 正确处理"滋补肝肾"与"治疗腹水"的关系

滋阴虽有恋湿之弊，但滋补肝肾之阴与治疗肝硬化腹水所见之"病理之水"两者截然不同。钱英老师的学术思想之一是"见肝之病，其源在肾，亟当固肾"。"肝病固肾"的理论基础是"肝肾同源"，肝藏血，其性喜阴柔，"肝血易损，肝阴易伤"是慢性肝病的重要病因之一。

唐容川曰："血积既久，亦能化为痰水"，此"痰水"应函括肝硬化腹水，此腹水是由长期慢性反复阴伤损肝所导致"血积"的病理过程和必然结果，治疗应滋阴柔肝、通络化瘀。钱英老师倡导重用生地滋肾养阴，鳖甲柔肝消积，两者合为立方之君药，关键在于滋肾与柔肝并用可收滋肾消积、育阴利水之功。此案例方中加用楮实子甘寒滋肾而利水，也是此意。

2. 治疗出血应在滋补真阴基础上凉血散血

乙型肝炎是病毒性传染病，属温病范畴。国医大师李士懋曾指出：温病的主要治疗原则为清、透、滋三字。所谓"滋"是指温病最易伤津耗液，治疗核心在于保存阴液，故曰："留得一分津液，便有一分生机。"滋阴是温病治疗的一大法门，乙肝重者肝肾真阴耗伤，多取滋补真阴。

叶天士说："救阴不在血，而在津与汗"，所谓"津"是指阴津，所谓"汗"是指养阴滋汗液，甘寒清热止汗，不能辛温发汗。肝硬化腹水常见出血证，多为耗阴动血且有瘀者，应当用叶氏治疗热入血分之法，凉血散血，犀角地黄汤主之。此案例用水牛角浓缩粉、丹皮、小蓟以凉血，用水红花子以通络散血。方中不用赤芍活血是因肝硬化腹水病人多合并慢性肝衰竭，存在凝血机制障碍，而不宜活血太过，以免增多出血之风险，方中只用丹参一味足矣。

犀角地黄汤能"散血"并非单纯活血化瘀，其含义是指滋阴养液使其聚可散，其流亦畅。方内重用生地并加入阿胶珠、三七块共煎亦即此意。

（关　伟　整理）

心法传承

患者姓名：陈某　性别：男　年龄：61岁

就诊时间：2016年5月13日。

主诉：腹部胀满反复发作3年，加重2个月。

现病史：患者3年前起出现腹部胀满，经北京某三甲医院确诊为"酒精性肝硬化，失代偿期"，住院治疗腹水消退后出院。3年来腹水反复发作，近2个月腹部胀满加重，因经济拮据不愿住院遂来门诊求治。症见：腹部胀满，乏力，食欲不振，偶有齿衄，大便每日4~5行，质稀，便急，排便前后无腹痛。舌质淡，苔薄白，舌下静脉根略粗，脉沉滑。

个人史：既往有大量饮酒史。现已戒酒 3 年。

体格检查：面色黑；肝掌色红；蜘蛛痣明显；腹部膨隆；下肢无水肿。

辅助检查：WBC：$2.8 \times 10^9/L$，PLT：$61 \times 10^9/L$；ALT：97U/L，AST：71U/L，TBIL：28.3μmol/L，DBIL：17.6μmol/L，ALB：39.2g/L，GLO：28.4g/L，A/G = 1.38，PALB：105g/L；AFP：35ng/L；腹部彩超示：腹水量中等，脾厚58mm，门静脉宽1.3cm。

中医诊断：单腹胀。

证候诊断：脾肾阳虚，水湿内停，毒瘀阻络。

西医诊断：酒精性肝硬化，失代偿期。

治法：温补脾肾，益气活血，解毒通络。

方药：真武汤合参附理中汤加减。

生黄芪40g　炒白芍15g　炒白术30g　茯苓30g

熟附片10g（先煎）　干姜10g　党参30g　红枣10g

炙甘草6g　桂枝10g　木香10g　车前子30g（包煎）

大腹皮15g　大腹子15g　泽兰15g　郁金12g

茵陈30g（先煎）　垂盆草20g　田基黄20g

14 剂，水煎服，2 日一剂，每日早饭后一小时服用半剂，午后不服药。次日相同。

同仁乌鸡白凤丸9g×10×3盒，9g，每日 1 次，早9点服。

二诊（2016 年 6 月 10 日）：腹部胀满感减轻，乏力好转，食欲改善，尿量较前增加，大便每日 2~3 行，仍质稀。舌质淡，苔薄白，脉沉滑。上方减大腹皮子，加肉豆蔻10g、五味子10g，继服 14 剂，2 日一剂。同仁乌鸡白凤丸9g，每日 1 次继服。

三诊（2016 年 7 月 8 日）：腹部胀满感基本消失，乏力好转，大便每日 2 行，质稀。舌质淡，苔薄白，脉沉滑。辅助检查：ALT：36U/L，AST：29U/L，TBIL：17.3μmol/L，DBIL：6.6μmol/L，ALB：39.7g/L，GLO：26.2g/L，A/G = 1.52，PALB：132g/L；AFP：33ng/L；腹部彩超示：少量腹水，脾厚58mm，门静脉宽1.3cm。上方减茵陈、郁金、垂盆草、田基黄，继服 14 剂，2 日一剂。同仁乌鸡白凤丸9g，每日 1 次继服。

心得体会

本案患者证属典型的脾肾阳虚证,脾阳不振,运化失常,肾阳不足,无以温煦,故见腹部胀满、乏力、食欲不振、大便次数多、质稀、便急,舌脉亦与证相符。

方用真武汤合参附理中汤加减,以温补脾肾,益气活血,解毒退黄。其中生黄芪气味甘温,能补中益气,升运脾阳,温分肉,充腠理,从而使脾胃蒸化得助,中焦枢纽得开,水气得行,本案重用40g,收效明显。治水须重视一个"气"字,含义有二,以治中焦为例:一方面要补气健脾,以助气化;一方面还要佐以行气理气,以达到"气行则水行"的目的,两者不可偏废。本案方中运用木香10g,正是意在行气利水,还需要注意,使用行气药应在补中气、温脾阳的基础上适当运用,过量则反而伤气,不利于气化。方中附子气味辛甘,性大热,能峻补命门、温扶肾阳,喻嘉言云:"肾之关门不开必以附子回阳,蒸动肾气,其关始开。"一味附子能生气开源,补先天养后天,其利尿效果非一般单纯利尿剂所能比拟。以上关于生芪、木香及附子的运用得传于钱英老师早年所继承的姚正平、张子珍两位老中医的临床经验,临床应用效果确切。此外,《本经》载车前子能"利水道小便",《本草新编》云车前子可"止淋沥泄泻",故方中用车前子可起到"利小便,实大便"的作用。

本案为"舌淡阳虚"之肝硬化腹水,经临床施治2个月病情有明显改善,也印证了钱英老师所言:"舌淡阳虚"之肝硬化腹水比"舌红阴虚"者易治。然古语云:"王道无近功。"治疗慢性虚损性疾病,攻邪尚易,理虚实难,仍须切记不可急于求成。古人曰:"肝苦急,治需缓图之。"在辨证准确的前提下,当"守方"缓缓图之,此一点也确须临证时刻谨记。

血清白蛋白降低导致血管内胶体渗透压下降,血浆成分外渗,是形成腹水的重要原因之一。腹水的出现预示着患者肝硬化病情出现恶化,表明肝细胞合成蛋白的能力已缺失。西医治疗腹水主要靠抽取腹水和补充白蛋白,此二法虽可奏效,但效果难以维持,且更会给患者带来严重的经济负担。钱英老师在运用中医药提升蛋白以治疗肝腹水方面颇有心得,重用生黄芪提升白蛋白,笔者学之,临床亦见明显效果。

本案中,还尝试了钱英老师继承自其恩师关幼波老中医的经验——运用血肉有情之品提升白蛋白：予患者加服同仁乌鸡白凤丸每次 1 丸，每日 1 次，连服 2 个月，患者白蛋白及前白蛋白值均有增加，进而促进腹水的改善。同仁乌鸡白凤丸功能补气养血，调经止带，作为妇科良药早已广为人知，然其成分中乌鸡为血肉有情之品，可大补气血，故该药在临床中对于肝硬化腹水阳虚患者提升白蛋白亦大有裨益。临床研究表明：同仁乌鸡白凤丸能促进肝细胞的恢复，明显降低血清谷丙转氨酶，可补益肝肾、活血化瘀，增强肝脏解毒功能，促进肝糖原和蛋白质的合成代谢，且能增强人体免疫功能，从而对肝损伤起到保护作用。该药对慢性肝炎有较好疗效，特别是对白蛋白下降、白/球比倒置的患者疗效显著。钱英老师临床将同仁乌鸡白凤丸用于阳虚之腹水患者，至于阴虚之腹水患者，往往用河车大造丸加以治疗，如遇病程日久阴阳俱虚或治疗为力求阴中求阳、阳中求阴者，又常二药同用，令患者早服同仁乌鸡白凤丸以养阳，晚服河车大造丸以养阴。

（关 伟）

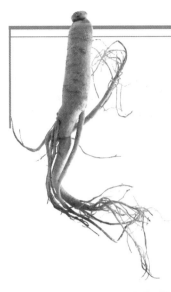

周德安 教授

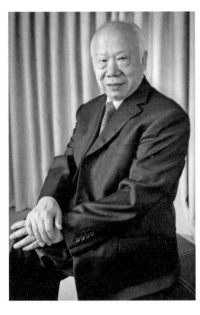

周德安，男，1939 年 11 月 2 日生，主任医师，教授，第三、四、五批全国老中医药专家学术继承工作指导老师，北京同仁堂中医大师。擅长以中药、针灸治疗疑难杂症。总结归纳出治神、治痛、治痰、治风、治动、治聋的"针灸六治"学术思想。

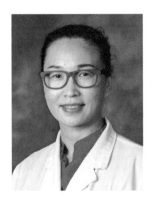

刘勇，医师，2013 年 3 月起跟师周德安教授学习。专业方向：针灸。

名医验案

疏肝解郁、养心安神治郁证

患者姓名：李某　性别：女　年龄：52 岁

就诊时间：2013 年 4 月 22 日。

主诉：失眠、头痛 20 余年。

现病史：20 多年前因工作压力大（经常加班至深夜），家务负担重，还需照顾年幼之子，精神紧张而失眠，每晚需服 2 片艾司唑仑方可睡 4 小时，伴眩晕、头痛、心悸、气短、烦躁不安、腰酸乏力、纳少、便秘，小便正常。舌淡红，苔薄白，脉细弦。

既往史：2002 年行子宫肌瘤切除术。

体格检查：T：36.7℃；P：75 次/分；R：22 次/分；BP：110/85mmHg。

中医诊断：①不寐；②郁证。

中医辨证：肝郁脾虚，心神失宁。

西医诊断：焦虑症。

治法：疏肝健脾，养心安神。

方药：逍遥散加减。

当归 10g　杭白芍 15g　柴胡 6g　炒白术 10g

茯神 15g　合欢花 15g　醋香附 10g　郁金 10g

远志 10g　炒酸枣仁 30g　川芎 10g　杭菊花 10g

川断 15g　炒杜仲 15g　薄荷 10g　炙甘草 6g

炒苍术 10g

7 剂，水煎服，每日 1 剂，早晚分服。

针灸处方：

百会　神庭　攒竹　四神聪

手三里　内关　神门　合谷

中脘　气海　天枢　足三里

三阴交　太冲

百会、神庭、四神聪由前向后平刺1寸，攒竹由上向下斜刺0.3寸，神门直刺0.3寸，余穴直刺0.5～1.5寸，平补平泻。

二诊（2013年4月29日）：头痛、失眠减轻，可入睡，但易醒，偶头晕，苔薄白，脉沉细。原方加浮小麦15g、大枣10g，继续服用14剂。针灸原方基础上加列缺。

三诊（2013年5月6日）：失眠明显改善，头痛减轻，几不头晕，情绪比较稳定，腰痛减轻，药方继续服用14剂。

随访：21剂药后失眠大为改善，服半片艾司唑仑即可安睡6个小时，眩晕、头痛、腰酸等症状亦减轻过半。再服14剂自觉身轻体健。

验案分析

情志病是临床常见病，其中不寐、郁证又最多见。本患病程较长，长期服用安眠药，已产生依赖现象，又值更年期，症状繁多，反复多变，给治疗带来一定困难。

周德安老师认为，五脏活动太过与不及均可导致情志病的发生。早在《黄帝内经》即有明确记载，如《素问·阴阳应象大论篇》有"怒伤肝、喜伤心、思伤脾、悲伤肺、恐伤肾"，《灵枢·本神》有"心怵惕思虑则伤神，神伤则恐惧自失""肝悲哀动中则伤魂，魂伤则狂妄不精""肾盛怒而不止则伤志，志伤则喜忘其前言"等论述，精辟地描述了五脏失调与情志疾病的关系。

周德安老师重视"神"在疾病发生、发展中的地位和"治神"法在疾病治疗中的重要作用，认为神是脏腑生理功能、病理状态的重要外在表现，精神安定、情志舒畅是取得良好疗效的重要条件，提出"治病先治神"的学术观点，创立周氏针灸"四神方"，并扩大了金针王乐亭"五脏俞加膈俞""督脉十三针"和传统"开四关"等方法的应用范围，将其广泛应用于各种精神、情志相关疾病，取得了良好疗效。

本案为一女性更年期患者，综观全身症状及舌脉情况，以肝郁为主，故以逍遥散加香附、郁金疏肝解郁为基础方；再以茯神、远志、合欢花、炒枣仁养心安神；川芎、菊花引经向上治疗眩晕头痛；川断、炒杜仲对症治疗；薄荷疏肝解郁必不可少，周德安老师认为此方没有薄荷就不称其为逍遥散；炙甘草和中，调节诸药。针百会、神庭、本神、四神聪、神门以养心安神，增强记忆力；内关、神门、三阴交是治疗不寐的传统而有效的配方；中脘、天枢、丰隆、照海等穴可润肠通便；气海、照海益气养阴，有引心火下行之效，与神门相伍可交通心肾，使水火相济而收安眠之效；合谷、太冲为"四关"，可疏肝解郁、安神定志，诸穴相伍，其效倍增。针药结合治疗后失眠大为改善。

（刘 勇 整理）

心法传承

患者姓名：安某 性别：女 年龄：29 岁

就诊时间：2014 年 3 月 31 日。

主诉：睡眠不实，多梦伴偏头痛 8 年余。

现病史：8 年前不明原因开始失眠，入睡困难，多梦易醒，继而出现偏头痛，每月 1~2 次，每次疼痛 3~5 天，经期疼痛加剧。纳可，二便调，面色萎黄。舌淡红，苔薄白，脉沉细尺弱。

既往史：痛经。

体格检查：T：36.2℃；P：73 次/分；R：20 次/分；BP：115/80mmHg。

中医诊断：不寐。

中医辨证：肝郁脾虚，心神不宁。

西医诊断：神经衰弱。

治法：疏肝健脾，养心安神。

方药：补中益气汤加减。

太子参 10g　当归 10g　炙黄芪 30g　柴胡 6g

合欢花 15g　茯神 15g　酸枣仁 30g　远志 10g

枸杞子 15g　黄精 15g　郁金 10g　香附 10g

北沙参 15g　细辛 3g　五味子 10g　麦冬 10g

炙甘草6g　川芎10g　升麻10g　炒苍术10g

炒白术10g

7剂，水煎服，每日1剂，早晚分服。

针灸处方：

百会　神庭　风池　攒竹

中脘　气海　天枢　内关

神门　合谷　足三里　三阴交

太冲　太阳穴

二诊（2014年4月7日）：失眠有所缓解，容易入眠，但眠浅易醒，偏头痛次数减少。舌脉同前，宗上方止法治疗。

三诊（2014年4月28日）：失眠大为改善，睡眠质量大大提高，偏头痛已止。舌脉同前，宗上方止法治疗。

心得体会

"治病先治神"的治疗原则是老师六治之首，适用于临床各科尤其是精神科疾病，中医所说的情志病如不寐、郁证、脏躁、癫狂、头痛等，更是治神理念涉及的重点疾病。本案临床症状不多，综合分析属肝郁脾虚、心神不宁的不寐与头痛。根据老师"治病先治神"的理念，将具有补中益气、疏肝解郁、养心安神等功效之药融为一方。其中太子参、炙黄芪、炒二术补中益气；香附、郁金、柴胡、合欢花疏肝解郁；茯神、远志、炒枣仁养心安神；黄精、枸杞子滋补肾精；北沙参、麦冬、五味子为生脉饮，有养心安神之效；细辛、升麻、川芎可引药上行，老师认为此三味药是治疗头痛的要药；炙甘草和中，可缓解细辛、炒苍术之燥。同时针刺百会、神庭、内关、神门、足三里等穴以养血安神；攒竹、风池疏风散邪；中脘、气海、天枢、三阴交健脾利湿和胃；合谷、太冲、"四关"穴可镇静安神，疏肝解郁；太阳穴通调局部气血。

（刘　勇）

名医验案

健脾化痰、养血息风治动证

患者姓名：杨某　性别：男　年龄：15 岁

就诊时间：2013 年 8 月 26 日。

主诉：抽动 6 年，加重 1 个月。

现病史：患者不自主抽动 6 年，挤眉弄眼、努嘴、喉间发声、点头、耸肩、腹部肌肉抽动等，伴轻度注意力不集中，完成作业困难，学习成绩下降，外院诊断为"抽动症"。曾在儿科服药 2 年，初有疗效，但每逢感冒，劳累或情绪紧张后加重。近 1 个月来症状较前加重。舌淡红，苔薄白，脉弦滑。

体格检查：T：36.5℃；P：76 次/分；R：20 次/分；BP：100/65mmHg。

中医诊断：动证。

中医辨证：脾虚痰盛，肝风上扰。

西医诊断：抽动症。

治法：健脾化痰，清肝息风。

方药：半夏天麻白术汤加减。

天麻 10g　法夏 6g　茯苓 10g　白术 10g

钩藤 10g　白芍 10g　羌活 6g　僵蚕 6g

白芷 6g　陈皮 10g　黄精 10g　菊花 10g

决明子 10g　胆星 6g　天竺黄 6g　枸杞子 10g

7 剂，水煎服，每日 1 剂，早晚分服。

针灸取穴：

百会　神庭　本神　四神聪

攒竹　中脘　天枢　丰隆

内关　神门　合谷　公孙

太冲

复诊（2013 年 8 月 28 日）：针刺同前。此后隔日针灸 1 次，同时每日服中药 1 剂。经过一个暑期的治疗，症状明显缓解。

验案分析

儿童多动症与抽动秽语综合征是两个病，其临床表现和发病机制均有所不同，如果没有这方面的临床经验，两者有时不易分清。临床需认真分析，仔细辨别。

多动症与抽动秽语综合征各有特点，多动症是指患者智力正常或接近正常，其表现是与自身年龄不相称的活动过度，注意力高度涣散，情绪不稳定，任性，极易冲动，并常伴有认知障碍和学习困难等一些综合症状。也称"脑功能失调"或"轻微脑损伤综合征"。中医称"失聪"或"健忘"等。而抽动症则是以身体的某部肌肉或某肌群出现突然的、快速的、不自主的反复收缩的运动，如眨眼、耸鼻、皱额、努嘴、摇头、点头、甩手、踢腿等。有时还伴有喉中发声等，属中医学中的"痉证"范畴。

小儿多动症是注意力缺陷及多动障碍的俗称，斯特劳斯认为，这是由于脑轻度受损所致，因此也称轻微脑功能失调，或轻微脑损伤综合征。常由于考试等精神压力加大时出现病情反复，加重。该病虽然发于儿童时期，但可导致终身疾患。不及时治疗会严重危害患儿的健康。周德安老师认为，小儿多动症属于失聪、健忘范畴，多因先天禀赋不足或心脾两虚，或阴虚火旺虚火上越，或痰火内结上扰清窍所致，与中医情志病密切相关。部分患者病情反复发作与感冒、情绪不稳定等有关，而患者是否易感冒与其免疫力的强弱有直接关系。

针灸、中药配合在治疗控制抽动症方面有良好疗效，对预防疾病发作，及时控制病情有重要作用，及时接受针灸、中药治疗可很快缓解或控制抽动症状，因此应成为治疗儿童多动症与抽动症的重要手段。

周德安老师将抽动症分成虚实两型，实证主要从肝风、痰热论治，多用息风化痰清热药；虚证则多从肾气亏虚、髓海不足论治，以补肾健脾、益气养血为主，常用五子衍宗丸、杞菊地黄丸、补中益气汤等。本案属脾虚痰盛、肝风上扰之证，方用半夏天麻白术汤加减，其中半夏、天麻、白术健脾益气，燥湿化痰为君；白芍、钩藤、菊花、决明子清肝明目，息风解痉为臣；黄精、枸杞子有滋补肝肾，加强育阴潜阳之效，为佐；而胆星、天竺黄有助君药之清热化痰的作用。

155

针灸治疗抽动症以"安神方""开四关"为基础，根据痰热肝风等实证突出的特点，以治痰息风为主。基本方为百会、神庭、攒竹、中脘、天枢、内关、合谷、丰隆、公孙、太冲。挤眉弄眼者加承泣透睛明、太阳穴；努嘴加地仓；伴有点头配承浆、廉泉；喉间发声配列缺、公孙、天突。

百会穴位于颅顶中央，属督脉，也是督脉、足太阳膀胱经、手少阳三焦经、足少阳胆经的会穴，别名"三阳五会"，既可开窍醒神，配同属督脉同在脑部的神庭有健脑益智、解痉息风之功。本神属于足少阳胆经，也是胆经与阳维脉之交会穴，可直接作用于脑部，有祛风醒脑之功。以上诸穴伴以经外奇穴四神聪以增强疗效。一切顽疾怪病，均责之于痰，腑会中脘，配以脾经络穴公孙，心胞络穴内关，意在健脾燥湿，行气化痰，开胸解郁；足阳明经络穴丰隆既可调太阴以资运化，又可调阳明祛痰，故可化痰解郁；肝经原穴之太冲，平肝息风。诸穴相伍可共奏补肾健脾、醒神益智、燥湿化痰、解痉息风的良好效果。

（刘 勇 整理）

心法传承

患者姓名：徐某 性别：男 年龄：13 岁

就诊时间：2013 年 7 月 20 日。

主诉：（母亲代诉）挤眉弄眼反复发作 6 年余。

现病史：患儿自 6 岁起出现挤眉弄眼、努嘴、清嗓子及甩手、摇头等动作。某医院诊为"抽动症"，初期治疗有较好疗效，因上学后精神紧张，病情反复，但学习成绩尚好，至 6 年级毕业前病情明显加重，虽增大西药用量并同时服用了中药，病情仍得不到有效控制。刻下症：上述症状全面复发，略显急躁，纳可，眠安，二便调。舌淡红，苔薄白，脉细滑。

体格检查：T：36.8℃；P：76 次/分；R：20 次/分；BP：90/70mmHg。

中医诊断：动证。

中医辨证：肝风内动，痰热上扰。

西医诊断：抽动症。

治法：柔肝息风，清热化痰。

方药：半夏天麻白术汤合天麻钩藤饮加减。

天麻 10g　法夏 6g　茯苓 10g　苍术 10g

白术 10g　钩藤 6g　白芷 6g　僵蚕 6g

羌活 6g　陈皮 10g　黄精 15g　枸杞子 10g

菊花 10g　决明子 10g　胆星 6g　羚羊角粉 0.3g

7 剂，水煎服，每日 1 剂，早晚分服。

针灸取穴：

百会　神庭　攒竹　风池

中脘　天枢　手三里　内关

合谷　血海　足三里　丰隆

列缺　公孙　合谷　太冲

平补平泻，隔日针 1 次。

循上法连续治疗 20 次，服中药 1 个疗程。经过约 2 个月的治疗，烦躁明显好转，抽动基本治愈，随访两年没有较大反复。

心得体会

周德安老师认为：中医学没有多动与抽动之病名，两者的临床表现虽各有不同，但从中医病机分析，确有很多相近之处，因此多动与抽动统称"动证"。又因多动与思维行为、精神、意志有关，故称"内动"；而抽动从面部表情肌或人体其他部位的肌群不自主的抽动即可观察到。因此周德安老师称抽动症为"外动"。

在本病的治疗上，充分体会到周德安老师"治病先治神"的理念。他和蔼可亲、面带微笑的态度，首先赢得了患儿的信任，使他们心态放松，配合治疗；对患儿非常耐心，诊治非常细心，患儿家长也能感受到老师对孩子的关爱，她们都说老师就像孩子的亲爷爷。可以说是"治病先治神"的一个具体体现。

笔者秉承了周德安老师治病先治神的理念，在老师学术思想的指导下，对本案认真分析，制订了切实可行的如上计划。百合、神庭、攒竹三穴是治疗动证的主穴，无论多动与抽动均可取之；中脘、天枢、内关、列缺、丰隆、公孙是老师的理气化痰方，取怪病多从痰论治之意；手三里、足三里、血海养血息风；风池是祛风要穴；合谷、太冲为"四关穴"，是老师临床喜用的治神方之一。而中药则以半夏天麻白术汤合天麻钩藤饮加减，其中半夏、天麻、炒二术、茯苓、陈皮健脾化痰；钩藤、僵蚕、羚羊粉息风；黄精、枸杞柔肝；菊花、决明子清肝；胆星加强祛痰作用；而羌活、白芷引经上行，是头面疾患，特别是小儿抽动症的不可或缺的药品。

（刘 勇）

名医验案

清肝利胆、补肾宣肺治耳聋

患者姓名：马某　性别：男　年龄：53 岁

就诊时间：2013 年 5 月 6 日。

主诉：双耳听力下降伴耳鸣 3 个月余。

现病史：3 个月前患者因春节期间繁忙劳累，精神紧张而致突发性耳聋，同时伴耳鸣、不寐，烦闷易怒，曾去两家医院就诊，均诊为"突发性耳聋"，双耳听力中低频均下降至 80db，耳中堵闷感，予输液治疗，2 周后好转，但听力只提高 50db，耳堵仍无明显好转。刻下症：听力下降，耳中蝉鸣，头晕，睡眠不实。纳可，二便调。面色淡黄无光泽，舌淡红，苔薄白，脉细弦。

体格检查：T：36.8℃；P：72 次/分；R：19 次/分。

辅助检查：电测听双耳中低频约 50db。

中医诊断：①耳聋；②耳鸣。

中医辨证：肝郁脾虚，心肾不交。

西医诊断：突发性耳聋。

治法：疏肝健脾，交通心肾（清心火，滋肾水）。

方药：逍遥散加减。

当归 10g　白芍 15g　柴胡 8g　苍术 10g

白术 10g　茯神 15g　合欢皮 30g　杏仁 6g

桔梗 6g　陈皮 10g　黄精 15g　枸杞子 10g

蝉衣 6g　生龙齿 20g　远志 10g　柏子仁 15g

丹参 10g　五味子 6g

7 剂，水煎服，每日 1 剂，早晚分服。连续服 4 周。

针灸处方：

百会　神庭　攒竹　耳门透听会

角孙　翳风　中脘　气海

天枢　内关　神门　合谷

足三里　筑宾　太溪　绝骨

太冲

平补平泻法。隔日针 1 次，10 次为 1 个疗程。

按上法治疗 1 周后患者听力有所提高，但未行测听检查，约治疗 1 个半月，患者复查听力为双侧耳低频显示为 30db，听力基本正常，随访 3 年未复发。

验案分析

耳聋是发病率较高的疾病，美英国家约占总人口的 10% 左右，我国到医院就医的患者即可高达 3000 多万，全球共有耳聋患者 4.2 亿之多，因此如何预防和治疗耳聋是一个难题。神经性耳聋诊断并不困难，但病因很难确定。接诊听力障碍患者，首先应查其发病的原因、性质、症状、时间等。一般来讲发病突然，原因不明的感音性耳聋，多与病毒感染、内耳供血障碍、过敏、噪音干扰、紧张劳累等有关系。而中医认为与肝胆火旺，上扰清窍相关。慢性神经性耳聋多发病缓慢，约 70% 以上的患者曾出现过间断性耳鸣、眩晕或上呼吸道感染的症状，这些症状均未引起患者重视，致病情逐渐加重。中医认为这种耳聋多为肝肾阴虚型，"聋为鸣之渐"就是这个道理。中西医都认为，突发性耳聋治疗越及时，治愈显效率越高。西医则更明确地说发病 6 小时之内进行治疗效果最佳。其治疗原则为扩管、营养神经、抗感染、消炎、理疗、高压氧等；中医则以清肝泻胆、通利耳窍为法，处方以加味逍遥散或龙胆泻肝丸为主，再加杏仁、郁金、桔梗、陈皮等。

周德安老师擅长治疗耳聋、耳鸣，门诊患者中约60%为此病。他根据耳聋、耳鸣发病时间的长短，辨证分成虚、实两型。突发性耳聋多为实证，多属肝胆火旺型，治以清肝泻火、通利耳窍；长期的慢性耳聋耳鸣以虚证为主，多属肾精不足型，治以滋补肝肾、镇静安神。采用针药结合的方法得到不同程度的改善，其中20%可获得显著疗效。

本患者患病已3个月余，所以诊为肝郁脾虚和心肾不交之较复杂的耳聋、耳鸣，治疗方法为疏肝健脾、清心火、滋肾水、交通心肾。对此周老师制订了疏肝健脾、交通心肾的治疗大法。方中当归、白芍、柴胡、合欢皮解郁疏肝为君。苍、白术是周德安老师常用的对药，既有白术的健脾，又有苍术的燥湿；茯神亦可用茯苓，既有健脾、利湿之功，又有养心安神之效，三药为本方之臣。黄精、枸杞子滋补肝肾；丹参、远志、柏子仁、五味子养心安神；杏仁、郁金、桔梗、陈皮有治聋先治肺之意，是周德安老师将北京中医院内科名家魏叔和教授之经验灵活地运用到本案的治疗中，以上诸药共同构成佐药。而蝉蜕既可解肌，又可息风，有通利耳窍之功；生龙齿重镇安神，可加强疏肝解郁作用，此二味药为使药。君臣佐使组合极致，因此能取得良好疗效。

（刘 勇 整理）

心法传承

患者姓名：高某 性别：男 年龄：56 岁

就诊时间：2014 年 4 月 21 日。

主诉：耳聋、耳鸣 4 个月余。

现病史：4 个月前某日晨起突发耳鸣并伴眩晕，但听力无明显下降，曾经西医输液治疗，无明显效果。刻下情绪急躁，易出汗，纳可，眠欠安，二便调，舌淡红，苔薄白，脉弦。

既往史：高血压。

体格检查：T：36℃；P：73 次/分；R：20 次/分；BP：135/90mmHg。

中医诊断：耳鸣。

中医辨证：肝郁化火，上扰清窍。

西医诊断：神经性耳鸣。

治法：疏肝解郁，清热泻火。

方药：龙胆泻肝汤加减。

当归 10g　赤芍 10g 白芍 10g　柴胡 6g

龙胆草 6g　炒黄芩 6g　炒栀子 6g　杏仁 6g

广郁金 10g　桔梗 6g　陈皮 10g　丹参 10g

路路通 15g　川芎 10g　杭菊花 10g　炒苍术 10g

炒白术 10g

7 剂，水煎服，每日 1 剂，早晚分服。

针灸处方：

百会　神庭　攒竹　耳门透听会

角孙　翳风　手三里　足三里

外关　合谷　中渚　筑宾

丘墟　太溪　太冲

每周针两次，连续治疗 30 次，耳聋耳鸣明显缓解，继续服中药治疗。

心得体会

本患发病时虽无明显诱因，但因其性情急躁，加之工作压力大，故认为郁而化火是主要病机。火性炎上，上扰清空，耳窍闭阻而致眩晕耳鸣；木强乘土而致脾虚。脾虚运化失司，导致血虚，不能上奉养心，心血不足，神无所主，故夜寐不安。

针刺先以百会、神庭、攒竹安神定志；再取耳门透听会，角孙、翳风通调局部的气血与经脉；合谷、太冲镇静安神，平肝息风；手、足三里为多气多血经脉的手足阳明经的一对同名穴，是老师最喜欢用的一个对穴组合，既可益气养血，又可行气活血；太溪为肾经的原穴，可滋肾水，聪耳明目；筑宾为肾经的郄穴，对急性耳聋有较好的疗效；外关、中渚为手少阳经的穴位，丘墟为足少阳胆经原穴，三穴可共奏清解少阳之火、开启耳窍之功。

为掌握周德安老师中医治疗耳鸣耳聋的用药规律，笔者收集了跟师抄录的 10 个神经性耳聋的中药处方，其中包括 4 例耳鸣患者的处方。归纳总结后发现，周德安老师治疗神经性耳聋、耳鸣的基本方剂包括 14 味中药：当归、赤白芍、柴胡、炒苍白术、杏仁、郁金、桔梗、陈皮这 10 味药形成固定的组合出现在 5 个处方中；丹参、路路通、川芎、菊花这 4 味药同时出现在 5 个处方中。在辨证加减方面，伴耳鸣加蝉蜕、灵磁石；伴失眠者，加远志、酸枣仁；肝肾阴虚者，加黄精、枸杞子；热象较重者，加黄芩、炒栀子；肺阴不足者，加沙参、天麦冬；肝气郁结者，加香附、合欢皮（女用合欢花）。

周德安老师治疗耳聋、耳鸣常使用固定的药物组合。杏仁、郁金、桔梗、陈皮这 4 味药以固定方式出现在耳聋急性期患者和耳聋多年的患者的处方中，体现治聋先治肺的学术观点。当归、赤、白芍相配活血化瘀，通利耳窍；柴胡、炒苍、白术疏肝健脾化湿，取怪病治痰的理论；丹参、路路通加强活血开窍之功；川芎、菊花为清利头目五官之要药，以上 14 味药共同构成耳聋急性期基本治疗方剂。对于耳聋多年的患者，在治聋先治肺的基础上，以六味地黄丸之三补配合黄精、枸杞子以滋补肝肾、维系耳窍。此属治本之法，起效虽慢，但也有部分多年的耳聋症出现好转。

（刘 勇）

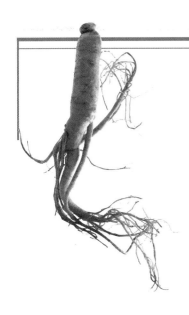

栗德林 教授

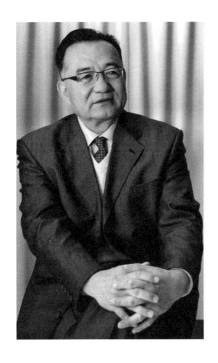

　　栗德林，男，1940 年 9 月生，教授、主任医师、博士及博士后导师，第二、四、五批全国老中医药专家学术经验继承工作指导老师，北京同仁堂中医大师。他提出"选经方不拘病，择时方审病性，寒热多态寻病位，创新成果重应用"。擅长治疗中医内科疑难病症，主攻糖尿病及其并发症的中医药治疗。

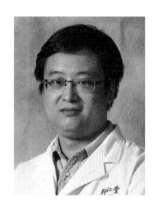

庄扬名，男，主治医师，2010 年 3 月起跟师栗德林老师学习。专业方向：内分泌疾病。

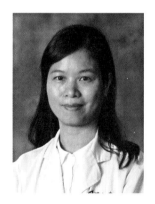

钟柳娜，女，副主任医师，栗德林老师第五批全国老中医药专家学术经验继承工作学术继承人，2012 年 8 月至 2015 年 7 月跟师栗德林老师学习。专业方向：内分泌疾病。

名医验案

芪黄消渴方治疗糖尿病

患者姓名：赵某　　性别：男　　年龄：55岁

就诊日期：2015年1月22日。

主诉：发现血糖升高3年。

现病史：3年前体检发现血糖升高，诊为"2型糖尿病"，经饮食运动控制后，空腹血糖在7~8mmol/L之间。现症见口干，多饮，身倦，易疲劳，手足心热，时心慌，体重超标，中心性肥胖，BMI：26.3。舌黯红，苔薄，脉弦细。

既往史：高血压病病史10余年，现血压120/96mmHg。

个人史：无烟酒等不良嗜好。

家族史：母亲糖尿病。

中医诊断：消渴病。

西医诊断：糖尿病。

中医辨证：气阴两虚兼内热。

治法：益气养阴清热。

处方：消渴方合增液汤加减。

黄连15g　葛根15g　生地20g　天花粉12g

丹参15g　生白术15g　山药15g　麦冬20g

玄参15g　分心木15g　黄精20g　知母15g

丹皮15g　淫羊藿20g　西洋参12g　决明子30g

7剂，水煎服，每日1剂，早晚分服。

二诊（2015年1月29日）：口干、身倦减轻，时有左手臂麻木，近日空腹血糖6.4mmol/L，血脂异常（总胆固醇、甘油三酯、低密度脂蛋白高）。血压124/78mmHg。舌淡黯，苔薄白，脉弦细。辨证：气阴两虚夹瘀。治法：益气养阴，活血通络。芪黄消渴方加减。

生黄芪 30g　黄连 15g　黄精 15g　决明子 20g

山楂 15g　丹参 20g　生地 15g　麦冬 15g

五味子 10g　地龙 15g　分心木 15g　牛蒡子 15g

知母 15g　山药 20g　白术 15g　鸡血藤 15g

无柄灵芝粉 10g（冲）

7 剂，水煎服，每日 1 剂，早晚分服。

三诊（2015 年 2 月 5 日）：手臂麻木消失，口干、身倦减轻，时头晕，耳鸣如蝉，手足心热，空腹血糖 6mmol/L 左右。舌尖红，苔薄白，脉弦细。辨证：气阴两虚，燥热夹瘀。治法：益气养阴，清热活血。芪黄消渴方加减。

生黄芪 30g　黄连 15g　生地 15g　决明子 20g

丹参 15g　葛根 15g　山药 20g　旱莲草 20g

女贞子 20g　枸杞 15g　菊花 10g　丹皮 15g

知母 15g　山楂 15g　分心木 15g　牛蒡子 15g

石斛 15g　麦冬 15g　焦栀子 15g　红藤 15g

无柄灵芝粉 10g（冲）

7 剂，水煎服，每日 1 剂，早晚分服。

随访：患者随诊 1 年，仍以芪黄消渴方加减，血糖基本正常，无明显波动，可正常生活。

验案分析

栗德林老师认为消渴病以本虚标实、虚实夹杂为特点。本虚以气阴两虚为主，标实以燥热内结、瘀血内停和痰浊中阻为多见。病久阴损及阳，可致阴阳俱虚。另外，消渴日久，久病入络，络脉瘀阻，还可出现消渴肾病、消渴眼病、消渴痹痿、消渴脱疽等变证（相当于糖尿病慢性并发症）。还有少数消渴患者发病急骤，迅速出现面赤烦躁、皮肤干燥、头痛呕吐、目眶凹陷、昏迷、气少息促、面唇苍白、四肢厥冷、脉微欲绝等阴竭阳脱之急危证候（相当于糖尿病急性并发症）。消渴病机复杂，临床应抓住主症进行辨证论治。

本患者体型偏胖，体内多痰浊，日久化热，耗伤气阴，加之痰瘀阻络，故发为消渴，呈现出本虚标实、虚实夹杂的特点。与典型的上中下三消不同，兼杂症较多，气阴两虚为本，痰浊、血瘀、燥热为标，治疗上要仔细权衡攻补之间的关系，需要有丰富的经验之后反复临床实践才能真正做到抓好主症，攻邪不伤正气，滋补不碍胃滋腻，方可获得较好效果。

栗德林老师将气阴两虚挟瘀伴随糖尿病的病因病机概括为"五脏柔弱，内热熏蒸，伤津耗气，血稠液浓"。提出益气养阴，清热活血的治法，以自拟芪黄消渴方加减化裁，临床收效颇佳。芪黄消渴方药物组成：生黄芪 30g，知母 15g，黄连 15g，天花粉 10g，生地 20g，玄参 15g，葛根 15g，山药 15g，山萸肉 15g，牡丹皮 15g，丹参 15g，女贞子 20g，旱莲草 20g，麦冬 15g，五味子 8g。其中黄芪补气温中，知母凉润滋阴而又能反佐黄芪之温燥，为栗德林老师常用对药，通常黄芪和知母的比例为 2：1。黄连苦寒坚阴而不伤阴，生地、玄参、麦冬取增液汤之义，元参养阴生津、清热润燥，麦冬滋液润燥，生地养阴清热，三味相配，共奏增液润燥之功。加入天花粉、葛根、山药、山萸肉、牡丹皮、五味子，取玉泉汤与六味地黄汤之义，滋阴生津。再加以二至丸（女贞子、旱莲草）增强滋补肝肾之力，加丹参协同牡丹皮以凉血活血养血。随证加减化裁时，气虚明显者可加西洋参、生晒参等；痰浊明显者，可加决明子、虎杖等；小便浑浊、蛋白尿者栗德林老师常用分心木、玉米须、牛蒡子、罗汉果等分清去浊；津液不足者，常用石斛、芦根等；血瘀较重者，心脑血管为主的常加山楂、红藤，周围血管与微循环障碍的常选牛膝、鸡血藤、地龙、水蛭；精血亏虚、免疫力低下者，常选黄精、灵芝。

（庄扬名　整理）

心法传承

患者姓名：黄某　性别：女　年龄：70 岁

就诊日期：2015 年 8 月 10 日。

主诉：体检发现血糖升高 20 余年。

现病史：20多年前体检时发现血糖升高，诊为"2型糖尿病"，用西药（具体不详）治疗血糖控制欠佳，目前已合并糖尿病肾病、慢性肾功能不全、糖尿病周围神经病变。曾住院改用胰岛素治疗，血糖仍控制欠佳，近期空腹血糖在9mmol/L左右。现症见：头晕不适，口干，目干涩，哈欠频频，双下肢麻木酸痛，乏力，夜尿不多，大便黏滞。血压150/75mmHg。舌体黯，苔白稍厚，脉沉弦。

既往史：高血压、高脂血症史。

中医诊断：消渴病。

中医辨证：气阴两虚，瘀血阻络。

西医诊断：糖尿病。

治法：益气养阴，活血通络。

处方：芪黄消渴方加减。

生黄芪30g　黄连15g　生地20g　山萸肉15g

丹参15g　葛根15g　山药15g　旱莲草20g

女贞子20g　丹皮15g　知母15g　麦冬15g

山药15g　五味子8g　牛膝15g　薏苡仁20g

14剂，水煎服，每日1剂，早晚分服。

二诊（2015年8月25日）：头晕、口干、乏力减轻，已无目干涩发痒，大便已基本正常，哈欠仍较多，双下肢麻木酸痛稍减，行走困难。空腹血糖控制在7～8mmol/L之间。舌黯紫，苔白，脉弦。前方去薏苡仁加鸡血藤20g。

14剂，水煎服，每日1剂，早晚分服。

随诊半年，仍以芪黄消渴方加减，两个月后空腹血糖控制在6～7mmol/L，三个月后血糖基本控制在正常水平。

心得体会

糖尿病的发生和发展的不同阶段，其气、津、血、液的损伤程度和黏稠度不相同，因此临床表现也不同。初期有轻度的气阴不足而以阴虚为主，伴有血黏度轻度改变；渐出现气阴两虚各占一半左右，血黏度明显改变；继之加重，有并发症时则为严重的气阴两虚，甚至出现阴阳两虚并有血瘀的症状。各阶段间界线模糊，是一个渐进的长期过程。可以说气阴两虚和血黏稠滞而不畅贯穿在糖尿病的全过程。

气阴两虚致瘀的主要临床表现有眩晕、耳鸣、目干涩、口咽干、口渴欲饮或多饮、神疲身倦、气短乏力、自汗或盗汗、畏风、潮热、烘热、心烦心悸不安、手足心热或四末发凉麻痛紫黯、少寐多梦、身体消瘦、尿频尿多或夜尿多、腰酸膝软、肢体浮肿、视物模糊或黑花飞舞，皮肤干燥发痒、腿足挛急或痿软无力、遗精早泄、胃脘痞满、胸闷隐痛或刺痛、半身不遂或语謇，大便干燥或便溏、舌质淡红或淡胖或淡黯、舌有瘀点或瘀斑、舌唇发紫或舌底静脉黯紫、面淡唇无华或颧红或萎黄、少苔、脉沉细或细数、细涩、结代等。

治疗以益气养阴、活血化瘀为大法，但有或轻或重的选择，或与他法相伴，如益气养阴清热活血法、益气养阴祛瘀化痰法、益气养阴化浊活血固精法、益气养阴温阳逐水行瘀法、益气养阴活血通经法、益气养阴消瘀散结法等。即使在糖尿病的前期预防中，也离不开益气养阴活血药物。益气养阴的代表方生脉散和活血化瘀药丹参、葛根、鸡血藤等使用频率最高。2 型糖尿病初期即有血瘀，所以辨证治疗临床早期的病人即同时应用活血化瘀的药物，如丹参、赤芍、葛根、鸡血藤、益母草等。这是治疗 2 型糖尿病早期没有出现并发症的有效方法。糖尿病并发症出现后，则血瘀存在于各种并发症中，有的与气阴两虚、阴阳两虚、痰浊郁滞等同时存在，有的则为主要病机。因其瘀阻的部位不同而出现不同的临床表现。瘀在颈脑部位可见眩晕、中风、痴呆，如西医之脑梗死、脑出血、脑血管性痴呆、颈动脉斑块形成等；瘀在眼部可见消渴目病，如西医之视网膜病变、眼球神经麻痹、青光眼等，其中视网膜病变是糖尿病致盲的主要原因；瘀在心脏可见消渴病心病，如胸痹、心痛、心悸、怔忡、支饮、水肿等，在西医则为糖尿病心脏微血管病变、大血管病变、心肌病变、心脏自主神经功能紊乱所致的心律失常、心功能不全等；瘀在胃肠可见消渴兼胃缓、呕吐、痞满、便秘、泄泻症，包括西医之糖尿病胃功能紊乱、肠病两部分，在各病症各类型中常见；瘀在肾脏可见“水肿”“胀满”“关格”等，可见于西医的糖尿病肾病，即糖尿病肾小球硬化症、肾小管病变，其严重者发展为肾衰竭，是糖尿病重要的致死原因之一；瘀在四肢可见五体痹、坏疽等，包括西医之糖尿病周围神经病变、糖尿病周围血管病变、糖尿病足、坏疽等并发症。无论内治与外治都离不开活血逐瘀之品。在辨证治疗的各种证型中广泛地使用活血化瘀药物：既有当归、川芎、丹参、赤芍、益母草、鸡血藤、红藤、鬼箭羽、大黄、山楂、三七、葛根、桃仁、红花、血竭、乳香、没药、姜黄、生蒲黄、牡丹皮、元胡、泽兰、莪术等植物药，又有地龙、水蛭、僵蚕、土鳖虫、穿山甲等动物药。在糖尿病骨关节病及糖尿病合并皮肤瘙痒症的治疗中，活血化瘀药物更为常用。

糖尿病的中医治疗是一个循序渐进的过程，切勿一味图快，要在饮食运动控制的前提下坚持长期服药方可获得稳固的疗效。

（庄扬名）

名医验案

辛开苦降消痞满

患者姓名：曹某　性别：女　年龄：36 岁

就诊日期：2013 年 5 月 20 日。

主诉：胃脘部胀痛反复发作 2 年。

现病史：胃脘部胀痛反复发作 2 年余，嗳气，时有反酸，矢气频，身倦乏力，畏冷。胃镜检查：胃窦部慢性糜烂性胃炎。B 超：脂肪肝（中等）。舌淡黯，苔薄白，脉弦细。

中医诊断：胃脘痛。

中医辨证：寒热错杂，中焦气滞。

西医诊断：慢性胃炎。

治法：辛开苦降，和中止痛。

处方：半夏泻心汤加减。

党参 20g　黄连 10g　法半夏 9g　黄芩 12g

干姜 10g　制元胡 15g　甘草 10g　川楝子 12g

淫羊藿 15g　炒莱菔子 20g　海螵蛸 15g　白花蛇舌草 20g

枳壳 15g　蒲公英 15g

7 剂，水煎服，每日 1 剂，早晚分服。

二诊（2013 年 5 月 28 日）：胃脘痛、嗳气、矢气频等症状均明显减轻，现胃部仍畏凉，身倦，精神时疲。舌偏黯，苔薄白，脉弦无力。半夏泻心汤加减。

党参 20g　黄连 10g　黄芩 12g　干姜 10g

甘草 10g　法半夏 9g　制元胡 15g　石菖蒲 15g

郁金 15g　丹参 15g　仙茅 15g　车前子 15g（包煎）

淫羊藿 15g　海螵蛸 15g　柴胡 12g　合欢皮 20g

4 剂，水煎服，每日 1 剂，早晚分服。

三诊（2013 年 6 月 1 日）：临床症状均消失，舌淡红，脉沉细。半夏泻心汤加减。

党参 20g　黄连 10g　黄芩 15g　制元胡 15g

法半夏 9g　甘草 10g　干姜 10g　焦三仙各 15g

莱菔子 15g　白芷 12g　炒白术 15g　山药 20g

夜交藤 30g　枳壳 15g　决明子 30g　合欢皮 20g

丹参 15g　柴胡 12g　鸡内金 15g　白花蛇舌草 20g

7 剂，烘干，共为细粉，装 0 号胶囊，每粒 0.5 克，每次 6 粒，每日 3 次服。

验案分析

天气变化、恼怒、劳累、饥饿、进食生冷干硬辛辣醇酒等都会导致脾胃病病情加重或反复，辨证时不易准确把握。

栗德林老师指出，胃脘痛、痞满病名不同，主症不同，但其病机、病候多具有相同之处，两者皆可出现寒热错杂之象。本患者虽以胃脘痛就诊，但胃脘部胀满、胀闷、嗳气、吐酸、纳呆、胁胀腹胀等症状均错杂其中。栗德林老师治痞满喜用半夏泻心汤，此方所治之痞，原是小柴胡汤误下，损伤中阳，少阳邪热乘虚内陷所致。方中半夏散结消痞、降逆止呕，故为君药；干姜温中散邪，黄芩、黄连苦寒，清热消痞，故为臣药；人参、大枣甘温益气，补脾气，为佐药；甘草调和诸药，为使药。栗德林老师认为，痞满的基本病机是中焦气机不利，脾胃升降失宜。临床见此等胃强脾弱诸症，总以调理脾胃升降、行气除痞消满为基本法则，皆可以半夏泻心汤加减治疗，其他如慢性腹痛、泄泻、呃逆等病，只要有是证，即可以此方加减治之。治疗时应根据其虚、实分治，实者泻之，虚者补之，虚实夹杂者补消并用。扶正重在健脾益胃，补中益气，或养阴益胃；祛邪则视具体证候，分别施以消食导滞、除湿化痰、理气解郁、清热祛湿等法。

栗德林老师在半夏泻心汤的基础上成功创制了延参健胃胶囊（人参、半夏、黄连、干姜、延胡索、黄芩、甘草），经临床验证能有效地治疗慢性萎缩性胃炎中医辨证属寒热错杂者。热重者加白花蛇舌草、蒲公英清热解毒；痞满、腹胀较重者加枳壳、厚朴、大腹皮、炒莱菔行气除满；伴恶心呕吐者加竹茹、旋覆花降逆止呕；中焦虚寒、畏寒腹痛者加制附子和吴茱萸以温经散寒；下利湿邪较重苔厚腻者加茯苓、车前子等利湿止泻；脘痞纳呆者用焦三仙、鸡内金消食导滞。

另外，治疗脾胃病，三分之治七分在养，治疗是一个方面，调摄预防也很重要的。栗德林老师将脾胃病调摄预防要旨概括为"饮食有节宜清淡，勿食生冷忌肥甘，调节情志精神爽，起居有节避风寒。"

（庄扬名　整理）

心法传承

患者姓名：王某　性别：男　年龄：43 岁

就诊日期：2015 年 4 月 13 日。

主诉：胃脘部胀满隐痛反复发作 5 年，加重 3 个月。

现病史：5 年前因酗酒及暴饮暴食出现胃脘部胀满隐痛，自服"斯达舒"等药物症状缓解，未至医院检查。3 个月前胀满隐痛加重，饭后明显，伴呃逆、反酸，口苦欲冷饮，食凉饮冷则脘痞加重，大便溏结不调。胃镜检查："萎缩性胃炎，胃食道反流"。舌黯胖边略红，苔白厚腻罩黄，脉沉弦滑。

中医诊断：痞满。

中医辨证：寒热错杂。

治法：辛开苦降，行气化湿。

处方：半夏泻心汤加减。

党参15g　黄连10g　法半夏9g　黄芩15g

干姜10g　制元胡15g　甘草10g　厚朴10g

枳实15g　炒莱菔子20g　海螵蛸15g　九香虫6g

藿香15g　白豆蔻10g

7剂，水煎服，每日1剂，早晚分服。

二诊（2015年4月21日）：胃脘胀满明显好转，反酸减少，时有腹中窜气感。大便较前好转，成形不干。舌质黯胖，白腻苔较前减少，脉沉弦滑。前方去白豆蔻加佛手10g，14剂，水煎服，每日1剂，早晚分服。

以半夏泻心汤加减治疗3月余，胃脘已无不适，复查胃镜为浅表性胃炎，改以中成药香砂养胃丸巩固善后。

心得体会

中药治疗慢性萎缩性胃炎在无不适症状后仍要坚持调理3个月至半年左右才能达到病理改变痊愈的效果，对于有肠上皮化生等癌前病变的则治疗周期需要更长。本例患者以痞满为主要表现，证属寒热错杂，以半夏泻心汤加减坚持治疗获效。

半夏泻心汤的配伍特点是寒热互用以和其阴阳，辛苦并进以调其升降，补泻兼施以顾其虚实，用于寒热错杂之痞证。临床应用以心下痞，但满而不痛，或呕吐，肠鸣下利，舌苔腻而微黄为辨证要点。如湿热蕴结中焦，呕甚而痞，中气不虚，或舌苔厚腻者，可去人参、甘草、大枣、干姜，加枳实、生姜以下气消痞止呕。本方主治虚实互结证，若因气滞或食积所致的心下痞满，不宜使用。

临床治疗痞满用《伤寒论》生姜泻心汤、甘草泻心汤亦较多。以上诸方，或一二味之差，或药量有异，虽辛开苦降，寒热并调之旨不变，而其主治却各有侧重。正如王旭高所说："半夏泻心汤治寒热交结之痞，故苦辛平等；生姜泻心汤治水与热结之痞，故重用生姜以散水气；甘草泻心汤治胃虚气结之痞，故加重甘草以补中气而痞自除。"至于黄连汤寒热并调，和胃降逆，则治上热下寒的腹痛欲呕之证。由此可见，方随法变，药因证异，遣药组方必先谨守病机，方能应手取效。

（庄扬名）

名医验案

标本兼顾治疗溃疡性结肠炎

患者姓名：丁某　性别：男　年龄：39 岁

就诊日期：2014 年 7 月 23 日。

主诉：腹泻伴黏液脓血便 3 年。

现病史：患溃疡性结肠炎 3 年，结肠多部位、直肠均有溃疡，便脓血，次数多，脐周及少腹坠痛，伴胃酸多。结肠镜检查：回盲部、降、乙状直肠充血水肿，有点状出血，无明显典型溃疡。病理诊断：溃结中度，活动期。经中西药治疗缓解。现上午基本正常，午后及夜间便 4 ~ 5 次，有血少量，发黯，有脓，多在便前后，便基本成形，畏冷，矢气时频，无味，腰膝酸软乏力。舌红黯，苔薄，脉沉细。

中医诊断：久痢。

中医辨证：脾肾两虚。

西医诊断：溃疡性结肠炎。

治法：温肾健脾，收涩排脓。

处方：自拟肠炎宁方加减。

党参 15g　炒白术 15g　生黄芪 20g　黄连 10g

法半夏 9g　甘草 10g　陈皮 15g　茯苓 15g

防风 10g　羌活 10g　白芍 20g　淫羊藿 15g

地锦草 20g　土茯苓 15g　薏苡仁 20g　马齿苋 15g

罂粟壳 10g　诃子 10g

7 剂，水煎服，每日 1 剂，早晚分服。另口服龙血竭片，每次 5 片，日 3 次。

二诊（2014 年 8 月 1 日）：服药后头 2 天有肛门发热感，近几天便色酱红不成形，肛门发痒，便时腹痛不明显，时胀痛，压痛明显。身关节痛。舌偏黯，苔薄，脉弦细。中医辨证：寒热错杂，湿热积聚。治法：辛开苦降，清利湿热。处方：半夏泻心汤加减。

党参 15g　黄连 10g　黄芩 12g　制元胡 15g

炮姜 8g　甘草 12g　法半夏 9g　苍术 15g

黄柏 12g　薏苡仁 20g　土茯苓 15g　地锦草 20g

秦皮 12g　防风 10g　石榴皮 12g　诃子 12g

30 剂，水煎服。另口服龙血竭片，每次 5 片，日 3 次。

三诊（2014 年 9 月 3 日）：上午便 1 次，下午 4 点后每小时便 1 次，时有脓性分泌物，少腹坠感，不能饮冷。舌偏红，苔薄，脉弦。继以前法，处方：

党参 20g　黄连 12g　黄芩 15g　炮姜 10g

法半夏 9g　甘草 10g　制元胡 15g　川楝子 15g

马齿苋 20g　白头翁 15g　苦参 12g　秦皮 15g

地锦草 20g　山药 20g　炒白术 15g　土茯苓 25g

20 剂，水煎服，另口服龙血竭片，每次 5 片，日 3 次。

四诊（2014 年 9 月 25 日）：病情相对稳定，但时有便干带血，每食羊肉则病情反复。舌淡红，苔薄白，脉沉细。

党参 20g　黄连 10g　黄芩 12g　法半夏 9g

干姜 10g　制元胡 15g　甘草 10g　山楂炭 20g

马齿苋 20g　红藤 20g　白头翁 15g　土茯苓 20g

广木香 5g　郁金 12g　秦皮 15g　白术 20g

茯苓 20g　地榆炭 20g　山药 20g　薏仁 20g

4 剂，水煎服，另口服龙血竭片，每次 5 片，每日 3 次。

验案分析

栗德林老师认为，溃疡性结肠炎在中西医均为难治病，有持续或反复发作的腹泻、黏液脓血便，伴有腹痛、里急后重和不同程度的全身症状。该病活动期以实证为主，常见湿热蕴肠、气血不调，治以清肠化湿、调气活血、敛疡生肌，配合局部灌肠，内外合治；缓解期属于虚实夹杂证，以正虚邪恋、运化失健为主，治以健脾助运，佐以清肠化湿，同时参以补肾调肺、敛疡生肌等标本兼顾、综合治疗，且需较长时间坚持治疗巩固疗效，防止复发。

本患者病程较长，反复发作，发病常与饮食、情志、起居、寒温等诱因有关。由于病情缠绵反复，往往虚实夹杂、寒热错杂，且具有湿邪致病的特点，如腹泻、下利脓血等，或为寒湿、或为湿热，兼有血瘀、气虚等，错综复杂，给治疗带来难度。初诊畏冷、腰酸、脓血便，以脾肾两虚为主，治以温肾健脾、收涩排脓；继而出现肛门发热发痒、便色酱红不成形，为寒热错杂、湿热积聚，改以辛开苦降、清利湿热为法，选用半夏泻心汤佐以清利湿热、收涩排脓，随症加减，坚持治疗终获效。

溃结症状多变，中医治疗按辨证随证换方用药，栗德林老师临床喜用肠炎宁方（黄芪30g，党参20g，茯苓15g，柴胡12g，防风10g，黄连15g，木香10g，白花蛇舌草20g，地榆15g，莪术10g，儿茶5g，石榴皮15g，甘草15g）随症加减，每获良效。收涩药中喜用诃子、罂粟壳、乌梅、石榴皮；疏风药多用羌活、防风；清利湿热药多用秦皮、马齿苋、败酱草、白头翁、苦参等；淡渗利湿药多用茯苓、薏仁、土茯苓，尤喜用土茯苓，谓其去湿解毒而无伤阴损伤脾胃之弊；另外，栗德林老师喜用地锦草，谓其抗炎止泻有显著疗效，单味药使用对于肠炎即有效。另喜配合运用龙血竭片或血竭粉，龙血竭为百合科剑叶龙血树的树脂，具有活血散瘀、定痛止血、敛疮生肌的功效，适用于跌打损伤、瘀血作痛、外伤出血等症，还可用于治疗各种出血病，如鼻衄、肌衄、舌衄、久泻、便下脓血（肠炎）、慢性咽炎、脓疮久不收口、水火烫伤及各种理化灼伤、妇女崩中漏下、大小便出血等。

（庄扬名　整理）

心法传承

患者姓名：李某　性别：女　年龄：32 岁

就诊日期：2014 年 4 月 30 日。

主诉：腹泻伴脓血便半年。

现病史：半年前突然腹泻、肠鸣，便中有黏液和鲜血，便时腹痛，肛门有热感，有后重。每日便 7～8 次。在当地医院治疗效不佳。北京某大医院诊断为"溃疡性结肠炎"并对症治疗。曾因便血较多导致贫血而输血，经西药及灌肠治疗后缓解，出院后继续口服柳氮磺胺吡啶控制，但时有发作。近日症状加重，又便脓血，腹痛难忍。现每天便 4～5 次，不成形，有黏液，便初及便中出血呈鲜红色，便时左少腹疼痛，便后渐缓解。口干身倦。食后胃脘不适，时恶心。舌体稍胖有轻痕偏红，苔白稍腻。脉弦稍滑。

中医诊断：久痢。

中医辨证：本虚标实，脾虚湿热。

西医诊断：溃疡性结肠炎。

治法：健脾固涩，清化湿热。

处方：升阳益胃合白头翁汤加减。

党参 15g　炒白术 15g　生黄芪 20g　黄连 15g

法半夏 15g　陈皮 15g　茯苓 20g　防风 10g

柴胡 15g　白芍 20g　川楝子 15g　白头翁 20g

黄柏 12g　秦皮 15g　地锦草 20g　仙鹤草 10g

泽泻 10g　石榴皮 15g

7 剂，水煎服，另口服龙血竭片，每次 5 片，每日 3 次。

二诊（2014 年 5 月 8 日）：便次减少，日 2～3 次，黏液减少，基本无血，腹痛减轻，其他症状也有所改善。舌体变化不大，苔薄白，脉弦。效不更方，继服 1 周。

三诊（2014 年 5 月 15 日）：便日 2 次，基本成形，已无黏液及血，腹基本不痛，但胃仍有不适感，身仍疲倦。舌稍胖有齿痕，苔薄白。

党参20g　炒白术15g　生黄芪25g　黄连12g

法半夏15g　陈皮15g　茯苓20g　泽泻12g

防风10g　升麻15g　柴胡15g　枳壳15g

白芍20g　黄芩10g　马齿苋15g　地锦草20g

炒莱菔20g　山楂炭15g

14剂，水煎服，另口服龙血竭片，每次5片，每日3次。

四诊（2014年5月29日）：临床症状基本消失。嘱其注意饮食，精神调养，改服参苓白术散合龙血竭片巩固治疗。

心得体会

溃结新发者及时治疗，中药效果满意，如迁延日久，治疗周期往往较长，需耐心坚持服药治疗，期间饮食寒温调护配合可获效。根据栗德林老师的经验，辨证使用肠炎宁方随症加减可获良效。对于寒热错杂者，则可用半夏泻心汤加减治疗。另外重视湿邪，其下利脓血、缠绵难愈等均符合湿邪致病的特点，灵活运用芳香化湿、健脾燥湿、淡渗利湿等方法，并酌加风药以胜湿，可提高临床疗效。此案为虚实夹杂，脾虚与湿热并存，以升阳益胃汤合白头翁汤加减入手，过渡到以健脾益气为主善后，最终临床治愈。

（庄扬名）

名医验案

当归四逆汤加减治疗雷诺氏病

患者姓名：姚某　性别：女　年龄：55岁

就诊时间：2013年11月14日。

主诉：双侧手指发凉、疼痛反复发作10年，再发加重1周。

现病史：患者10年前受寒后出现双侧手指发凉、疼痛，手指末端肤色苍白、青紫交替出现。外院检查诊断为"雷诺氏病"，未进行系统治疗，症状时有反复。1 周前用凉水洗衣后又出现双侧手指发凉、疼痛，局部肤色发紫，经热敷后症状逐渐缓解。刻下症：双侧手指发凉、疼痛，局部肤色黯红，晨起手指发胀、麻木，时感后背发冷如有冰覆，平素畏寒，易感冒，大便溏，日行 2~3 次。绝经 5 年，既往月经量少。舌淡黯，苔薄白，脉沉细。

个人史：出生成长于东北牡丹江，年轻时曾长期在冷库工作，平素无特殊嗜好，否认疫区居住史。

中医诊断：脉痹。

中医辨证：血虚受寒，经络痹阻。

西医诊断：雷诺氏病。

治法：温经散寒，养血通脉。

方药：当归四逆汤加减。

当归 15g 桂枝 15g 赤芍 15g 白芍 15g

炙甘草 10g 细辛 5g 木通 12g 黄芪 30g

白术 15g 川芎 12g 鸡血藤 20g 地龙 15g

制川乌 10g（先煎） 路路通 15g 川椒 10g 元胡 15g

7 剂，水煎服，每日 1 剂，早晚分服。

二诊（2013 年 11 月 21 日）：患者手指发凉、疼痛减轻，手指发胀、麻木及后背发冷改善，大便溏好转。舌淡黯，苔薄白，脉沉弦细。处方调整如下：

当归 15g 桂枝 15g 赤芍 15g 白芍 15g

炙甘草 10g 细辛 5g 木通 12g 黄芪 30g

川芎 12g 鸡血藤 20g 地龙 15g 炙麻黄 10g

制附子 10g（先煎） 路路通 15g 乌蛇 15g 元胡 15g

14 剂，水煎服，每日 1 剂，早晚分服。

三诊（2013 年 12 月 5 日）：患者诉在保暖状态下双侧手指发凉、疼痛消失，仅在遇风寒时感觉凉、痛，但程度较前明显减轻，手指发胀、麻木缓解，后背发冷明显减轻，大便基本正常。舌淡黯，苔薄白，脉沉弦细。处方调整如下：

当归 15g 桂枝 15g 白芍 15g 炙甘草 10g

细辛 5g 木通 12g 黄芪 40g 川芎 12g

鸡血藤 20g　羌活 15g　防风 12g　雷公藤 12g（先煎）

鹿衔草 15g　乌蛇 15g

14 剂，水煎服，每日 1 剂，早晚分服。

此后宗前法前方随症加减治疗 3 月余，患者手指凉、痛、麻、胀诸症皆除，病情控制良好。

随访：2014 年 8 月电话随访，患者诉近半年来雷诺现象未再发作。

验案分析

雷诺氏病的病因目前尚不明确，多有寒冷、情绪波动以及其他诱发因素，好发于秋冬季节。近年来免疫学的进展，表明绝大多数雷诺氏病患者有许多血清免疫方面的异常，患者血清中可能存在抗原-抗体免疫复合体通过化学传递质或直接作用于交感神经终板，导致血管痉挛性改变。其急性发作期因肢端动脉的痉挛，肢端（手指、足趾）的皮肤出现典型的发作性苍白—发绀—潮红改变，肢端麻木、冰冷、疼痛，以上现象称为"雷诺现象"。一般"雷诺现象"从发作到恢复正常的时间大约为 15～30 分钟，病情严重者可持续 1 小时以上。少数病人开始即出现青紫而无苍白阶段，或苍白后即转为潮红，并无青紫，发作时桡动脉搏动不减弱，发作间歇期除手指皮温稍冷和皮色略苍白外，无其他症状。若病程日久，肢端的小动脉管腔狭窄，甚则管腔闭塞，指（趾）端皮肤出现硬皮样改变、溃疡或缺血性坏疽。绝大多数雷诺氏病的病人，可依据肢端皮肤颜色间歇性改变的病史，作出诊断，但最好能察看到症状发作时的情况，皮色改变的性质、范围、程度和持续时间，将病人的手或足浸入冷水或暴露于冷空气中，即可诱发上述典型症状。对于本病目前还没有根治的方法。因此，早期诊断、及时治疗，是控制病情发展的难点、重点。

栗德林老师认为本病常遇寒而发，其发生多由素体营血亏虚，经脉受寒，寒邪凝滞，血行不利，阳气不能达于四肢末端，营血不能充盈血脉所致，属于中医"脉痹"范畴。其发病时的典型症状（即"雷诺现象"）与邪正交争有关。机体正气不足，营血亏虚，经脉不荣，加之在外之寒邪刺激，导致脉络绌急，气血不能达于四肢末端，阳气郁闭于里则出现肢端苍白，伴有疼痛、发凉、麻木。此时正气奋起与邪交争，正胜邪退，阳气渐通，气血达于四末，病情向愈则肢端逐渐转温，肤色亦逐渐恢复正常。血虚受寒为其发病的主要病机，故临床上常以活血补血、温经散寒为主要治法，以当归四逆汤为基础方，随症加减治疗。

当归四逆汤出自《伤寒论·辨厥阴病脉证并治》篇，由当归、桂枝、芍药、细辛、通草、甘草、大枣组成，本方具有养血通脉、温经散寒的功效，主治厥阴血虚寒凝致手足厥寒证。方中当归甘温，养血和血；桂枝辛温，温经散寒，温通血脉，共为君药。细辛温经散寒，助桂枝温通血脉；白芍养血和营，助当归补益营血，共为臣药。原方用通草，栗德林老师常以木通代之，木通合当归补血行滞；大枣、甘草益气健脾养血，共为佐药。其中重用大枣，既合归、芍以补营血，又防桂枝、细辛燥烈太过，伤及阴血。甘草兼调药性又为使药。气能行血、生血，故又常加黄芪益气补血兼行血通阳。对于血虚甚者，可酌情选用阿胶、龟甲胶、鹿角胶等血肉有情之品；寒凝甚者，选加麻黄、附子、细辛、川草乌等药温经散寒通络；血滞痛甚者，可选用全蝎、蜈蚣、地龙、土鳖虫、水蛭等虫类药，以加强活血通络止痛之功效。另外，本病西医检查提示有免疫学指标的异常，栗德林老师还常用雷公藤，本品苦、辛、寒，有大毒，归肝、肾经，具有祛风湿、活血通络、消肿止痛、杀虫解毒之功效，为治风湿顽痹之要药。据药理研究表明雷公藤具有抗炎、镇痛、抗肿瘤、抗生育的作用，并有降低血粘度，抗凝，改善微循环，抑制免疫等作用。因其毒性大，临床使用均需先煎或久煎。栗德林老师经过多年的临床运用证明，雷公藤对缓解痹证疼痛、降低免疫指标确有良好的疗效，且鲜见其不良反应，但对内脏有器质性病变及白细胞减少者慎用，孕妇忌用。栗德林老师重视经方，擅用经方，选经方不拘病，但又强调治贵权变，临证时又应根据症状轻重、病情变化而灵活加减用药，才能取得佳效。

（钟柳娜　整理）

心法传承

患者姓名：国某　性别：女　年龄：54 岁

181

就诊时间：2014 年 11 月 25 日。

主诉：左双侧手指发凉、疼痛反复发作 27 年。

现病史：患者 27 年前冬天产后受寒（用凉水洗衣服），出现双侧手指发凉、疼痛，局部肤色有苍白-发绀-潮红改变，并经免疫学检查提示相关指标异常，当地医院诊断为"雷诺氏病"，经多方治疗效果欠佳。刻下症：双侧手指末端发凉、疼痛，局部肤色紫黯，晨起手指发麻、发胀，平素畏寒，时有腰部酸痛发凉，大便干，2～3 日一行。绝经 5 年，既往月经量少，曾有痛经。舌紫黯，边有瘀斑，苔薄白，脉沉细。

中医诊断：脉痹。

中医辨证：血虚受寒，瘀血阻脉。

西医诊断：雷诺氏病。

治法：温经散寒，补血活血通脉。

方药：当归四逆汤加减。

当归 20g 桂枝 15g 白芍 15g 炙甘草 10g

细辛 5g 通草 10g 黄芪 30g 熟地 20g

川芎 12g 桃仁 15g 红花 10g 鸡血藤 20g

制川乌 10g（先煎） 土鳖虫 6g 酒大黄 6g

7 剂，水煎服，每日 1 剂，早晚分服。

二诊（2014 年 12 月 2 日）：患者双侧手指末端发凉、疼痛明显减轻，晨起手指发麻、发胀减轻，腰部酸痛发凉好转，大便转正常，每日一行。舌紫黯，边有瘀斑，苔薄白，脉沉弦细。

治疗在前方基础上减桃仁、酒大黄，加鹿衔草 15g、乌蛇 15g，7 剂，水煎服。

三诊（2014 年 12 月 9 日）：患者双侧手指末端发凉、疼痛日益减轻，晨起手指发麻、发胀缓解，腰部酸痛发凉好转，大便正常。舌紫黯，舌边瘀斑减轻，苔薄白，脉弦细。

治疗在二诊方基础上减土鳖虫、鸡血藤，加水蛭 6g、路路通 15g，7 剂，水煎服。

此后根据症状及病情变化，酌情加减用药，经治 4 个月余，患者肢端凉、痛、麻、胀消失，手指肤色略黯红，舌质紫黯、瘀斑均减轻，病情控制良好。

心得体会

雷诺氏病是一种周围血管病，属中医"脉痹"范畴。目前西医对本病尚无确切的治疗方法，主要以避免诱因、扩张血管等对症治疗为主，中医药治疗本病有一定的优势。《诸病源候论》对此病有记载："经脉所行皆起于手足，虚劳则血气衰损，不能温其四肢，故四肢逆冷也。"血行于脉中，脉管依靠血液来充盈，血虚则经脉失于温运荣养，经络虚滞，又受寒邪侵袭，寒性收引、凝滞，阻碍阳气，阳气不通，肢端失于温运濡养，故见肢端疼痛、麻木、冰冷。

本例患者发病有受寒的诱因，双侧手指出现发凉、疼痛，局部肤色有苍白-发绀-潮红改变，为典型的雷诺现象，且免疫学相关指标亦有异常，故可明确诊为"雷诺氏病"。本病中医诊断为"脉痹"，证属血虚受寒，瘀血阻络。当归四逆汤具有养血通脉、温经散寒的功效，切合本病病机，故在此加减用之，取得良好的疗效。

方中当归养血和血；桂枝温经散寒通脉；白芍养血和营；细辛温经散寒；通草通利血脉；黄芪益气通阳，配当归益气补血；熟地滋阴补血；川芎、桃仁、红花活血化瘀通络；鸡血藤补血活血通络；制川乌温经散寒、消肿止痛；土鳖虫、酒大黄破血逐瘀；炙甘草益气健脾养血。其中熟地、白芍、当归、川芎、桃仁、红花合用即桃红四物汤，有补血活血通络之意。全方以补虚药、温经药与通络药配合使用，使补而不滞，通而不伤，共奏养血通脉、温经散寒之功，证药合拍，效如桴鼓。

对于病久血瘀痛甚者，应酌情使用动物类活血药，其活血化瘀、通络止痛之功效要远远强于植物类活血药，可使临床疗效大增。结合近期免疫学指标情况，还可酌情使用雷公藤祛风除湿、通络止痛，并调节异常的免疫指标。另外，大青山灵芝对免疫指标调节亦具有良好的疗效，对免疫指标异常者亦可选用，其又有扶正补虚之功效，对久病体虚者更有裨益。最后，还应叮嘱患者，由于寒冷及精神刺激是本病发作的主要诱因，除药物治疗外，平常还应避免暴露于寒冷环境，避免情绪刺激，注意肢体远端的保暖，预防复发。通过学习并运用栗德林老师治疗雷诺氏病的经验，体会到他重视经方、擅用经方的学术特点。他又强调临证时应根据病情的变化而灵活加减用药，才能取得佳效。这也启发了我们应该多研读经典著作，多临床实践，并将理论运用到实践中去，才能不断提高自己的临床水平。

（钟柳娜）

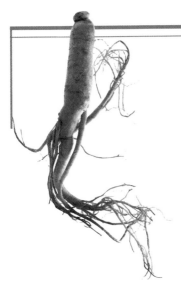

孙光荣 教授

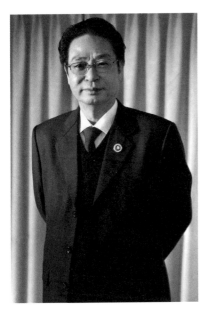

孙光荣，1940 年 11 月出生，主任医师、研究员、教授，国医大师，第五批全国老中医药专家学术经验继承工作指导老师，国家中医药管理局改革与发展专家咨询委员会专家、中医药文化建设与科学普及专家委员会委员、中医药继续教育委员会委员，北京中医药大学中医药文化研究院院长，北京同仁堂中医医院特聘专家，同仁堂中医大师，北京同仁堂中医大师工作室顾问。

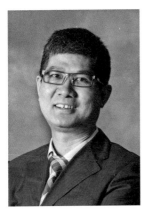

王兴，副主任医师，医学硕士，国医大师孙光荣教授第四批北京市、第五批全国老中医药专家学术经验继承工作学术继承人，自 2010 年起跟师孙光荣教授学习。专业方向：心血管疾病。

名医验案

风湿性心瓣膜病，重在调气活血化痰软坚

患者姓名：刘某　性别：女　年龄：56 岁

就诊日期：2012 年 11 月 16 日。

主诉：胸闷喘憋反复发作 20 余年，加重伴双下肢水肿 1 个月余。

现病史：患者 20 年前于感冒后出现胸闷，咳嗽，喘憋，伴有心悸气短等，但无下肢水肿。当地医院诊断为"风湿性心瓣膜病，二尖瓣狭窄"，予西药治疗病情基本控制。后每于感冒后发作。近 1 个月来胸闷喘憋，出现双下肢水肿。北京某三甲专科医院诊断为"风湿性心脏病，风湿性心瓣膜病，二尖瓣、三尖瓣狭窄伴反流，二尖瓣瓣口面积 $1cm^2$"，建议行二、三尖瓣修补、置换术，患者不愿接受。刻下：胸憋气短，动则尤甚，夜间难以平卧，纳食不振。舌绛，苔少，脉细缓无力，三五不调。

体格检查：血压 120/80mmHg，二尖瓣面容，口唇发绀，颈静脉怒张，全心扩大，心率 90 次/分，心音强弱不等，律绝对不齐，心尖可闻全期杂音。双下肢中度可凹性水肿。

中医诊断：心痹。

中医辨证：心气虚血瘀络阻，水湿内停。

西医诊断：风湿性心脏瓣膜病。

治法：益气活血，利水渗湿，温阳通络，佐以散结。

方药：孙氏心痹汤加减。

西洋参 12g　生黄芪 10g　紫丹参 10g　麦门冬 12g

五味子 3g　灵磁石 5g　连翘壳 6g　云茯神 12g

炒枣仁 12g　路路通 10g　生薏米 15g　芡实仁 15g

菝葜根 10g　珍珠母 15g　净水蛭 3g　川桂枝 5g

生甘草 5g

7 剂，水煎内服，每日 1 剂，早晚分服。

复诊（2012 年 11 月 23 日）：药后胸闷喘憋、心悸气短的症状明显缓解，已可平卧，面色由紫色变为淡红色，口唇发绀减轻，双下肢水肿消失，唯眠后易醒，舌黯淡，苔少，有津，脉细涩。

诸证缓解，继治同前。上方增灯心草 3g。

患者守方继服 1 个月，症状明显缓解，病情稳定。

验案分析

风湿性心脏病是由甲乙型溶血性链球菌感染引起的变态反应性疾病。病理变化主要在心脏瓣膜部位。病理过程有炎症渗出期、增殖期、瘢痕形成期。由于瓣膜炎症反复发作，瓣膜增厚、缩短、粘连和纤维化造成瓣膜关闭不全和狭窄。由于心内血液的反流和（或）血液流动受阻，一方面血液不能有效输出，造成内脏和外周组织的缺血、缺氧；一方面由于心腔内的血液不能正常流出，瘀滞于内，导致心房内压力升高，肺内出现瘀血，继而出现相应的临床表现。

本病属于中医"心痹"范畴。所谓"痹"即闭阻不畅、不通之意。《素问·痹论》认为，痹症的成因是"风寒湿三气杂至，合而为痹"。如"风寒湿三气"侵入于脉，成为五体痹之脉痹。脉痹病久不愈，复感风寒湿（热）之邪，病情加剧，则由脉及心，损害心脏，终成心痹之证，此即该篇所言的"脉痹不已，复感于邪，内舍于心。"明代医家秦昌遇《症因脉治·痹》对本病的临床症状进行了详细的描述："脉闭不通，心下鼓暴，嗌干善噫，厥气上则恐，心下痛，夜卧不安。"

孙光荣老师在总结前人对本病的认识的基础上，对本病的病因病机提出了独到的见解。

首先，从心痹的发展进程来看，本病属五脏痹的一种，是痹症发展的后期阶段。虽然引起痹症的始发因素是由风寒湿三邪杂至的外邪所引动，但随着病情的进展，邪气逐渐衰微，人体正气渐损，到疾病的后期，人体正邪的状况是：气血亏虚，正气不足，外邪未尽。

其次，由于心主血脉，心气亏虚则无以推动血液运行，血必因之而停滞。瘀血阻滞心脉，心脉不通，故有口唇发绀、面色紫黯、舌质黯等血瘀之象。

再次，孙光荣老师还特别重视痰浊内停在本病中的重要作用。孙光荣老师认为，与瘀血相比，痰浊乃津液代谢障碍所致，属气分而病位浅；瘀血乃血液的运行受阻，属血分而病位深。痰浊、瘀血相互联系、相互影响，日久可形成痰瘀互结的局面。孙光荣老师还结合现代病理学的认识，认为心瓣膜的肥厚、粘连和纤维化等即是由于痰瘀互结而形成。在治疗时必须活血化瘀与化痰浊并用。

本案的特点是病程长，病情危重，病机是正虚邪实，且多重致病因素叠加，瘀血、痰浊、水湿内停并存。孙光荣老师据本病本虚标实的病机特点，确定了标本同治的治疗原则。其中以调和气血，扶正为主；化痰祛瘀，祛邪为辅。使用的是其治疗风湿性心瓣膜病的代表方剂孙氏心痹汤。本方体现了以中和思想为指导的组方用药的特点。

首先，以西洋参、生黄芪、紫丹参益气活血为君，扶助正气，调整气机。其中西洋参补气入里，生黄芪益气走表，两者主升发，以调理气分为主；紫丹参活血，入血分，主沉降。三者配合，气血并调，升降同施。麦冬、五味子与西洋参同用寓生脉散意，为复脉之用。生脉散，又名人参生脉散、生脉饮。首见于金代张元素的《医学启源》卷下。功能益气敛汗，养阴生津。治疗气阴两伤，症见肢体倦怠、气短口渴、汗多脉虚等。原书记载："麦门冬，气寒，味微苦甘，治肺中（伏）火，（脉）气欲绝。加五味子、人参二味，为生脉散，补肺中元气不足，须用之"。配伍生脉散以增强参、芪的补益之力。

其次，对于风湿性心瓣膜病的病理特点及病机关键，孙光荣老师在方中选用菝葜根、珍珠母、净水蛭以化痰祛瘀，软坚散结。菝葜根功能散结，与味咸性寒、功能软坚的珍珠母合用，以成软坚散结之效。再配以净水蛭活血散瘀通络。川桂枝温通心阳，并去水蛭的腥味。生甘草调和诸药。

方中连翘之用，重在去内在之热，亦为治疗风湿热之必用药。考连翘一味，《本经》认为："主寒热……结热"，《药性论》认为其能："除心家客热"。《医学启源》记载其作用有三："泻心经客热，一也；去上焦诸热，二也；为疮疡须用，三也。"从这些论述来看，连翘入心经，功能祛心经之热，为治疗风湿性心瓣膜病的对之品。药味虽小，不可忽视。

（王兴 整理）

心法传承

患者姓名：李某　性别：女　年龄：70 岁

就诊时间：2015 年 4 月 4 日。

主诉：心慌，气短，乏力 5 年，加重伴活动受限 3 个月。

现病史：患者于 5 年前开始出现心慌，气短，乏力，活动后加重。在当地医院查血压 160/100mmHg，诊断为"高血压，慢性心功能不全"等，予西药控制血压、扩张血管、改善心功能等治疗，病情尚稳定。3 个月前，无明显诱因出现心慌、气短、乏力加重，日常活动明显受限，动则喘甚，双下肢无力，不能爬楼梯，因此无法下楼。夜间常憋醒。咳嗽，痰白，食欲不振，大便可，小便正常，双下肢轻度水肿。测血压 150/95mmHg，舌淡黯苔白，脉沉缓。

中医诊断：心悸。

中医辨证：心气虚血瘀，痰湿内停。

西医诊断：高血压Ⅱ级，极高危；慢性心功能不全。

治法：益气活血，化痰利湿。

方药：孙氏心痹方加减。

党参 15g　生黄芪 12g　丹参 10g　麦门冬 15g

五味子 3g　枸杞子 15g　沙苑子 15g　生地黄 15g

葛根 15g　广郁金 10g　玉竹 15g　鸡内金 6g

石决明 15g　盐杜仲 12g　川牛膝 12g　三七粉 3g（冲服）

阿胶珠 10g　生甘草 5g　炒枳壳 9g

7 剂，水煎内服。

复诊（2015 年 4 月 18 日）：心悸气短明显减轻，活动增加，已可下楼，血压稳定。今测血压 140/90mmHg，口略渴，纳谷见增，睡眠可。舌淡黯苔白略腻，脉沉细略缓。效不更方，上方继服 7 剂。

守方服用月余，心悸气短明显好转，日常活动不受限，可下楼活动，血压平稳，纳谷明显增加，病情稳定。

心得体会

1. 孙光荣老师在临床上十分重视人体气血在疾病发生、发展、变化和治疗中的重要作用。首先，如果气血充盛，流行畅通，虽感受外邪，亦能抵御外邪，不至于发病。如《素问遗篇·刺法论》说："正气存内，邪不可干。"一旦气血亏虚，不足以抵御外邪，则可导致疾病的出现。如《素问·评热病论》说："邪之所凑，其气必虚。"《灵枢·口问》说："故邪之所在，皆为不足。"其次，在治疗方面，孙光荣老师根据《素问·至真要大论篇》中的"疏其血气，令其调达，而致和平"的治疗原则，提出在治疗疾病时须以顾护正气为重点，以调理气血、恢复升降出入平衡为目标，所谓"气血中和百病消"。对于气血的调理，他崇尚"气血流通即是补"的观点，他所创制的人参、生黄芪、紫丹参三联药组即是基于此理念所设，并非简单意义的补气活血。笔者在临床时也谨遵老师创制大旨，从调理气血平衡作为治疗的开始，并将此三联药组作为方中的君药，立法处方，取得了满意的疗效。同时也进一步加深了对其重要性的理解，坚定了使用信心。

2. 中医认为心主血脉，但心主血脉的功能必须以心气的推动作用为基础。如果心气亏虚，无以推动血行，血必因之而停滞，瘀阻必随之出现。老师根据生脉散的文献记载，认为生脉散不仅仅是治疗气阴两虚之证，而且是治疗心气不足、脉难以续的复脉之方。他将生脉散作为治疗一切心气不足证的首选之剂。这就为心气亏虚证的治疗树立了另一法门。笔者受老师的启发，不仅将本方应用于风湿性心瓣膜病，还用于所有其他心系疾患出现心气亏虚证候者，本例的治疗即是一个证明。

3. 活血化痰利湿法为治疗心系疾患的主要治法。痰浊的形成是津液代谢失调，停聚体内的产物。金元四大家的朱丹溪十分重视"气、血、痰、郁"在疾病发生中的重要作用。老师结合文献研究和自己数十年的临床实践，认为除上述四者之外，瘀血内停也是疾病发展过程中的重要一环，痰瘀互结每每导致疾病迁延难愈。

4. 肾、肝、心三脏关系密切。当此肝肾亏虚、心血不足、心气亏虚、肝阳上亢之时，治疗必须统筹兼顾，在补益心气之时佐以养血益肾平肝潜阳之品，整体调整，方可获得良效。笔者在临床实践中，对于患者有高血压，存在肝肾亏虚、肝阳上亢之证时，加用补肝肾、潜肝阳之品，对心功能的改善大有裨益。而首选的药物就是老师习用的石决明、盐杜仲、川牛膝三联药组。此三联药组以石决明平肝潜阳治其标，用盐杜仲、川牛膝补益肝肾、引血下行治其本，配伍精当，疗效卓著。

（王 兴）

名医验案

肾虚经闭，重在滋阴补血益气通经

患者姓名：赵某　性别：女　年龄：32 岁

就诊日期：2012 年 8 月 31 日。

主诉：经停 1 年。

现病史：患者于 1 年前因受惊吓及伤心过度后月经停止，现服用黄体酮维持月经周期。但仍月经衍期量少，情绪不稳定。手足心热，无心慌。舌深红，苔花剥，脉细无力。

中医诊断：闭经。

辨证：肝肾气阴两虚，瘀血内阻。

西医诊断：闭经。

治法：益气养阴，补益肝肾，佐以活血通经。

方药：

西洋参 12g　生黄芪 12g　紫丹参 10g　益母草 12g

制香附 10g　紫河车 10g　川红花 10g　麦门冬 10g

大生地 10g　制首乌 12g　阿胶珠 10g　龙眼肉 10g

当归尾 10g　生甘草 5g

7 剂，水煎内服，每日 1 剂，早晚分服。

二诊（2012 年 9 月 14 日）：整体状况明显改善，但月经仍未至（曾用人工周期）。舌红，中裂纹，苔少，脉弦小。阴血亏虚、肾气不足之象仍在，上方当归尾易为全当归 12g，增干鱼鳔 3g、上肉桂 1g、紫苏叶 3g，加强养血之力。

7 剂，每日 1 剂，水煎服，每日 2 次。

三诊（2012 年 12 月 7 日）：连续使用前方 2 个月后月经来潮。唯经行腹痛，有血块。舌深红，有裂纹，苔少。脉细数。腹痛有块乃瘀血内停之征，拟益气补血、化瘀止痛。

方药：

生晒参 10g　　生黄芪 10g　　紫丹参 7g　　益母草 10g

制香附 10g　　生地黄 10g　　全当归 12g　　月季花 10g

阿胶珠 10g　　上肉桂 1g　　生甘草 5g　　延胡索 10g

杭白芍 10g

7 剂，每日 1 剂，水煎服，早晚分服。

药后月经如期而至，腹痛消失。

验案分析

闭经是妇科临床的一种常见症状，引起继发性闭经的病因多种多样。现代医学认为主要有先天性、创伤性、感染性、内分泌失调、肿瘤及全身性因素等六大类。本患者有明确的惊吓及情绪刺激病史，也是重要的诱发因素。

孙光荣老师认为，妇科疾患概括起来有经、带、胎、产四个方面。其中胎、产本身属于正常的生理过程，并且与经、带密切相关，故妇科病应以经、带为主。其中，月经是脏腑经脉气血作用于胞宫的正常生理现象，是有月经周期的女性五脏气血充足和调和的体现。而闭经的原因有虚实两个方面。虚者有肝肾阴亏，精血不足；气血不足，血海空虚。实者则多因气滞血瘀，寒气凝结；痰湿壅阻等。两者均可导致冲任不通，经血不得下行，出现经闭。

孙光荣老师认为，本病的问诊要注意有无大惊、大怒史，有无经前浸泡凉水史，有无月经衍期史等。通过详细的询问病史以判断导致闭经的具体病因、病机。

在导致的诸多因素中，孙光荣老师十分重视情志失调在经闭发生中的作用。《灵枢·五音五味》说："妇人之生，有余于气，不足于血，以其数脱血也。"由于存在月经的周期性失血，女性血分不足，肝木失养，疏泄失调，故中医认为女性多郁。临床常见的有月经期间情志抑郁、产后经前情志失调等。但如因妊娠、坐月子期间生气所致者则较为难治。

本患者年龄 18 周岁以上，月经来潮后出现停经大于 6 个月，属于继发性闭经，中西医的诊断均明确。本病的难点在于如何在不使用雌性激素的状况下，通过中医中药的调整来恢复患者自然的月经周期。本患有明确的情志失调史，肝气郁结，但其舌脉亦提示有肝肾阴血亏虚，故治疗应在益气养阴、补益肝肾的基础上，佐以活血通经。

本方是根据理、法所拟定的方剂，符合补而通之的治疗法则，也体现了孙光荣老师重视保护人体正气，重视气血调理的学术思想。他认为，对于这种因冲任失调，血海亏虚，经闭不行者必须以滋阴补血为主，气血旺则源头方有活水，水到渠成，月经自来。

方中西洋参、生黄芪、紫丹参益气调血活血，益母草、川红花、当归尾活血通经，制香附疏肝调经。紫河车、麦门冬、大生地、制首乌、阿胶珠、龙眼肉调补冲任、滋阴养血以复其源。

对于妇科疾病的治疗，孙光荣老师对于紫河车的应用有独到之处。考紫河车，首见名于《本草蒙筌》。《本草纲目》称其为胎衣，为人科健康产妇的胎盘。其性味甘咸、温，归肺、肝、肾经，功能益气养血、补肾益精，主治虚劳羸瘦、虚喘劳嗽、气虚无力、血虚面黄、阳痿遗精、不孕少乳。《本草拾遗》载其"主血气羸瘦，妇人劳损，面黑干皮黑，腹内诸病渐瘦悴者。"《本草纲目》引吴球语曰："治男女一切虚损劳极，癫痫失志恍惚，安心养血，益气补精。"《本草再新》言其"大补元气，理血分，治神伤梦遗，能壮阳道，能滋阴亏，调经安产。"现代药理研究也证实紫河车有激素样作用。孙光荣老师还认为，本品属于清代医家叶天士所说的"血肉有情之品"，能修复子宫内膜的损伤，对于使用一般草木之品补益精血无效者，使用本品多可见效。

干鱼鳔一味，首见名于《本草纲目》，为石首鱼科黄鱼属动物大黄鱼、小黄鱼，以及黄姑鱼属动物黄姑鱼、鮸属动物鮸鱼或鲟鱼属动物中华鲟、鳇属动物鳇鱼等的鱼鳔。性味甘、平，归肾、肝经，功能补肾、养血、止血、消肿，主治肾虚遗精滑精、带下清稀、滑胎、血虚筋挛、产后风痉、破伤风、吐血、崩漏、外伤出血、痈肿、溃疡、痔疮。《本草新编》言其"补精益血。"《中国动物药》言其"治肾虚遗精，滑精，白带，脑震荡，吐血，崩漏。"从以上可知，本品功能主要在补肾精，益阴血，并能固涩，能止崩漏，止遗精。孙光荣老师在此用之，主要是在补精益血，又因其性味腥，故加紫苏叶3g以制之。

孙光荣老师还反复强调，方中益母草、川红花等活血之品只是佐使之用。此时切忌使用蓬莪术等破血通经之品，用之不唯无益，还徒伤正气。

（王 兴 整理）

心法传承

患者姓名：赵某　性别：女　年龄：30 岁

就诊日期：2014 年 11 月 15 日。

主诉：月经衍期 1 年。

现病史：患者于 1 年前无明显诱因出现月经衍期，月经 35～40 天一行。经量少而色淡，3～5 天即止。伴有经行小腹凉，腰痛，胸背痛，手足凉，纳呆。末次月经 2014 年 10 月 23 日。舌黯苔白，脉沉细。

中医诊断：月经后期。

中医辨证：脾胃亏虚，寒凝血虚。

西医诊断：月经后期。

治法：健脾和胃，养血温经。

方药：

太子参 12g　生黄芪 15g　紫丹参 10g　海螵蛸 10g

春砂仁 4g　鸡内金 6g　益母草 10g　制香附 12g

阿胶珠 10g　吴茱萸 5g　全当归 9g　大红枣 15g

盐杜仲 12g　枸杞子 15g　生甘草 5g　佛手柑 10g

陈皮 6g　六神曲 15g

14 剂，每日 1 剂，水煎，早晚分服。

二诊（2014 年 11 月 29 日）：本次月经如期而至，2014 年 11 月 24 日来潮。小腹凉及腹痛减轻。纳可。舌淡苔白，脉沉细。效不更方，上方去太子参、佛手柑、陈皮，增潞党参 15g、炒白术 9g、炒枳壳 9g，以增健脾理气之力。

14 剂，水煎服，每日 1 剂。

守方继服 1 个月，月经期间停药，病情稳定。

心得体会

月经周期延后 7 天以上者可诊断为月经后期。本病发生主要因冲任气血亏虚，或气血运行受阻所致。临床可见血寒、血虚、阴虚、气滞、血瘀、痰阻等。而血寒又有虚实之别。本患经行后期，月经量少舌淡，伴有小腹凉等，显系血虚而寒者。究其病源，则又与脾胃的亏虚，气血生化乏源有关。因此，治疗从以下几方面入手：

1. 遵孙光荣老师调理气血为先的治疗思路，恢复气血升降出入平衡。以太子参、生黄芪、紫丹参调气活血为君。太子参，性微寒、味甘微苦，功能益气生津、补脾润肺，主治脾虚体倦、食欲不振、自汗气短等。《江苏省植物药材志》载其可"用作强壮健胃药。治胃弱，消化不良，神经衰弱，有和中气之功。"老师也每于脾胃虚弱、纳谷不馨时使用之。但其益气之力逊于党参，故在脾强胃健后即将太子参易为潞党参。

2. 恢复胃的受纳职能。脾胃乃气血生化之源。脾胃亏虚，气血生化乏源，则冲任血海亏虚，在女子则出现经行后延，月经量少，甚者经闭。如《素问·阴阳别论篇第七》说："二阳之病发心脾，有不得隐曲，女子不月。"脾主运化而胃主受纳，胃为五脏六腑之海。本患纳谷不振，胃不受纳，气血无由以生。恢复胃的受纳职能关乎治疗的成败。本案即在老师乌贼骨、西砂仁、鸡内金三联药组的基础上加用六神曲、大红枣以开胃气、助消化。同时结合自己的临床实践，加用佛手柑以增强开胃进食之力。

3. 对于月经不调之病，老师喜以益母草、制香附相伍。其中益母草性味辛苦、微寒，功能活血调经、利尿消肿，主走血分，主治月经不调、经闭等。香附性味辛甘微苦、平，功能理气解郁、调经、安胎，主治胁肋胀痛、月经不调、嗳气吞酸、经行腹痛、崩漏带下、胎动不安等，是血中之气药。两者相须为用。本例因有血虚血寒，故在此二药的基础上配以阿胶珠、全当归、吴茱萸等养血和血，温经散寒。经水出于肾，故加枸杞子、盐杜仲以益肾。

4. 二诊在此基础上加用炒白术、炒枳壳，增强健脾和胃之力，进一步巩固疗效。

（王 兴）

名医验案

治疗中风案

患者姓名：曾某　性别：男　年龄：31 岁

就诊日期：2012 年 7 月 6 日。

主诉：右侧肢体及面部发麻 6 个月余。

现病史：患者于 6 个月前开始出现右侧肢体及面部麻木，伴有头晕头痛，但无意识丧失。右侧肢体无力、活动不利。北京某医院查血压：180/100mmHg，颅脑 CT 示：左侧大脑基底节区腔隙性梗死。脑血管造影示：左侧大脑后、中动脉狭窄。诊断为："脑动脉狭窄伴梗死，高血压"。予控制血压、扩血管、改善脑部微循环、营养神经及对症治疗等有所好转。刻下：右侧肢体及面部发麻，头晕，面色黧黑。舌淡体胖，苔薄白，脉弦稍紧。

中医诊断：中风-中经络。

中医辨证：阴血亏虚，肝阳上亢化风。

西医诊断：①脑动脉狭窄伴梗死恢复期；②高血压。

治法：滋阴养血，平肝潜阳，息风通络。

方药：孙氏加减天麻钩藤饮。

西洋参 5g　生黄芪 7g　紫丹参 10g　石决明 20g

川杜仲 15g　川牛膝 15g　钩藤 20g　桑寄生 15g

净全蝎 6g　嫩桑枝 12g　云茯神 15g　炒枣仁 15g

制首乌 15g　明天麻 12g　生甘草 5g　路路通 10g

14 剂，每日 1 剂，水煎内服，早晚分服。

二诊（2012 年 7 月 20 日）：诸症明显好转，右上肢活动受限。舌胖淡，苔少，脉弦小。继治同前，上方加粉葛根 12g 以通络柔筋。

方药：

西洋参 7g　　生黄芪 7g　　紫丹参 10g　　石决明 20g

川杜仲 15g　　川牛膝 15g　　老钩藤 10g　　桑寄生 15g

净全蝎 6g　　嫩桑枝 12g　　云茯神 15g　　炒枣仁 15g

制首乌 15g　　明天麻 10g　　路路通 10g　　粉葛根 12g

14 剂，每日 1 剂，水煎内服，每日 2 次。

三诊（2012 年 8 月 10 日）：服前方后头晕明显好转，但右侧肢体仍感麻木。舌胖淡，苔少，脉弦。上方增西洋参及生黄芪的用量，川牛膝及川杜仲由 15g 减为 12g，去炒枣仁、云茯神、路路通及粉葛根，加甘白菊 6g，以调整阴阳升降。

28 剂，每日 1 剂，水煎，每日 2 次服。

四诊（2012 年 9 月 14 日）：头晕及肢体麻木消失，步态稳健，定向准确，但偶有疲乏。舌胖淡，苔少，脉弦小。上方去甘白菊，加北枸杞 15g 以增补肝肾之力。

28 剂，每日 1 剂，水煎，每日 2 次服。

验案分析

本例患者血压高于正常范围，有一侧肢体麻木、活动不利，头晕头痛半年余，神志清楚。颅脑 CT 示：左侧大脑基底节区腔隙性梗死。脑血管造影示：左侧大脑后、中动脉狭窄。结合舌脉等表现，中西医诊断均较为明确。孙光荣老师认为，本案患者以头晕、右侧肢体麻木伴有活动不利为主，无意识障碍，属中络，乃中风之轻证。但中风易复发，且复发时病情必然加重。患者刚过而立之年，有高血压，对于其治疗，不仅要改善临床症状以提高其生活质量，更要调整机体阴阳的失调，预防复发。

从患者的舌脉及症状表现看，属于肝之阴血亏虚，阳无所潜，亢而化风化火，夹痰上冲、横逆，阻塞经络而成。辨证属阴血亏虚，肝阳上亢化风。

治疗则应补养肝之阴血以复肝体，平肝潜阳息风通络以复肝用。除此而外，孙光荣老师还遵从汉代华佗《中藏经》的上下不宁理论对本病进行调治。

根据上下不宁理论，肾为肝之母，心为肝之子，肝病必上损其母，下及其子。而治疗不仅专注于调肝，必须兼顾其母子，方能恢复五脏气血阴阳的平衡。因此孙光荣老师在调肝的同时，必加补肾、养心安神之品。

孙光荣老师治疗本病常以天麻钩藤饮加减。天麻钩藤饮为现代医家胡光慈所创制，用治由肝火上逆，攻冲头部所致肝厥头痛（高血压头痛）。孙光荣老师则在此基础上对此病的病因病机、治法、方药等作进一步的梳理，并依据《中藏经》的上下不宁的理论，根据治法及君臣佐使的排列将此方化裁为孙氏加减天麻钩藤饮，方药如下：生晒参 10g，生黄芪 10g，紫丹参 10g，石决明 20g，盐杜仲 15g，川牛膝 15g，制首乌 15g，明天麻 10g，蔓荆子 15g，云茯神 15g，炒枣仁 15g，桑寄生 15g，嫩钩藤 9g，净全蝎 3g，生甘草 5g。方中西洋参、生黄芪、紫丹参益气养阴调血、调和气血为君药；石决明、川杜仲、川牛膝补肾潜阳，补肝之母以固其本；制首乌、明天麻、桑寄生、老钩藤、净全蝎、嫩桑枝、路路通养血平肝息风通络为臣；云茯神、炒枣仁有养心安神为佐，生甘草调和诸药为使。

药后阴血复，肝阳内潜，风息络通，诸症息平。

（王 兴 整理）

心法传承

患者姓名：公某 性别：女 年龄：65 岁

就诊日期：2015 年 8 月 8 日。

主诉：头痛目痛 1 年余。

现病史：患者于 1 年前生气后出现双侧颞部剧烈疼痛，以胀痛为主，太阳穴处时有跳动感，时轻时重。双侧眼球痛，在当地医院就诊，查血压 170/100mmHg，诊断为"高血压，血管神经性头痛"。予西药控制血压、改善脑供血及止痛等，血压控制尚满意，但仍时有剧烈头痛，眼球疼痛。刻下：双侧颞部剧烈胀痛，头痛，夜间咬舌头，潮热汗出，嗳气，纳不多。入睡难，多梦。二便如常。舌黯红，苔薄白。脉沉滑。

中医诊断：头痛。

中医辨证：肝肾亏虚，肝阳上亢。

西医诊断：①血管神经性头痛；②高血压。

治法：补益肝肾，平肝潜阳。

珍珠母 50g　煅龙骨 30g　杭白芍 15g　炒枣仁 10g

女贞子 15g　五味子 6g　熟地黄 15g　石决明 20g

盐杜仲 15g　川牛膝 15g　代赭石 12g　茯神 12g

沙苑子 15g　钩藤 9g　生麦芽 15g　生甘草 5g

浮小麦 15g

14 剂，水煎，早晚分服，每日 1 剂。

二诊（2015 年 8 月 22 日）：药后诸证减轻，头汗略多。站立过快则有头晕，自感血自下向上撞。夜间偶有不适。舌淡苔白，脉沉弦。上方增佛手 10g、炒僵蚕 6g、旱莲草 9g 以增养阴安神平肝之力。

14 剂，水煎，早晚分服，每日 1 剂。

三诊（2015 年 9 月 5 日）：近来后头胀痛，夜间有汗，多梦，曾生气。咳嗽，有黄痰。无咽痛。舌黯苔白，脉沉弦滑。肝阳有亢奋之势，痰热有内盛之兆。上方增钩藤 12g、天麻 10g、淡竹茹 9g、旋覆花 6g 以平肝潜阳、清化痰热。

14 剂，水煎，早晚分服，每日 1 剂。

药后头痛消失，血压平稳。

心得体会

1. 在治疗法则方面，全面继承老师基于华佗《中藏经》的上下不宁理论，在以调肝为主的同时，兼顾了肝之母脏肾及肝之子脏心的调治，以恢复心、肝、肾三脏气血的失衡。基本方选用孙氏加减天麻钩藤饮。方中选用天麻、钩藤、石决明、盐杜仲、川牛膝以平肝潜阳、滋补肝肾，茯神、炒枣仁养血安神。

2. 结合患者头痛剧烈、潮热汗出等阴血亏损、虚热内生、肝阳亢盛的状况，在孙氏加减天麻钩藤饮的基础上进行了调整。减去有升发阳气作用的生黄芪；在平肝潜阳方面增加了珍珠母、生龙骨、旋覆花、代赭石等；在滋补肝肾阴血方面增加了北沙参、杭白芍、生熟地、沙苑子、女贞子、旱莲草、五味子等。浮小麦性味甘、平，功能除虚热、止汗，尚有补心、养肝气之功，可治疗脏躁症。生麦芽性味甘、平，能消食化积，近代名医张锡纯认为本品还有疏肝气之功。此两者虽为对症而设，但对心、肝有调治之功。

（王　兴）

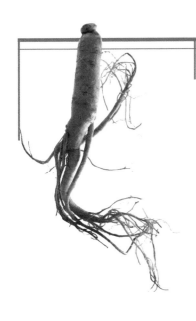

张铁忠 教授

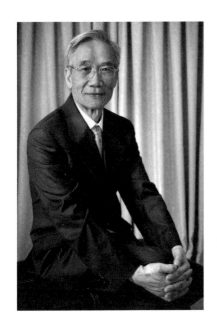

　　张铁忠，男，1945 年 1 月生，主任医师，教授，博士生导师，第四、五批全国老中医药专家学术经验继承工作指导老师，北京同仁堂中医大师。长期从事中医心脑血管病、肾脏疾病临床工作，曾任中日友好医院中医老年病科主任。论治老年病，认为：老年多"虚"，注重调补脾肾；老年多"郁"，论治身心兼顾；顽证重病责之痰，祛邪首重化痰；提出"大肠积滞""水瘀""老年多郁"等观点。

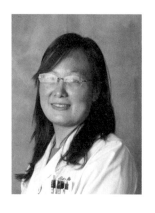

王春苹，女，主治医师，2011 年 7 月起跟师张铁忠教授学习。专业方向：心脑血管疾病、内分泌。

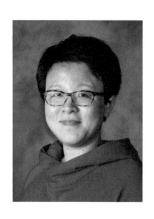

孔繁飞，女，副主任医师，张铁忠教授第五批全国老中医药专家学术经验继承工作学术继承人，2012 年 8 月起跟师学习。专业方向：老年病。

名医验案

运用济川煎治疗便秘

患者姓名：王某　性别：男　年龄：45 岁

就诊日期：2014 年 9 月 21 日。发病节气：处暑后。

主诉：排便不畅 8 年。

现病史：8 年前出现大便黏，量少，时有便血，外院肠镜检查未见明显异常，曾口服多种中成药治疗，效果不佳。夜寐可，食纳可。无明显头晕、头痛。查双下肢中度凹陷性水肿。舌黯红，少苔，脉弦。

中医诊断：便秘。

中医辨证：脾肾两虚。

西医诊断：①便秘；②高血压。

治法：温润通便。

处方：济川煎加减。

肉苁蓉 30g　生白术 60g　焦槟榔 12g　川牛膝 12g

升麻 9g　当归 10g　泽泻 12g　枳实 12g

炒栀子 9g　火麻仁 30g　川厚朴 12g　桃仁 12g

麦冬 15g　莱菔子 12g　元参 18g　生地 12g

熟地 12g　槐米 12g

14 剂，水煎服，早晚分服。

二诊（2 周后）：前症减轻，大便每日 1 次，量少，口黏，口干，血压 140/90mmHg。舌红少苔少津，脉弦。原方改熟地 18g、加枳壳 12g。14 剂，水煎服，早晚分服。

三诊：自觉精神状态好转，乏力感减轻，仍饮水呛咳，下肢直立时有颤抖感，右手灵活性差，大便干，3 天 1 次。头颅 CT 示：双侧基底节及双侧放射冠区腔隙性脑梗死。舌淡黯，苔黄，脉弦。原方加胆南星 9g、威灵仙 12g、山栀子9g。14 剂，水煎服，每日 1 剂，早晚分服。

验案分析

本患长期大便不畅，外院行肠镜等检查排除肠道病变所致大便性状改变，属于功能性大便改变。屡经西医、中医治疗，口服多种中成药效果均不明显。张铁忠教授指出，便秘的病理关键是大肠传导（传化物）功能障碍，粪便的形成与排泄离不开五脏六腑的共同参与，因此五脏六腑的功能失调常常是导致便秘发生的关键因素，而脏腑功能虚损是导致大肠传导功能障碍的根本原因，其中肺脾肾三脏关系最为密切。中医辨证将便秘分为虚实两端，便秘伴小便短赤，面红身热，口干口臭，大便干燥、硬结如球，唇疮，嗳气频作，胁腹痞满，甚则胀痛，鼻息气热，苔黄燥，脉滑实者多为实证、热证；便软，排便无力，便后疲乏，便秘伴短气汗出，头晕目眩，心悸，神疲乏力，小便清长，四肢不温，气怯，舌淡嫩胖，脉虚弱或沉细无力者，多为虚证、寒证。以实则泻之、虚则补之为治疗原则，实秘者以清热行气通下为大法，可用清热润肠方剂。虚秘者以益气、养血、滋阴、润下为治法，可用益气通便方剂。张铁忠教授认为应以温阳益气、消积导滞、调畅气机为治疗方法，突出温肾健脾、升清泄浊之法。强调临证治疗应明辨病人阴阳虚实之病机，选用合适主方并加减应用。常用济川煎加减治疗。

济川煎出自《景岳全书·卷五十一》："便秘有不得不通者，凡伤寒杂证等病，但属阳明实热可攻之类，皆宜以热结治法通而去之，若察其元气已虚，既不可泻而下焦胀闭，又通不宜缓者，但用济川煎主之，则无有不达。"本方主治肾虚便秘证。大便秘结，小便清长，腰膝酸软，舌淡苔白，脉沉迟或沉涩。多用于老人便秘、习惯性便秘等证属肾虚者。张景岳称此方是："用通于补之剂。"故适宜于肾虚便闭者。本方证因肾虚开合失司所致。肾主五液，司开合。肾阳不足，气化无力，津液不布，故小便清长；肠失濡润，传导不利，故大便不通；肾虚精亏，故腰膝酸软；清窍失养，则头目眩晕；肾阳亏损，故舌淡苔白、脉象沉迟。肾虚开合失司，浊气不降，肠道失润，治当温肾益精、润肠通便。方中肉苁蓉味甘咸性温，功能温肾益精、暖腰润肠，为君药。当归补血润燥、润肠通便；牛膝补益肝肾、壮腰膝、性善下行，共为臣药。枳壳下气宽肠而助通便；泽泻渗利小便而泄肾浊；妙用升麻以升清阳，清阳升则浊阴自降，相反相成，以助通便之效，以上共为佐药。诸药合用，既可温肾益精治其本，又能润肠通便以治标。用药灵巧，补中有泻，降中有升，具有"寓通于补之中，寄降于升之内"的配伍特点。本患者在济川煎基础上加用槐花、生白术，健脾润肠、清热止咳，故而达到改善便秘、便血之效。

（王春苹　整理）

心法传承

患者姓名：刘某　性别：男　年龄：87 岁

就诊日期：2014 年 11 月。

主诉：便秘 20 余年。

现病史：20 年来经常便秘，大便干，甚者如球状，便后不爽，肛门有坠胀感，且大便费劲，排便时间较长，虽经多种方法治疗，效果不明显，现大便 4~5 天 1 次，无便意，时有手足不温，口干，疲乏少力。查双下肢中度凹陷性水肿。脉弦，舌黯红，苔薄黄少津。

既往史：2 型糖尿病史 30 年余，血糖控制较稳定。

中医诊断：便秘。

中医辨证：脾肾两虚，积滞内停。

西医诊断：①便秘；②糖尿病。

治法：补肾健脾，温润通便。

处方：

肉苁蓉 30g　生白术 30g　石菖蒲 12g　焦槟榔 12g

枳实 12g　升麻 9g　当归 10g　泽泻 12g

川牛膝 12g　桃仁 12g　熟地 12g　火麻仁 30g

莱菔子 12g

14 剂，水煎服，每日 1 剂，分 2 次服。

2 周后复诊：便秘症状改善，现大便一天一次。脉弦，舌黯红，苔薄黄少津。嘱其原方继服一周巩固治疗。

心得体会

本患者高龄，糖尿病史多年，长期便秘，结合其舌脉表现，考虑为肠道津液不足，故笔者选用老师常用治疗便秘之经方，济川煎加减治疗慢性便秘，从温润通便、健脾补肾着手治疗老年便秘，疗效显著。方中肉苁蓉味甘咸性温，功能温肾益精、暖腰润肠，为君药。当归补血润燥、润肠通便；牛膝补益肝肾、壮腰膝、性善下行，共为臣药。枳壳下气宽肠而助通便；泽泻渗利小便而泄肾浊；妙用升麻以升清阳，清阳升则浊阴自降，相反相成，以助通便之效，以上共为佐药。诸药合用，既可温肾益精治其本，又能润肠通便以治标。用药灵巧，补中有泻，降中有升，具有"寓通于补之中、寄降于升之内"的配伍特点。全方补中有通寓通于补，通不伤正，避免了一味攻下而犯虚虚之戒，能明显改善脏腑的功能。通过临床观察，本法具有增强体质，促进胃肠蠕动的功能，能缩短排便时间，改善症状，无不良反应，提高了患者的生活质量，不失为治疗老年性便秘较为理想的方法。研究表明，老年人长期便秘是催化老年人智力下降的罪魁祸首，老年人多因患者肾元亏虚、命门火衰，不能温阳化气而鼓动无力，肠腑动气不足而成秘。《黄帝内经》云："大肠者传导之官，变化出焉"，大肠传导功能和胃火之温煦，脾之运化关系十分密切，年高体衰，脾肾两虚，肠传输功能失常故宿食内停，升降失常而成积滞，致腑气不通而便秘。证候表现为大便艰涩，排出困难，便质或干或不干，小便清长，面色无华，四肢不温，喜热畏寒，腹中冷痛，或腰脊酸冷，舌淡苔白，脉沉迟。治疗以温润通便为主。治疗时应注重补脾益肾补肺。因肺与大肠相表里，肾开窍于二阴，脾主运化，故便秘与肺脾肾三脏关系密切。对于术后便秘，由于术后梗阻，肠道传输功能减慢，致使脾运化功能失调，肺不舒降，故不可攻伐，不宜使用大黄、芒硝等峻下之药物；应给予润肠通便、行气导滞之药物。

由于便秘的反复或持续发作，给患者带来很大的痛苦，影响人们的生活和工作，甚至会诱发或加重老年人的心脑血管疾病以及引起肠梗阻，危及生命安全。老年人便秘日久，正气亏虚，脏腑气机升降失调，以虚证和虚实夹杂证为主，治疗难以速愈。便秘日久还可引发痔疮、肛裂、便血，用力过度又可诱发疝气。中老年人便秘用力，可诱发其他疾病如中风、胸痹心痛等，不可不防。

预后重视患者定时排便习惯的建立。

（王春苹）

名医验案

运用五苓散治疗水肿的经验

患者姓名：孙某　性别：女　年龄：80 岁

就诊日期：2014 年 12 月 21 日。发病节气：冬至前。

主诉：活动后喘憋伴双下肢水肿 1 个月。

现病史：1 个月前无明显诱因出现活动后喘憋，双下肢水肿，伴胸闷，气短，夜间可平卧，上腹部食后堵闷感，时有反酸，大便干，夜寐、食纳一般。舌红略黯，苔白，脉弦。

既往史：高血压、冠心病、脑梗死、糖尿病病史，胃溃疡病史。

体格检查：心肺检查（-），双下肢中度凹陷性水肿。

中医诊断：水肿。

中医辨证：阳虚水泛。

西医诊断：①冠心病；②高血压；③糖尿病；④脑梗死。

治法：益气温阳，健脾利水。

处方：五苓散合防己黄芪汤加减。

防己 12g　葶苈子 12g　茯苓 30g　猪苓 12g

黄芪 18g　白术 12g　益母草 12g　车前子 15g

焦槟榔 12g　川牛膝 12g　香薷 12g　枳实 12g

良姜 6g　香附 12g　陈皮 9g　砂仁 9g

7 剂，水煎服，每日 1 剂，早晚分服。

二诊（2014 年 12 月 28 日）：下肢水肿减轻，仍觉食后堵闷感，时有烧心，气短，大便费力排不尽感，纳差。既往有胃溃疡病史。舌脉同前。原方加肉苁蓉 18g、厚朴 12g、党参 12g、姜半夏 9g、木香 9g、车前子 18g。7 剂，水煎服，早晚分服。

三诊（2015年1月4日）：下肢水肿减轻，夜间可平卧。舌淡红略黯，少苔，脉弦。原方加焦神曲9g、葶苈子15g。14剂，水煎服，早晚分服。

验案分析

张铁忠教授治疗心功能不全常从"水瘀相关性疾病"论证，认为心衰患者由水瘀内停所致。"水瘀相关"理论是基于中医学"津血同源"理论而产生的。在生理上，津液和血均为液态的精微物质，皆由水谷精微所化，其中津液是血液的重要组成部分。病理上，津液代谢异常的病理产物"痰、饮、水、湿"和血液运行异常的病理产物"瘀血"，两者可互为因果、相互影响。正如《血证论》指出："病血者，未尝不病水，病水者，未尝不病血。"《素问·汤液醪醴论》谈及内伤水肿的治疗时说："平治于权衡，去宛陈莝，微动四极，温衣，缪刺其处，以复其形。开鬼门，洁净府，精以时服，五阳已布，疏涤五藏，故精自生，形自盛，骨肉相保，巨气乃平"，强调在治疗水肿时要去宛陈莝（即去除瘀血），并"缪刺其处"（即针刺以疏通络脉）。说明内伤水肿常伴血瘀，治水应不忘化瘀。张仲景治疗水瘀互患的水肿、血瘀病时，常在活血化瘀方剂中配伍使用祛湿利水药，活血利水，水瘀同治。临床常用的桂枝茯苓丸，用桂枝、牡丹皮、桃仁、芍药温通经脉、活血祛瘀，以茯苓健脾利水，使无致肿之虞；当归芍药散用当归、芍药、川芎养血活血，茯苓、白术、泽泻健脾利湿，诸药合用，血行湿散，水肿自愈。后世医家如《千金要方·卷十二》治症坚水肿、留饮结聚的蜥蜴丸，《外台秘要·卷十九》中所举的治疗水气肢肿方葶苈丸，《证治准绳》治疗鼓胀之调营饮，均体现了利水当伴化瘀、活血与利水兼施的思想。治疗水瘀证应掌握血与水之间的内在联系。临床上水瘀证较单纯瘀血或湿阻更难处理，水湿之邪性黏腻而重浊，瘀血亦胶着而凝滞，两者互结更为胶固，单祛湿则瘀血不化，单化瘀则湿邪不祛。故必须权衡水湿、瘀血之轻重，并用活血化瘀、通络利湿行水之法，慎重选用利水活血药物来治疗，才能获得较满意的效果。常用的祛水瘀药物有益母草、泽兰、马鞭草、水红花子等，活血药物以当归、川芎、赤芍、红花、鸡血藤、丹参为主，利水祛湿以茯苓、泽泻、冬瓜皮、半边莲为主。张铁忠教授治本患者运用"水瘀相关"这一理论辨证，运用健脾利水渗湿加用祛水瘀之药物，标本兼顾，处方用药贴切病机，故能取得佳效。使得病人病情得以稳定，症状改善。

（王春苹　整理）

心法传承

患者姓名：胡某　性别：女　年龄：84 岁

就诊时间：2015 年 1 月 15 日。

主诉：活动后心慌、气短，伴双下肢水肿半年。

现病史：患者半年前出现双下肢浮肿，活动后心慌、气短、乏力。既往舌淡红少苔，脉结代。

既往史：冠心病，房颤，心室率控制在 80 ~ 90 次/分；高血压、糖尿病病史，目前血压、血糖控制良好。缺铁性贫血 2 年。

体格检查：心律不齐，心率 85 次/分，双下肢中度凹陷性水肿。

中医诊断：水肿。

中医辨证：气虚湿盛。

西医诊断：①心功能不全；②房颤；③高血压。

治法：健脾益气，行气利水。

处方：五苓散加减。

茯苓 30g　猪苓 10g　泽泻 12g　炙黄芪 15g

白术 12g　葶苈子 10g　车前子（包煎）15g　防己 10g

当归 10g　坤草 12g　生地 12g　白芍 12g

7 剂，水煎服，每日 1 剂，早晚分服。

二诊（2015 年 1 月 22 日）：双下肢水肿较前缓解，活动后气短、心悸较前减轻。处方：前方加砂仁 9g（后下）、党参 12g、木香 6g；7 剂，水煎服，每日 1 剂，早晚分服。

三诊（2015 年 1 月 29 日）：腿肿消退，气短乏力较前好转，大便不成形，疲乏感减轻，口微干。处方：前方加山药 18g，7 剂，水煎服，每日 1 剂，早晚分服。

验案分析

本患者由于心功能不全所致水肿，从中医辨证来看，水肿多因感受外邪，饮食失调，或劳倦过度等，使肺失宣降通调，脾失健运，肾失开合，膀胱气化失常，导致体内水液潴留，泛滥肌肤。本病的病位在肺、脾、肾三脏，与心有密切关系。肺、脾、肾三脏相互联系，相互影响，如肺脾之病水肿，久必及肾，导致肾虚而使水肿加重；肾阳虚衰，火不暖土，则脾阳也虚，土不制水，则使水肿更甚；肾虚水泛，上逆犯肺，则肺气不降，失其宣降通调之功能，而加重水肿。因外邪、疮毒、湿热所致的水肿，病位多在肺脾；因内伤所致的水肿，病位多在脾肾。因此，肺脾肾三脏与水肿的发病，是以肾为本，以肺为标，而以脾为制水之脏，诚如《景岳全书·肿胀》所云："凡水肿等证，乃肺脾肾三脏相干之病。盖水为至阴，故其本在肾；水化于气，故其标在肺；水唯畏土，故其制在脾。今肺虚则气不化精而化水，脾虚则土不制水而反克，肾虚则水无所主而妄行。"

笔者治疗上以张铁忠老师常用的经方五苓散加减，五苓散主治病症虽多，但其病机均为水湿内盛，膀胱气化不利。在《伤寒论》中原治蓄水证，乃由太阳表邪不解，循经传腑，导致膀胱气化不利，而成太阳经腑同病。方中重用泽泻为君，以其甘淡，直达肾与膀胱，利水渗湿。臣以茯苓、猪苓之淡渗，增强其利水渗湿之力。佐以白术、茯苓健脾以运化水湿。《素问·灵兰秘典论》谓："膀胱者，州都之官，津液藏焉，气化则能出矣"，膀胱的气化有赖于阳气的蒸腾，故方中又佐以桂枝温阳化气以助利水，解表散邪以祛表邪，《伤寒论》示人服后当饮暖水，以助发汗，使表邪从汗而解。诸药相伍，甘淡渗利为主，佐以温阳化气，使水湿之邪从小便而去。方中防己、葶苈子泻肺利水，肺为水之上源，使肺气肃降，通调水道，车前子利湿通便，使水从小便出。脾为水气运化中枢，通调上下水道，需要培养脾土，土旺自可治水，故用炙黄芪、白术健脾益气，促进运化，可化水为津，又可输津四布。患者久病，耗伤气阴，口干为阴不足，用生地、白芍养阴生津，以防甘淡利湿之药燥、利太过，均易耗伤阴津，少佐以养阴润燥之品。当归、益母草有活血祛瘀、利尿消肿之功效，取活血利水之义。

（王春苹）

名医验案

越鞠丸加减治疗郁证

患者姓名：史某　性别：女　年龄：34 岁

就诊日期：2014 年 11 月 23 日。

主诉：间断夜间突发濒死感 4 年。

现病史：4 年前夜间突发濒死感，夜寐时差，时有气短，善叹息，心烦易怒，时有疲乏感，对身体担忧感，食欲可，大便软，月经规律，双下肢中度凹陷性水肿。冠脉 CT：左钝缘支 M2 远端心肌桥，24 小时动态心电图：频发室早。舌红黯，少苔，脉沉。

中医诊断：郁证。

中医辨证：肝郁气滞，心神不宁。

西医诊断：①焦虑抑郁状态；②心律失常-室性早搏。

治法：疏肝解郁，安神定志。

处方：越鞠丸合安神定志丸加减。

苍术 9g　川芎 9g　炒栀子 9g　法半夏 9g

焦神曲 9g　香附 12g　白蒺藜 12g　党参 12g

茯神 15g　茯苓 18g　龟板 12g　石菖蒲 18g

远志 9g　生牡蛎 30g　生龙骨 30g　玄参 18g

炒枣仁 30g　山药 18g　莲子心 6g

30 剂，水煎服，早晚分服，每日 1 剂。

一个月后复诊：濒死感缓解，夜寐好转，无气短，偶有善叹息，余前症明显减轻，食欲可，大便软，月经规律。舌淡红，少苔，脉沉。继续予以上方 14 剂，水煎服，巩固治疗。

验案分析

张铁忠教授认为，本患者因情志病变导致肝郁气滞，气机不能通达，阳气不能舒展而成郁证，故治疗上予调畅气机、疏肝健脾，解郁兼以调补心肾之法，取"见肝之病，知肝传脾，当先实脾"之意，运用丹溪越鞠丸加减，在疏肝解郁基础上加用镇静安神、养心之药，使之心神安定。本方以五药治六郁，贵在治病求本；诸法并举，重在调理气机。本方出自《丹溪心法》，证乃因喜怒无常、忧思过度，或饮食失节、寒温不适所致气、血、痰、火、湿、食六郁之证。六郁之中以气郁为主。气郁而肝失条达，则见胸膈痞闷；气郁又使血行不畅而成血郁，故见胸胁胀痛；气血郁久化火，则见嗳腐吞酸吐苦之火郁；气郁即肝气不舒，肝病及脾，脾胃气滞，运化失司，升降失常，则聚湿生痰，或食滞不化而见恶心呕吐。反之，气郁又可因血、痰、火、湿、食诸郁导致或加重，故宜行气解郁为主，使气行则血行，气行则痰、火、湿、食诸郁自解。丹溪立方原义："凡郁皆在中焦"，其治重在调理中焦而升降气机。然临证难得六郁并见，宜"得古人之意而不泥古人之方"，应视何郁为主而调整其君药并加味运用，使方证相符，切中病机。方中香附辛香入肝，行气解郁为君药，以治气郁；川芎辛温入肝胆，为血中气药，既可活血祛瘀治血郁，又可助香附行气解郁；栀子苦寒清热泻火，以治火郁；苍术辛苦性温，燥湿运脾，以治湿郁；神曲味甘性温入脾胃，消食导滞，以治食郁，四药共为臣佐。因痰郁乃气滞湿聚而成，若气行湿化，则痰郁随之而解，故方中不另用治痰之品，此亦治病求本之义。

（王春苹　整理）

心法传承

患者姓名：杜某　　性别：女　　年龄：42 岁

就诊日期：2015 年 3 月。

主诉：胸闷、气短半年。

现病史：2 年前因冠状动脉造影示左主干前降支近段狭窄 90% 行支架术，近半年感活动后胸闷、气短，时有胸痛，左胸前区烧灼感，乏力；颈部紧束感，四肢末端发木感，活动后缓解，夜寐梦多，食纳可，二便调，月经尚规律；舌淡黯，苔白，脉略沉缓。

体格检查：心肺检查（－），双下肢中度凹陷性水肿。

辅助检查：ECG：频发室早。

中医诊断：心悸。

中医辨证：气机郁滞。

西医诊断：冠心病—支架术后。

治法：行气解郁，宣痹通阳。

方药：瓜蒌薤白半夏汤合越鞠丸加减。

薤白 12g　全瓜蒌 12g　清半夏 9g　苍术 9g

川芎 9g　制香附 9g　茯神 15g　党参 12g

茯苓 18g　白蒺藜 12g　生龙骨 30g　神曲 9g

砂仁 9g　石菖蒲 12g　远志 9g　山药 18g

14 剂，水煎服，每日 1 剂，早晚分服。

两周后复诊：胸闷、气短较前减轻，无胸痛及胸前区烧灼感，时感乏力；舌淡黯，苔白，脉略沉缓。原方加生牡蛎 30g、珍珠母 30g，14 剂，水煎服，早晚分服，每日 1 剂。

验案分析

本患者曾行冠心病支架治疗，现出现胸闷、气短，外院检查已排除心脏支架再狭窄，故目前考虑心悸与西医的"双心"病有关，临床上，很多行冠心病支架术后或搭桥术后出现的症状并不一定是由疾病本身所致，而是由于创伤后出现的心理疾病导致气机郁滞而出现的一些躯体症状。治疗时应区分是疾病本身所致还是心理疾病所致，如是心理疾病，属于中医郁证范畴，其发生常与平素体质虚弱、情志所伤、劳倦、汗出受邪等有关。平素体质不强，心气怯弱，或久病心血不足，或忧思过度，劳伤心脾，使心神不能自主，发为心悸；或肾阴亏虚，水火不济，虚火妄动，上扰心神而致病；或脾肾阳虚，不能蒸化水液，停聚为饮，上犯于心，心阳被遏，心脉痹阻而发病。心悸是许多疾病的一个共同表现，其中一部分患者并无器质性病变，因而病史对于疾病的诊断尤为重要。本患的症状表述似是心悸范畴，实则是对自己身体的担忧，形成气机郁滞、胸阳不振之证，故用越鞠丸舒畅气机，使气机升降通畅，再用瓜蒌薤白半夏汤化痰宣痹通阳，则疾病可愈。

从本案可知，临床上不仅要重视疾病本身所致的躯体不适症状，同时更应注意患者的心理状态，要认真分析现症是由于躯体疾病所致还是心理因素所致，从而制订合适的治疗方案。

（王春苹）

名医验案

条畅情志，治病求本

患者姓名：刘某　性别：女　年龄：51 岁

就诊日期：2013 年 10 月 16 日。

主诉：多痰伴咽中堵闷感 6 年。

现病史：6 年前确诊为支气管扩张，经住院治疗痊愈，后反复慢性咳嗽，咽中如有物阻，咳痰量不多，有时咯血，患者自觉排痰后舒服，因此每日自行拍背排痰，若无痰排出则惴惴不宁，必痰出后始安。现每日胸中及咽中堵闷感明显，自行拍背后可咳出少量白黏痰，时呃逆，痞满，便干，大便每日 1 次，头痛，焦虑，紧张。断经 2 年，潮热汗出。舌淡黯，略红，少白苔；脉弦。

辅助检查：胸片（2013 年 9 月 28 日）：左下肺叶少许慢性炎症，束状。

中医诊断：梅核气。

中医辨证：痰气郁结。

西医诊断：支气管扩张。

治法：行气化痰开郁。

方药：半夏厚朴汤合二陈汤加减。

法半夏 9g　茯苓 30g　厚朴 12g　苏子 12g

陈皮 9g　香附 12g　党参 12g　炒白术 12g

石菖蒲 18g　远志 9g　郁金 12g　白蒺藜 12g

合欢花 12g　枳实 12g　砂仁 9g（后下）

14 剂，水煎服，每日 1 剂，早晚分服。

二诊（2013 年 11 月 5 日）：遵从医嘱，近两周未拍背排痰，服药后胸中堵闷感明显减轻，咳痰减少，便秘改善，脘腹胀满减轻，头痛减轻，现时有咳嗽，潮热汗出，右侧乳房胀痛，偶口干。脉弦，舌淡黯少苔。上方加杏仁 9g、桔梗 12g、浮小麦 30g。7 剂。

调治 1 个月，诸证悉除，随访半年胸部及咽部堵闷感未发作。

验案分析

本例患者由于支气管扩张病程较长，反复发作，紧张焦虑情绪明显，就诊时主诉多，症状杂乱。张铁忠教授没有囿于"支气管扩张"的诊断，而是四诊合参，审因论治，认为主要病因病机是痰气交阻，依据治病求本的原则，予行气解郁，理气化痰方剂，药证相符故收效。

肝与肺密切相关，肝主疏泄，性喜升发，肺主肃降，调畅气机，两者相互协调，维持全身气机的平衡。患者对身体健康担忧，终日惴惴不安，七情郁滞，气郁化火，足厥阴肝经"其支者，复从肝，别贯阴，上注肺"，肝火循经上行，横逆侮肺，木火刑金，肺气上逆，肺络受损，则发为咳嗽、咯血；肝气郁滞，横逆侮脾，脾失健运，则痞满、便秘；肝火上扰头目，则头痛；肺主一身之气，气机升降失常，胃气不降，见呃逆。审证求因，可见本病的病位在肝与肺，病机为痰气郁阻，以行气化痰开郁为法，予半夏厚朴汤合二陈汤加减治疗，方中半夏厚朴汤行气散结，降逆化痰；二陈汤燥湿化痰；香附、白蒺藜、郁金调畅肝气，行气解郁；党参、白术补益脾气，补土生金；菖蒲、远志交通心肾，祛痰开窍；枳实破气消积，化痰除痞；砂仁化湿，行气，醒脾。全方配伍，兼顾全面，将治有形之痰与治无形之痰相结合，辛苦合用，燥湿化痰，行气化痰，健脾化痰，开窍化痰，破气消痰，多种治痰法共用，使郁气得疏，痰涎得化，则痰气郁结自除。

当今医学模式发生了巨大的变化，从注重疾病本身的生物医学模式发展到"生物-社会-心理"医学模式。转变的核心是不仅要关注病人躯体的疾病，更要关注其心理问题。我们在长期临床实践中观察到，慢病和大病患者常合并有焦虑、紧张、心烦、夜寐不宁等表现，且情绪剧烈变化时，易致病情急性加重。这些负面情绪对患者的影响甚至超过原发病本身，因此身心疾病值得临床重视。

（孔繁飞　整理）

心法传承

患者姓名：王某　性别：女　年龄：69 岁

就诊时间：2014 年 10 月 14 日。

主诉：腹胀 2 年。

现病史：脘腹胀满间断发作 2 年，立轻卧甚，不可平卧，两胁胀痛，气短，进食饮水受限，行不足百步，下肢浮肿，心烦，易怒，心虚胆怯，无兴趣，眠差，需服用安眠药方可入寐，噩梦纷纭，常惊醒，便干，尿少，排尿无力，无矢气及呃逆。舌黯红，有瘀斑，苔白腻，脉弦。

既往史：心脏起搏器植入术后 16 年；心功能不全；萎缩性胃炎；反流性食管炎。

体格检查：腹部膨隆如怀孕后期，按之柔软，无压痛，肝脾未触及，肾区无叩击痛，肠鸣音活跃。BP：130/80mmHg。

辅助检查：腹部超声（－）；肝功（－）；肾功（－）；胸片：双肺纹理增多，增厚；ECG：ST 改变。

胃镜：胃窦局部粗糙性质待定；萎缩性胃炎；反流性食管炎。Hp（－）。病理：胃窦黏膜轻度慢性炎症，局灶活动 I 级，固有腺体减少；黏膜肌增生，灶性肠上皮化生伴轻度非典型增生。

中医诊断：气臌。

中医辨证：气滞湿阻血瘀。

西医诊断：肝曲综合征？

治法：疏肝理气，除湿消满，佐以活血。

方药：越鞠丸加减。

生栀子 9g　焦神曲 9g　苍术 9g　半夏曲 9g

醋香附 12g　　川芎 9g　　白蒺藜 12g　　炒枳壳 12g

石菖蒲 18g　　远志 9g　　当归 10g　　乌药 12g

生龙骨 30g　　生牡蛎 30g　　党参 12g　　酸枣仁 30g

夜交藤 18g　　姜厚朴 12g　　木香 9g　　枳实 12g

大腹皮 12g　　陈皮 9g　　醋青皮 9g　　砂仁 9g

7 剂，水煎服，每日 1 剂，早晚分服。

二诊（2014 年 10 月 21 日）：腹胀明显减轻。舌脉同前。上方加槟榔 12g，乌药改为 15g。7 剂。

三诊（2014 年 11 月 4 日）：腹胀减轻，胸部闷胀感，活动后较重，体重下降。大便干。上方减当归、生牡蛎，加茯苓 30g、薤白 12g、瓜蒌 18g、车前子 18g。7 剂。

四诊（2014 年 11 月 18 日）：腹胀明显减轻。但仍有胸闷，失眠，夜间惊悸，多噩梦，心烦，尿少，排尿不畅。脉沉，舌黯红有瘀。上方减车前子，加龟板 12g。7 剂。

五诊（2014 年 11 月 25 日）：安静时腹胀、胸闷均减轻，头胀亦轻，大便调，走路气短，身体沉重感，夜间胸闷、惊悸，有恐惧、凄凉感。舌黯红，有瘀斑，苔白。脉弦。上方减神曲，加葶苈子 12g、桑白皮 12g。7 剂。

六诊（2014 年 12 月 2 日）：气道顺畅，心慌气短改善，时惊悸。上方加川椒目 6g。7 剂。

加减治疗 2 月腹胀全除，臌隆消失，心悸，胸闷，气喘诸证悉除。

心得体会

张铁忠老师认为"老年多郁"，由于生理和心理等多方面原因，老年人抑郁焦虑状态很常见。有研究表明，由于躯体疾病导致的继发性抑郁在老年人中的比例高达 50%。异常的情志活动常使体内气机失调，致内脏功能紊乱而发病。为此张铁忠老师强调，治疗老年病要"先治人再治病"，即身心兼顾。

笔者也深受启发，在诊治老年患者时，首先耐心倾听，详细询问病史，给予宽慰和开导，解除其心中矛盾与苦楚，使患者从情绪重压下解脱出来；然后再多种治法联合应用，疏肝理气调情志。

本例患者以腹胀如鼓为主要临床表现，可诊断为鼓胀，同时还有两胁胀痛、乏力气短、惊悸胆怯、失眠、急躁易怒、情绪低落、五心烦热、大便干、小便少、排尿无力等症状。符合焦虑抑郁状态症状较多、重点不突出的临床特点。老师强调此时要抓主证，找出核心病因病机，再依症治疗。鼓胀的一个重要病因病机就是"情志所伤"，正如《杂病源流犀烛·肿胀源流》所说："臌胀……或由怒气伤肝，渐蚀其脾，脾虚之极，故阴阳不变，清浊相混，隧道不通，郁而为热，热留为湿，湿热相生，故其腹胀大"。此患者16年前做心脏起搏器植入术，忧虑不已，遂成郁证。郁滞日久则全身气机升降出入功能失常，浊气充塞，故腹大胀满，按之不坚；肝失条达，络气痹阻，则胁下痞胀疼痛；气滞于中，脾胃运化失职，故纳食减少；食后气滞加剧，故饭后胀甚；大肠传导失司，故便秘；气壅湿阻，水道不利，故小便短少。苔白腻为湿阻之象；脉弦为肝失条达之征。辨证为气滞湿阻血瘀，治以疏肝理气、除湿消满，佐以活血，方以六郁汤合理气消胀之品。方中越鞠丸行气解郁；本病气滞为根本，故加入白蒺藜、乌药、炒枳壳、姜厚朴、木香、枳实、大腹皮、陈皮、醋青皮等行气破气宽中之品；石菖蒲、远志化痰开窍；当归补血活血；生龙牡重镇潜阳；党参安定神志，并防理气药攻伐太过；枣仁、夜交藤安神；砂仁和胃。诸药合用，气机通畅，气胀、气喘、心悸、胸闷等证随之即解，辨证用药，恰到好处，故效如桴鼓。

（孔繁飞）

名医验案

风痰入手，治怪证顽疾

患者姓名：郑某　性别：女　年龄：55岁

就诊时间：2012年11月2日。

主诉：进食不畅，喉中异物2个月。

现病史：扁桃体及会厌处多发肿物半年，小如粟米，大如黄豆，今年10月曾经2次在耳鼻喉科手术摘除。现时有头晕，昏沉感，夜寐不佳，起夜后难再睡，疲乏感，闷闷不乐，大便排不尽，纳食一般。脉略弦；舌淡红，苔黄，中有裂纹。

辅助检查：病理：咽部肿物，乳头状瘤。

中医诊断：痰核。

中医辨证：气郁痰阻作结。

西医诊断：乳头状瘤。

治法：调畅气机。

方药：柴胡疏肝散加减。

柴胡 9g　枳壳 12g　川芎 9g　白芍 12g

当归 10g　醋香附 9g　元胡 9g　炒白术 9g

茯苓 18g　炙甘草 9g　乌贼骨 18g　砂仁 6g（后下）

荜茇 3g　香橼 9g　合欢花 12g

7 剂，水煎服，每日 1 剂，早晚分服。

二诊（2012 年 12 月 6 日）：咽部时有痛感，口干，心悸气短，头晕乏力，失眠，纳差，大便无力。脉略弦；舌淡红略黯，少苔，中有裂纹。上方去元胡、砂仁、香橼、合欢花，加高良姜 6g、姜厚朴 12g、白蒺藜 12g、石菖蒲 12g、远志 9g。7 剂。

三诊（2012 年 12 月 14 日）：咽部有异物感，睡眠不实，咽痛，纳差，胸胁胀满，善太息。脉略弦；舌淡红黯，少苔。

治法：调气化痰，消瘰散结。

方药：越鞠丸合安神定志丸加减。

醋香附 9g　焦神曲 9g　半夏曲 9g　生栀子 6g

川芎 12g　炒苍术 6g　白蒺藜 12g　石菖蒲 12g

远志 9g　夏枯草 6g　玄参 9g　木蝴蝶 10g

麦冬 12g　党参 12g　茯苓 30g　生龙骨 30g（先煎）

酸枣仁 30g　夜交藤 12g

7 剂，水煎服，每日 1 剂，早晚分服。

四诊（2013 年 2 月 22 日）：咽有不适堵闷感，近日情绪差，纳食可，二便少，夜寐一般，上腹时胀。脉弦略沉；舌淡红略黯，少苔。

醋香附 9g   焦神曲 9g   半夏曲 9g   生栀子 6g

川芎 9g   炒苍术 6g   白蒺藜 12g   石菖蒲 18g

远志 9g   牛蒡子 12g   麦冬 12g   桔梗 12g

浙贝 12g   生牡蛎 30g（先煎）   玄参 9g

7 剂，水煎服，每日 1 剂，早晚分服。

五诊（2013 年 3 月 7 日）：咽部有异物感，纳食一般，大便可，寐浅。脉弦略细；舌淡黯苔少。上方去栀子，炒苍术增至 9g，加羌活 9g、制白附子 6g、夏枯草 9g、砂仁 9g（后下）。7 剂。

六诊（2013 年 3 月 19 日）：咽部异物感稍有改善。脉弦略细；舌淡黯苔少。炒苍术减至 6g，石菖蒲加至 30g，加胆南星 9g。7 剂。

治疗半年咽部异物感消失。

验案分析

"痰邪为患，无处不在，祛邪首重化痰"，这是张铁忠教授的学术思想。张铁忠教授强调，痰有痰湿、痰热、风痰之不同，顽疾当属风痰，对于屡治不效的疾病，合入治风痰药物常能取擒获贼首的效果。本案就是他从风痰论治痰核的一个实例。本患者原为抑郁焦虑状态，因咽部异物（后病理证实为乳头状瘤）二次手术后又复发，更加重其抑郁焦虑状态，因畏惧再次手术而求治于中医。初以行气解郁、化痰散结治疗效果不著，后深入研究，从"风痰"入手治之终获效。

本患者扁桃体及会厌处多发肿物，"肝足厥阴之脉……循喉咙之后，上入颃颡"（《灵枢·经脉》），因此病位属肝，《医宗必读》："在肝经者名曰风痰"。本患者长期心情低落，郁郁寡欢，气机不畅，郁而化火，煎津成痰为结。痰成之后，留于体内，随气升降，无处不到。痰蒙清窍，则见头晕，昏沉感；痰火扰心见夜寐不安；肝木乘脾土，则出现大便排不尽，疲乏感，纳差等脾胃虚弱的表现。

张铁忠教授以调气祛痰治其本，消瘰散结治其标，取得了半年痊愈的神效。以越鞠丸合消瘰丸合神仙解语丹为基本方，方中香附行气解郁，以治气郁；川芎活血行气，以治血郁；苍术燥湿健脾，以治湿郁；栀子清热除烦，以治火郁；神曲消食和中，以治食郁；"气畅则郁舒矣"，加白蒺藜以增强疏肝解郁之功；半夏曲化痰消食，治疗痰郁和食郁；石菖蒲、远志入心经，开心窍、益心智、安心神，是常用治疗失眠健忘之对药；此外，远志味辛入肺，祛痰开窍，消散痈肿，此例应用恰到好处；夏枯草清热泻火，散结消肿；玄参、木蝴蝶、麦冬利咽消肿；党参、茯苓、生龙骨取安神定志丸之意，补心气，安心神；酸枣仁、夜交藤养心安神。四诊去夏枯草、木蝴蝶等散结利咽之品，去党参、茯苓、生龙骨、酸枣仁、夜交藤等助眠药，专攻咽喉部肿物之主证，加浙贝、生牡蛎与玄参合为消瘰丸清润化痰，软坚散结。其中玄参滋阴降火，苦咸消瘰；贝母化痰消肿，解郁散结；牡蛎咸寒，育阴潜阳，软坚消瘰；桔梗利咽消肿。五诊开始重视风痰的治疗，效果逐渐显现，热象不明显去栀子，加重祛风痰药物，加羌活9g，既祛外风又兼祛寒湿，程氏谓之"能治贼风失音不语"；制白附子6g，祛风痰，解毒散结；夏枯草9g，清热泻火，散结消肿；砂仁9g，调胃醒脾。六诊加胆南星9g，以清热化痰息风。诸药合用，理气化痰，消瘰散结，疗效显著。

疑难怪病从风痰入手，为我们提供了很好的思路。张铁忠教授常用祛风痰药品有：白附子、天竺黄、竹沥水、法半夏、全瓜蒌、胆南星、远志等，可供临床参考使用。

（孔繁飞　整理）

心法传承

患者姓名：李某　性别：女　年龄：60岁

就诊时间：2014年1月11日。

主诉：默默不欲言2年。

现病史：2年前曾晕倒，虽未遗留后遗症，但在当地医院拍CT诊断为"脑梗死"，之后开始默默不欲言，不喜与人交流。健忘，计算力定向力均下降，肢体活动未受影响。现乏力懒言，吞咽困难，时有呛咳。着急生气后头晕，晨起胸闷痛，活动后减轻，眠差，夜尿4～5次，大便调。舌淡红，苔白；脉略弦。

既往史：冠心病史 10 年，高血压，乳腺增生。

体格检查：BP 155/90mmHg。

辅助检查：CTA（2013 年 1 月 15 日）：冠脉多支血管多发斑块，管腔不同程度变窄，符合动脉硬化改变，建议进一步检查。

中医诊断：呆病。

中医辨证：髓海不足，痰浊蒙窍。

西医诊断：①血管性痴呆；②中风后言语障碍。

治法：补益心肾，豁痰开窍。

方药：生慧汤合神仙解语丹加减。

熟地 12g　山茱萸 12g　远志 9g　酸枣仁 30g

柏子仁 12g　茯苓 18g　党参 12g　石菖蒲 12g

炒白芥子 10g　制白附子 6g　天麻 12g　羌活 12g

全蝎粉 3g　清半夏 9g　川芎 9g　当归 10g

7 剂，水煎服，每日 1 剂，早晚分服。

加服通脉益智胶囊 1.4g，每日 3 次。

二诊（2013 年 1 月 18 日）：药后心情好转，言语增多，精力恢复，仍燥热，进食急，夜尿 3 次，痰多色白。舌质红，舌苔少；脉弦略细。上方加丹皮 12g、栀子 9g。7 剂。

服药 2 个月，少气懒言及心情抑郁大为改观。

心得体会

本患者为中风后出现血管性痴呆和语言障碍，肝肾不足，脑髓不充，加之脾虚生痰，闭阻清窍，故见痴呆；痰蒙心窍、阻于舌根，见言语不利。病性为本虚标实，与肝、肾、心、脾密切相关。治疗需填精补髓，祛痰开窍，采用陈士铎治疗健忘的生慧汤补肝益肾，化痰开窍，安神定志，合神仙解语丹祛风痰开舌窍，共奏补肝益肾、祛痰开窍、安神定志之功，长期服用，当有裨益。

生慧汤出自陈士铎《辨证录·健忘门》，陈氏曰："人有老年而健忘者……人以为心血之涸，谁知是肾水之竭乎？夫心属火、肾属水，水火似乎相克，其实相克而妙在相生，心必藉肾以相通，火必得水而既济。如止益心中之血，而不去填肾中之精，则血虽骤生，而精仍长涸，但能救一时之善忘，而不能冀长年之不忘也。治法必须补心，而兼补肾，使肾水不干，自然上通于心而生液。"陈氏认为此病病机关键为"心肾不交"，制"生慧汤"交通心肾，生慧汤组成：熟地、山茱萸、远志、生枣仁、柏子仁、茯神、人参、菖蒲、白芥子。方中熟地、山茱萸补益肝肾；酸枣仁、柏子仁、茯神养心安神；人参安神定志；远志安神益智祛痰；菖蒲、白芥子豁痰开窍。全方配伍升降有序、心肾分补、攻补兼施。原书记载"水煎服连服一月自然不忘矣。此方心肾兼补，上下相资，实治健忘之圣药，苟能日用一剂，不特却忘，并有延龄之庆矣。"陈氏强调调理心智，酸枣仁乃以生用为好。其言："惟夜不能眠者，必须生用，或神思昏倦，久苦梦遗者，亦宜生用"。张铁忠老师认为炒酸枣仁养心安神作用更强，生枣仁治疗昏睡不醒，一般根据患者睡眠多少情况选择应用。

神仙解语丹首见于南宋陈自明《妇人大全良方》，"治心脾经受风，言语謇涩，舌强不转，涎唾溢盛，及疗淫邪搏阴"。全方由白附子、石菖蒲、远志、天麻、全蝎、羌活、南星、木香组成。方中白附子辛温燥烈，功专祛风痰，为君药。胆南星苦凉辛烈，清热化痰、息风定惊；天麻甘平质润，祛风通络、息风止痉、平抑肝阳，共为臣药。石菖蒲化痰开窍醒神，又引药入心；远志助菖蒲增强祛痰开窍之力；此外，由于语言功能与心、脑、肾密切相关，心主神志而开窍于舌，肾藏精，足少阴之经脉系于舌本，脑为"髓海"，为元神之府，脑髓充盈则语言正常，为此以菖蒲配远志，取交通心肾之意，脏腑功能恢复正常，则构音、发语等语言功能亦可恢复。全蝎搜风通络、息风止痉，助天麻祛风通络；木香行三焦之气，既能行气以助通络，又能行气以助祛湿而绝痰源；妙在羌活一味，即祛外风又兼祛寒湿，程氏谓之"能治贼风失音不语"，共为佐药。该方祛风痰，通经络，开舌窍，为治疗中风后失语症之名方。但需注意，本方涤痰开窍之力较强，活血通络之功不足，因此在运用时多配以活血通络之品，如川芎、丹参等，或合入补阳还五汤加强益气活血通络之功。

本案治疗特点在于重视祛扰心之痰，加重风痰药物的使用。所谓风痰，一般认为是痰扰肝经的病证，《医学入门》有云："动于肝，多眩晕头风，眼目瞤动昏涩，耳轮瘙痒，胁肋胀痛，左瘫右痪，麻木蜷跛奇证，名曰风痰。"《医宗必读》概括为"在肝经者名曰风痰"。中风多和肝风有关，系风痰为病，故加重风痰药物。一些疑难病按湿痰治疗无果，改以祛风痰为法可有奇效。

针对中风后遗智能障碍，张铁忠老师专门研制了中成药—通脉益智胶囊，由女贞子、何首乌、丹参、赤芍、远志、菖蒲、郁金组成。方中女贞子、何首乌等药填精补髓、滋阴益肾；丹参、赤芍养血补血、活血化瘀；远志、菖蒲、郁金豁痰开窍、化痰祛瘀。组方符合本病"痰、瘀、虚"基本病因病机，适于长期服用。现代药理研究表明：女贞子、何首乌可降血脂、抗动脉粥样硬化；丹参、赤芍等药不仅能抗血小板聚集，促纤溶，而且还能抗氧化，具有显著的活血化瘀作用。诸药合用可调节血脂，防止脂质沉着，抑制过氧化形成，防止血小板聚集，稳定斑块，保护内皮细胞。

（孔繁飞）

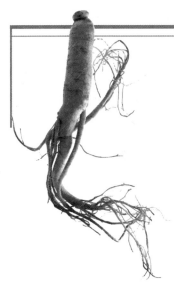

吕培文 教授

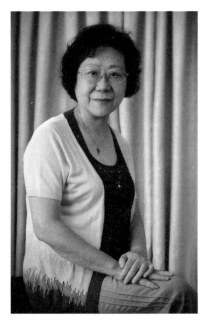

吕培文，女，1945 年 4 月生，主任医师，教授，博士生导师，第五批全国老中医药专家学术经验继承指导老师，第四批北京市老中医药专家学术经验继承工作指导老师。北京同仁堂中医大师。中医外科专家，擅长治疗各类疮疡、乳房疾病及周围血管病。突出中医特色外治法的应用。皮科疑难杂症得到赵炳南、王玉章的亲授，周围血管疾病得到血管病专家房芝萱老中医的指导。

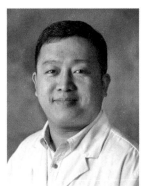

郭宇杰，男，医师，2015 年 5 月起跟师吕培文教授学习。专业方向：皮肤病。

名医验案

清热散结、 补气化瘀治脱疽

患者姓名：刘某　性别：男　年龄：74 岁

就诊时间：2016 年 6 月 1 日。

主诉：左下肢红肿疼痛，伴足趾坏死破溃 1 个月余。

现病史：患者 1 个月来，双下肢肤温较低，伴足趾麻木，左足背红肿热胀。某三甲医院诊为"下肢动脉硬化闭塞症"，于 2016 年 5 月 11 日行髂总动脉及左下肢动脉造影，肾动脉造影及双侧髂股动脉球囊扩张术。现症见：左足背红肿胀痛，四趾发黑干性坏死，边界清楚，可见大量脓性分泌，右下肢肤温较低，饮食尚可，二便调，舌淡黯，有瘀斑，苔薄白略滑，脉沉细。

既往史：足癣反复发作；高血压病史；否认糖尿病史。

体格检查：左下肢肤温较高，足背处红肿发热，皮损发红发亮，红肿处按之轻微凹陷，足拇趾麻木发凉，四趾发黑干性坏死。坏死组织与正常皮肤界限清楚，可见 4cm×0.5cm 大小的脓性疮面。右下肢肤温较低。

中医诊断：脱疽。

中医辨证：脾肾阳虚，气虚血瘀，寒极生热，热盛肉腐。

西医诊断：双下肢动脉硬化闭塞症合并混合型坏疽。

治法：清热散结，补气化瘀，通络止痛。

方药：

生黄芪 45g　当归 15g　赤芍 15g　太子参 15g

虎杖 20g　白花蛇舌草 20g　蒲公英 30g　元参 15g

丹参 20g　川芎 10g　穿山甲超微粉 6g（冲服）　茯苓 20g

车前子 30g（包煎）　桔梗 10g　白芷 10g　生甘草 10g

醋元胡 10g　细辛 3g　鸡血藤 30g

7 剂，水煎服，每日 1 剂，早晚分服。另外用红纱条以去腐生肌。

二诊（2016 年 6 月 8 日）：患者左足背仍有少许淡红肿胀，足背近四趾处坏死组织部分脱落，可见新生肉芽组织，脓性疮面面积略有缩小，脓性分泌物减少，足拇趾缝与坏死足趾交界处可见脓性坏死物，四趾发黑干性坏死未见改善，左下肢肤温较前略有降低，饮食尚可，二便调，舌淡黯，仍有少许瘀斑，苔薄黄略滑。脉沉细。

方药：将上方中太子参 15g 替换为党参 10g，去醋元胡、蒲公英，余药不变。继服 7 剂，每日 1 剂，早晚分服。继续外用红纱条。

三诊（2016 年 6 月 15 日）：患者未至，其亲属出示照片并诉说病情，现左足背淡红肿胀基本消退，坏死组织大部分脱落，脓性坏死物大部分消退，新生肉芽组织生长良好，脓性疮面进一步减小，双下肢肤温接近正常，饮食尚可，两日未大便。

方药：上方去虎杖，加苏木 15g，另调中药用量为：生黄芪 60g、白花蛇舌草 30g、川芎 15g。继服 14 剂，水煎服，每日 1 剂，早晚分服。外用药同前。

四诊（2016 年 6 月 29 日）：左足背肤色正常，新生肉芽组织生长良好，脓性疮面明显减小为 2cm×0.3cm，仍有少许坏死组织，局部疼痛明显，足大趾缝又见大量脓性分泌物，足底干燥，双下肢肤温基本正常，饮食尚可，大便偏干，舌淡黯，有少许瘀斑，苔薄白略滑，脉沉细。

方药：上方去白芷、苏木，加泽泻 15g，另调中药用量为：元参 30g、川芎 10g。继服 7 剂，水煎服，每日 1 剂，早晚分服。针对趾缝又见大量脓性分泌物用马齿苋 30g、黄柏 15g 煎水冲洗以祛脓，配合外用红纱条以去腐生肌。

五诊（2016 年 7 月 6 日）：左足坏死组织完全脱落，界限清楚，脓性疮面愈合良好，新生肉芽组织周边有少许出血，局部疼痛明显，足大趾缝有少许脓性分泌物，四趾发黑干性坏死松动，边界清楚，足底干燥，双下肢肤温正常，饮食尚可，大便偏干，舌淡黯，有少许瘀斑，苔薄黄略滑。脉沉细。方药调整如下：

生黄芪 60g　当归 15g　赤芍 15g　党参 15g

白花蛇舌草 30g　元参 30g　丹参 20g　川芎 10g

穿山甲超微粉 6g（冲服）　茯苓 20g　车前子 30g（包煎）　桔梗 10g

泽泻 15g　生甘草 10g　细辛 3g　鸡血藤 30g

元胡 10g

7 剂，水煎服，每日 1 剂，早晚分服。建议择期行手术截取坏死足趾。

验案分析

本病西医病因尚不明确，主要病理改变为长期血管痉挛，导致营养障碍，血栓形成，以致血管闭塞。中医认为本病发生多由气虚精伤所致，多为本虚标实之证，病势发展凶险，应尽早治疗，控制病情。从中西医角度讲本病均属难治病症，本案难在如何尽量减少患者截肢面积，尽可能保留肢体功能。

《医宗金鉴》将脱疽视为五败症，即血死心败、筋死肝败、肉死脾败、皮死肺败、骨死肾败。由于本病病程迁延绵长，寒湿与湿热多又相互转化或者寒热交杂，又因正气虚弱，故多出现寒热、虚实交杂的复杂证候。因此吕培文教授将局部体征与全身情况结合辨证分析，本病患者属于中医"脱疽"范畴，为脾肾阳虚、气虚血瘀、寒极生热、热盛肉腐之证，对证治疗温补脾肾、补气化瘀、清热解毒、去腐生肌，防止坏死面积扩大，减少截肢范围，保留肢体功能。取得了较好的治疗效果。

本患者初诊脾肾阳虚，气虚血瘀，寒极生热，热盛肉腐。疮面及周围红肿胀伴脓性分泌，四趾发黑干性坏死，针对病症吕培文教授以生黄芪为君药，配以当归、赤芍、太子参补气养血；再加白花蛇舌草、蒲公英、元参、虎杖清热解毒；桔梗、白芷、生甘草透毒外出；醋元胡、细辛、鸡血藤、穿山甲通经达络散瘀止痛。

二诊时针对患者年老体虚疮面恢复较慢，恐长期损伤正气，故太子参替换为党参，去醋元胡、蒲公英。

三诊时患者未至仅看照片，疮面愈合尚可，又因家属言两日未大便，此时患者表现为气虚血瘀、余毒未尽，故保留清热解毒之品，加大活血化瘀之药力，"以活为补，补中有活"。考虑年老体虚，去虎杖、加苏木增强通气之力的同时将生黄芪增加为60g、白花蛇舌草增加为30g、川芎增加为15g。

四诊时患者气血已渐渐补足，故疮面新生肉芽组织生长良好，同时又出现大量脓性分泌物，此时吕培文教授减轻托透之力，去白芷、苏木，加泽泻，微调元参为30g，川芎调回10g，并针对脓性分泌物用马齿苋30g、黄柏15g煎水冲洗以祛脓，配合外用红纱条以去腐生肌。并未盲目增加口服清热解毒之品，以保患者脾胃之气。

用药7剂后疮面巩固，新生肉芽组织周边少许出血，有局部疼痛，病情控制良好，故在上方基础上又加元胡10g止痛，并嘱患者择期手术截除其干性坏死足趾。

本案治疗过程体现吕培文教授的用药特色：

1. 脱疽总治则为活血化瘀，不同证型治疗又有其独特治法，如寒湿阻络对应温通经络法；脾肾阳虚则予填补气血、活血化瘀药；而阴虚毒热证则需养阴清热之时配加益气活血之品，在毒热炽盛时益气药多用太子参，毒热缓解后改用党参。

2. 脱疽症除了肢体受损，更大的痛苦是疼痛。针对疼痛性质用药：血虚痛补气养血、活血止痛；寒湿痛温通散寒、活血通络；血瘀化热理气活血、清热散结。

3. 配合外用药物去腐生肌，促进创面愈合。善用藤、虫通经达络，搜剔走窜之性，加强通络止痛的功效。治疗过程中尤其注重脾胃，保护正气。

4. 针对疮面有较多脓性分泌物，采用中医特有的外治法"塌渍法"，用药液清洗疮面，通过中药清热解毒之力，祛除疮面脓性分泌物，采用药液流动冲洗是为了抑制疮面过度炎症反应以及加强疮面引流作用。

5. 自始至终重用生黄芪，强调黄芪具有补气升阳、益卫固表、利水消肿、托毒生肌的功效，为疮家圣药，治疗气血不足导致的痈疽破溃，或久溃不敛及疮疡后期补气血时均应用之。

（郭宇杰　整理）

心法传承

患者姓名：杨某　性别：男　年龄：73 岁

就诊时间：2015 年 8 月 6 日。

主诉：胸胁肋部疼痛 3 周。

现病史：3 周前右侧胸肋部沿肋间神经走行起数片淡红色斑片，上有簇集性小水疱、血疱，略有疼痛，外院诊断为"带状疱疹"，经对症抗病毒治疗后疱疹消退，遗留淡褐色色素沉着，但皮损处疼痛未见改善，触之如针刺样疼痛，有时不触碰也有痛感，影响休息。现症见：晨起口略干不苦，大便偏干，饮食欠佳，多汗，睡眠欠佳，舌淡黯，有瘀斑，苔白略腻，脉弦滑。

体格检查：右侧胸部 5~6 肋间见散在分布的硬币大小的淡褐色斑片，触之针刺样疼痛，肤温较高，右侧肩背部阵发性过电样疼痛，未见水疱、破溃、糜烂面。

中医诊断：蛇串疮。

中医辨证：肝胆湿热，气虚血瘀，脉络瘀阻。

西医诊断：带状疱疹后遗神经痛。

治法：清热利湿，补气活血，通络止痛。

方药：

酒当归10g　酒白芍10g　丹参10g　川芎10g

地龙6g　北沙参10g　酒萸肉10g　树舌6g

路路通15g　忍冬藤15g　鸡血藤15g　首乌藤15g

桂枝6g　桑枝12g　生桑白皮15g　盐杜仲10g

7剂，水煎服，每日1剂，早晚分服。外用"青鹏软膏"揉搓患处略微发热，每日1次。

二诊（2015年8月13日）：右侧胸肋部皮损颜色略有减轻，肤温接近正常，阵发性疼痛明显减少，自觉痛处有麻木蚁行感，面色略黄，晨起口干苦，食后自觉腹胀，大便偏干，每日行1次，小便略短赤，舌淡黯，舌根部苔薄黄略腻，脉弦滑。

方药：

酒当归10g　酒白芍10g　丹参10g　川芎10g

地龙6g　北沙参15g　酒萸肉10g　树舌6g

路路通15g　鬼箭羽10g　鸡血藤15g　首乌藤15g

桂枝6g　桑枝12g　生桑白皮15g　盐杜仲10g

麸炒枳壳10g

7剂，水煎服，每日1剂，早晚分服。外用同前。

三诊（2015年8月20日）：疼痛感明显减轻，偶有瘙痒感，大便偏干，晨起口略干苦，饮食尚可，食后腹胀明显好转。近日夜间多汗。舌淡黯，苔薄白略滑，脉弦滑。

方药：上方去盐杜仲，加丝瓜络6g、生黄芪15g，余药不变。口服7剂。如无不适，可遵照说明继服黄芪片和丹黄祛瘀胶囊两周巩固治疗，外用药物改为龙珠软膏，用法同前。

3个月后随访，患者述三诊服药7剂后已无疼痛感，偶有少许麻木感，遵医嘱巩固治疗1周，至今未复发。

心得体会

带状疱疹是一种病毒感染所引起的常见急性疱疹性皮肤病。因好发于胸肋部，故中医称为"蛇串疮"，临床以单侧皮肤神经痛、红斑、簇集性水疱、血疱为诊断要点，诊断并不困难。本病例为带状疱疹后遗神经痛（气虚血瘀，脉络瘀阻型）。难在疼痛辨证治疗上。

《医宗金鉴·外科心法》认为，本病属肝、心两经风火相搏，脾肺两经湿热内蕴。湿久化热，复感毒邪而发病。本病诊断明确，心肝火热、脾肺湿热、气血郁热，脉络不通，不通则痛。本病止痛是关键，而痛的原因与"气"相关，或心肝经火热气盛，或脾肺气虚湿热内盛，或气血亏虚脉络不通，辨证分为心肝火盛、脾肺湿热、气虚阻络等证型，给予疏肝泻火理气、清热利湿理气、补气活血理气，对证治疗即可。

本患者"带状疱疹"经治疗已经消退，但疼痛剧烈，夜不能寐，一派气虚血瘀、脉络瘀阻之象，伴少许肝胆湿热症状。考虑患者年纪偏大，疼痛明显，故笔者在用药时以活血通络为主，酒助行气，选用当归、白芍、丹参活血养血，路路通、忍冬藤、鸡血藤、首乌藤、桂枝、桑枝通经活络，针对肝胆热象再加少许北沙参、生桑白皮养阴清热。药味不多，但达到了补气活血、通络止痛的效果。

用药 7 剂后，复诊时患者热象已不明显，阵发性疼痛明显减少，针对腹胀及麻木感将北沙参用量加为 15g，去忍冬藤，加鬼箭羽 10g、麸炒枳壳 10g 以增强活血理气之功。

再服 7 剂后，患者疼痛感明显减轻，原皮损处偶有瘙痒感，考虑患者年纪偏大，故在上方基础上去盐杜仲，加丝瓜络 6g、生黄芪 15g，巩固治疗，另嘱患者服完草药后，遵照说明继服黄芪片和丹黄祛瘀胶囊两周以巩固治疗。

本案体现了吕培文老师用药特色：

1. 治疗上吕培文老师重视活血理气，通络止痛。肝气郁滞者重用柴胡、陈皮、川楝子；脾虚气郁者重用枳壳、陈皮、香附；气血不足、寒凝脉络以致瘀阻者注重补气活血、温通通络以止痛（本案笔者选择了当归、白芍、丹参、川芎这组活血化瘀止痛的组合，并且选用了酒当归和酒白芍以加强温通效果）。

2. 重视外用药物配合治疗，针对刚开始时皮损处脉络瘀阻严重，予青鹏软膏活血通络止痛；2 周后皮损处脉络瘀阻已不严重，麻木瘙痒感加重，选择龙珠软膏生肌止痒，通络止痛，促进皮肤恢复。

3. 预防复发，在对证治疗使病情基本痊愈后，还会给予补气活血之品巩固治疗 1 到 2 周，活血益气，增强营卫以减少复发。

（郭宇杰）

名医验案

内外配合，凉血解毒治丹毒

患者姓名：郭某　性别：女　年龄：47 岁

就诊时间：2015 年 6 月 3 日。

主诉：右下肢红肿疼痛半个月余。

现病史：半个月余前患者出现右下肢红肿疼痛，伴头晕低热。现症见：右侧大腿根部淋巴结肿大，面色淡黄，晨起口略干苦，大便近两日未下，小便短赤，舌淡黯，舌根部苔薄黄略腻，脉细滑。

既往史：既往足癣反复发作。

体格检查：右下肢肤温较高，轻微水肿，皮肤绷紧，颜色发红发亮，按之凹陷。右侧腹股沟处淋巴结肿大，触痛明显。

中医诊断：丹毒。

中医辨证：湿热下注，血分蕴热。

西医诊断：丹毒。

治法：清热凉血，利湿消肿。

方药：

白茅根 30g　紫草 10g　茜草 10g　桃仁 10g

红花 10g　猪苓 15g　泽泻 15g　牛膝 15g

地龙 15g　金银藤 15g　鸡血藤 15g　茯苓皮 30g

生甘草 6g

7 剂，水煎服，每日 1 剂，早晚分服。外用茶调如意金黄散湿敷患处。

二诊（2015 年 6 月 10 日）：右下肢皮肤红肿胀痛明显减轻，略有瘙痒，肤温接近正常，面色仍略有发黄，晨起口仍干苦，大便偏干，每日行 1 次，小便略短赤，舌淡黯，舌根部苔薄黄略腻，脉细滑。

方药：

白茅根 30g　伸筋草 10g　猪苓 10g　泽泻 10g

牛膝 15g　地龙 15g　金银藤 15g　茯苓皮 30g

生甘草 15g　地肤子 15g　白鲜皮 15g

7 剂，水煎服，每日 1 剂，早晚分服。另嘱患者少食辛辣等发散燥热的食物，7 剂药用完后，如无不适可继服 7 剂巩固治疗。同时注意足部卫生，外用药物治疗足癣，防止再次诱发。

随访：3 个月后随访，患者自述二诊服药 7 剂后，肿胀已基本消退，无疼痛感，遵医嘱照方自行抓药 7 剂服用巩固治疗。痊愈后遵医嘱，至今未复发。

验案分析

丹毒是一种急性感染性皮肤病。临床以皮肤突然发红，色如涂丹，掀热肿胀，疼痛，边界清楚，伴恶寒、发热为诊断要点，故诊断并不困难。本案为丹毒（湿热火毒证）由足癣诱发，难在预防此类丹毒复发。

《圣济总录》说："热毒之气暴发于皮肤之间，不得外泄，则蓄热为丹毒。"根据临床表现热毒主要分为血热和破损新染毒邪，患者平素多有心经蕴热、肝经火旺或脾湿内热，风湿相搏以致血分热盛；或者皮肤破损感染疫毒而发病。丹毒病情虽急，对症辨证分清风热火盛、肝经火旺、湿热感毒等证型后治疗并不复杂。分别给予疏风清热、清肝泻火、清热利湿对证治疗即可。

本患者最初由笔者接诊，治疗 2 周后，病情好转后有所反复，后就诊于吕培文老师处。初诊时患者一派下焦湿热、火毒内蕴之象，吕培文老师重用白茅根、紫草、茜草清热凉血。配以桃仁、红花、金银藤、鸡血藤活血通络；猪苓、泽泻、牛膝、地龙引药下行；再加茯苓皮利水渗湿；甘草调和诸药。药味虽少药效奇佳。

服药 7 剂后复诊，热象已不明显，针对略有瘙痒给予地肤子、白鲜皮，另外考虑患者较年轻，故只是去了紫草、茜草、桃仁、红花，将鸡血藤改为伸筋草，并未针对性地健脾除湿、巩固脾胃、调和营卫、活血益气。但是仍强调少食辛辣等发散燥热的食物。继服 7 剂巩固治疗。同时注意足部卫生，外用药物治疗足癣，防止再次诱发。可见在治疗反复发作的丹毒时，治疗到最后，巩固是关键！

回顾整个病案，体会吕培文老师的用药特点：

1. 强调凉血解毒。因为风热、心火、肝经郁火、湿热化火等都是火热之邪热窜营血，故在疏风、泻肝、清热、除湿的同时需重用凉血解毒之品。同时部位用药也不同。头面部重用荆芥、菊花；躯干胁肋部重用龙胆、黄芩；下肢足部重用黄柏、苍术（年轻者为牛膝、地龙）。

2. 重视外用药物配合治疗。常用绿豆芽捣烂外敷患处，活用茶调如意金黄散。方法简单便捷，且有奇效，适用于不同部位疾患。

3. 针对反复发作的丹毒，在急性期对证治疗使病情稳定后，再给予健脾除湿、益气活血之剂治疗一到两周，以巩固脾胃、调和营卫、活血益气、祛邪外出，使之不逆于皮肤腠理，减少复发。

4. 本案病程半个月，病情已热入血分，针对此特点重用凉血解毒之品；又因为病位在下，故集中采用根类、藤类之品，以紫草根、茜草根、白茅根凉血活血为主，佐以金银藤、鸡血藤凉血通络。气以通为顺，血以调为和，着眼于"通与调"，调和气血后，疾病自愈。

（郭宇杰　整理）

心法传承

患者姓名：刘某　性别：女　年龄：51 岁

就诊时间：2015 年 8 月 27 日。

主诉：双下肢散发点状黯紫色红斑半年余。

现病史：患者半年前因感冒后口服药物（具体用药不详）后全身出现散在红斑，外院诊断为"固定性药疹、过敏性紫癜"，予激素对症治疗后基本痊愈。出院后双下肢反复出现散发的点状黯紫色斑片，持久不退，偶有瘙痒，自觉下肢凉感伴关节痛，晨起口干苦，体倦乏力。现症见：晨起口干苦，大便偏稀溏，饮食尚可，盗汗，睡眠欠佳，舌淡黯，苔薄黄，脉弦细。

体格检查：双下肢伸侧皮肤散发粟粒大小的黯紫色斑疹，压之不褪色，皮损表面光滑，无抓痕、血痂、渗出，未见苔藓样改变，肤温较低。

中医诊断：血风疮。

中医辨证：血热伤络，迫血妄行，血溢脉外。

西医诊断：过敏性紫癜。

治法：清热凉血，活血解毒，养阴消斑。

方药：

当归 10g　白芍 10g　赤芍 10g　白芷 6g

川芎 6g　牛膝 10g　土茯苓 15g　槐花 15g

牡丹皮 15g　鸡血藤 15g　北沙参 10g　茜草炭 10g

紫草炭 10g　地榆炭 10g　茅根炭 10g　玄参 10g

7 剂，水煎服，每日 1 剂，早晚分服。外用"青鹏软膏"揉搓患处略微发热，每日 1 次。

二诊（2015 年 9 月 4 日）：下肢皮损颜色略有消退，畏冷感好转，未觉瘙痒，仍有关节痛，晨起口干苦及盗汗症状明显减轻，食后略有腹胀，大便略偏干，每日行 1 次，睡眠欠佳，舌淡黯，舌苔薄黄略腻，脉弦滑。

方药：

当归 10g　白芍 10g　赤芍 10g　白芷 6g

川芎 6g　牛膝 10g　土茯苓 15g　茅根炭 10g

牡丹皮 15g　鸡血藤 15g　槐花 15g　茜草炭 10g

紫草炭 10g　路路通 10g　北沙参 10g　玄参 10g

羌活 10g　独活 10g　玫瑰花 6g　合欢花 6g

7 剂，水煎服，每日 1 剂，早晚分服。外用同前。

三诊（2015 年 9 月 17 日）：皮损处黯紫色基本消退，遗留淡褐色色素沉着，无痛痒，肤温正常，偶有关节痛，晨起口略干不苦，大便偏干，饮食尚可，食后无腹胀感。仍有少许盗汗症状，睡眠情况略有改善。舌淡黯，苔薄黄略滑，脉弦滑。

方药：按上方继服 7 剂，嘱患者用药后如无不适可遵照成药说明继服黄芪片和清热散结胶囊两周巩固治疗，外用药物改为龙珠软膏，用法同前。

随访：半年后随访，患者自述中药服用完后，自觉下肢偶有瘙痒，关节痛明显减轻，自觉仍有少许体倦乏力感，遂遵医嘱巩固治疗两周。

心得体会

过敏性紫癜是由多种原因引起的过敏性皮肤病。属中医"血风疮"范畴，临床以低热，对称性散发黯紫色斑疹，伴关节隐痛为诊断要点，故诊断并不困难。本病例为过敏性紫癜（血热伤络型）。其治疗难在预防复发上。

紫癜类疾病从临床特点来看可以分为阴斑与阳斑两大类型。过敏性紫癜偏于血热妄行，属于阳斑，归于"血风疮"范围；血小板减少性紫癜多因脾不统血，偏于血虚，属于阴斑，归于"葡萄疫"范畴。过敏性紫癜多因血热壅盛，外感风邪，风热与血热相搏，迫血妄行，以致血溢脉外，瘀滞发斑。治疗本病时清热凉血解毒为主，故吕培文老师常言："热除血止，热清血安"。

本患者初诊时一派热盛伤阴、迫血妄行之象，故笔者在用药时，选用赵炳南教授的"凉血五根汤"为基本方化裁应用，选用茜草炭、紫草炭、地榆炭、茅根炭，将"根"变为"炭"以增强凉血解毒之功；又予当归、白芍、赤芍、丹参活血养血，川芎、牛膝、鸡血藤通经活络，使凉血解毒不留瘀滞；而针对热胜伤阴再加少许北沙参、玄参养阴清热。药味不多，但达到了清热凉血、活血解毒、养阴消斑、不留瘀滞的效果，同时可减少腹泻的发生，避免耗损津液。

二诊时患者热象已不明显，但仍有关节痛，且大便已略偏干，针对症状去地榆炭，加路路通10g、羌活10g、独活10g，以增强活血通络的功效，针对睡眠情况给予玫瑰花6g、合欢花6g增强理气安眠的作用。

再用药7剂后患者病情控制良好，故嘱继服7剂后，如无不适，可遵照成药说明继服黄芪片和清热散结胶囊两周巩固治疗。回顾治疗过程，学习吕培文老师用药特色时加入自己的认识，疗效不错。

1. 重视清热凉血，活血解毒，养阴消斑。针对下肢瘀斑尤重地榆与紫草的应用，地榆清降而不泄泻，固涩而不收滞；紫草凉血不瘀滞，活血补气不发散，均为凉血止血之要药。本患者初诊大便稀溏，故笔者将"根"变为"炭"，既有清热凉血、活血解毒、养阴消斑、不留瘀滞的功效，还能减少腹泻的发生，避免进一步耗损津液。而当大便已略偏干时，果断减少炭药使用，中病即止防止内热破血妄行。

2. 重视外用药物配合治疗。针对刚开始时迫血妄行，血溢脉外，瘀滞后形成瘀斑，并伴有轻微关节痛，给予青鹏软膏，活血通络，散瘀止痛。两周后，脉络瘀阻已不严重，选择龙珠软膏清热解毒，润肤生肌，促进皮肤恢复。

3. 预防复发，在对证治疗病情基本痊愈后，再对症给予补气活血、清热散结之品巩固治疗1到2周，以活血益气、增强营卫。促进肌体恢复，减少复发。

（郭宇杰）

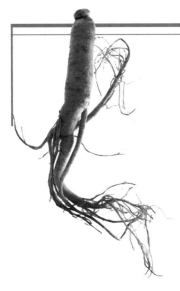

吴育宁 教授

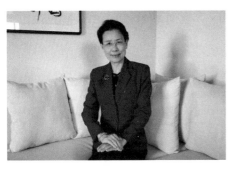

吴育宁，女，1946 年 10 月生，北京中医医院中西医结合主任医师，教授，北京市中医管理局中医药传承"双百工程"指导老师，1990 年正式拜名老中医柴松岩教授为师，1995 年出师并获北京市中医管理局名老中医继承人一等奖。擅长用中医及中西医结合疗法治疗不孕症、子宫内膜异位症、女性性传播疾病、月经失调、绝经综合征、宫外孕等。

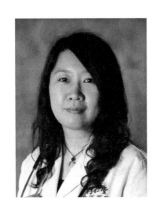

许金晶，女，副主任医师，2010 年 5 月起跟师吴育宁教授学习，2016 年成为吴教授北京市中医管理局中医药传承"双百工程"继承人。专业方向：妇科病。

名医验案

证药结合治疗予宫内膜薄性不孕症

患者姓名：卢某　性别：女　年龄：36 岁

就诊时间：2013 年 1 月 5 日。

主诉：未避孕未再孕 2 年余。

现病史：患者月经量少 5 年，近 2 年加重，仅用护垫即可，色黯，经行小腹隐痛，腰酸，近 2 年未避孕未孕，纳眠可，二便调，舌肥嫩黯，有瘀点，脉细弦尺弱。

患者因双侧输卵管阻塞，于 2012 年 5 月行体外受精-胚胎移植（IVF-ET）。取卵 8 个，体外受精培养 3 日（D3）胚胎 6 个，植入 3 个。同年 6 月又移植 3 个胚胎。2012 年 10 月 IVF 取卵 11 个，受精 D3 胚胎 9 个，植入 3 个，3 次移植均失败。医生告知，子宫内膜太薄（仅 0.5 ~ 0.6cm）是主要原因。余冻胚 6 个，后来患者有两次植入放弃史。第一次用补佳乐 18mg/天 × 23 天，子宫内膜厚度仅 0.54cm，加黄体酮，月经来潮量极少，咖啡色转黯红，小腹坠胀。第二次改用"芬吗通（Femoston）"白片（每片含雌二醇 1mg）6 片/天 × 23 天，阴道外用，内膜厚 0.6cm，无法植入，再次放弃移植。

月经史、婚育史：月经周期 35 ~ 36 天，行经 3 ~ 4 天，血量极少，色黯黑无块，痛经，Lmp（末次月经）：1 月 1 日，月经量极少淋漓，咖啡色到黯红色，2 ~ 3 天血净。孕 2 产 1（G2P1），2005 年足月顺产 1 女，2007 年人流 1 次。

辅助检查：3 年前子宫输卵管造影（HSG）：双侧输卵管阻塞。

中医诊断：①断续；②月经过少。

中医辨证：肾虚血瘀。

西医诊断：①继发不孕；②双侧输卵管阻塞；③子宫内膜薄；④IVF 取 2 植 3，2 次植入放弃史。

治法：益肾填精，活血通络。

方药：填精通络方加减。

当归10g　丹参15g　菟丝子15g　紫河车6g

阿胶9g（烊化）　三棱10g　穿山甲6g（先煎）　枸杞子15g

女贞子20g　旱莲草15g　郁金10g　鳖甲15g（先煎）

牛膝15g

14剂，水煎服，每日1剂，早晚分服。

注意事项：禁忌食用辛辣刺激及性热之物，忌用寒凉之品。调节情志，保持心情舒畅。

患者其间1～3周复诊一次，以上方加减治疗。患者感觉药后带下增加，如蛋清状；月经转为28～29天周期，血量较前逐渐增多。基础体温（BBT）出现典型双相。嘱患者开始监测排卵和子宫内膜厚度。

复诊（2013年4月8日）：Lmp（末次月经）：3月29日，月经量较前明显增多，颜色转红，无血块，无腹痛，行经4～5天。BBT单相平稳，有蛋清样分泌物1天。当日（4月8日，月经第11天）超声波检查卵泡1.5cm×1.4cm，子宫内膜已达0.8cm，舌肥嫩黯，苔薄灰干，脉细滑。

方药1：继续用填精通络方加减至植入前1日。

当归10g　丹参15g　菟丝子15g　紫河车6g

阿胶9g（烊化）　三棱10g　穿山甲6g（先煎）　枸杞子15g

女贞子20g　旱莲草15g　鹿角胶10g（烊化）

方药2：植入当日改用益肾固冲方加减。

菟丝子15g　覆盆子10g　枸杞子15g　续断12g

山药15g　莲子10g　阿胶9g（烊化）　白芍10g

柴胡6g　当归6g　生地6g　黄芩10g

莲子心3g

嘱患者立即带两种中药返回上海生殖中心准备冷冻胚胎移植。

复诊（2013年5月4日）：4月10日在上海生殖中心检查子宫内膜厚度达到0.8cm，右侧卵泡2.2cm×2.1cm，给芬吗通白片（含雌二醇1mg）1片阴道外用，4月12日查卵泡已破，子宫内膜厚度0.82cm，准备冻胚移植。4月15

日植入胚胎 3 个，手术顺利。植入日改用芬吗通白色、灰色（雌二醇 1mg + 地屈孕酮 10mg）各 1 片，地屈孕酮 1 片口服，黄体酮凝胶 1 支外用。4 月 29 日查血 HCG：2052.00mIU/ml，因阴道少量出血，小腹下坠多日，决定返回北京保胎治疗。现阴道出血量少色红，伴小腹下坠、腰酸。纳眠可，二便调。舌肥嫩黯红，苔薄灰略干，脉细弦尺弱。

中医诊断：胎动不安。

中医辨证：阴虚内热，血海不安。

西医诊断：先兆流产。

治法：益肾固冲，清热安胎。

方药：益肾固冲方加减。

菟丝子 15g　覆盆子 10g　枸杞子 15g　旱莲草 15g

生地 10g　苎麻根 10　阿胶 9g（烊化）　白芍 10g

山药 15g　莲子 10g　柴胡 6g　黄芩炭 15g

莲须 6g

14 剂，水煎服，每日 1 剂，早晚分服。

复诊（2013 年 5 月 18 日）：药后阴道出血减少，第 4 天血止。腹痛下坠消失，时有腰酸，恶心，偶有呕吐，纳少，二便调。舌肥黯红，苔灰黄干，脉细滑。上方加砂仁 3g（后下）、竹茹 15g；减苎麻根、莲须。化验检查：2012 年 5 月 13 日 HCG：> 110000mIU/ml，P：51.32ng/ml。2013 年 5 月 23 日超声波检查诊为双胎妊娠，两胎心好。以后一直在门诊用益肾固冲方加减保胎至孕 15 周后离京返回老家。1 年后随访患者顺利分娩两个健康男婴。

验案分析

继发性不孕在中医古籍中称为"断续"。中医学认为，"肾藏精，主生殖"，肾中精气的盛衰主宰着人体的生长、发育与生殖，整个妊娠过程都与肾有密切的关系。宫腔操作，长期过度疲劳，生活不规律等均可损伤肾精肝血；或先天肾气不足、或房事不节、久病大病、流产损伤肾气，或高龄，肾气渐虚。肾虚，则冲任精血虚少，血海不盈，内膜失养，对外源性雌激素反应低下，经量过少。子宫内膜的厚度、形态与受精卵发育同步是受精卵着床的关键条件之一。适宜的子宫内膜厚度是受精卵种植的必要条件。目前多将卵泡成熟时（＞18mm）的子宫内膜厚度 8mm 作为区分较薄和正常子宫内膜的界限。IVF-ET 中，内膜厚度 <8mm 者较≥8mm 者的妊娠几率明显降低，而且流产率明显增加。刮宫手术可损伤冲任胞宫，引发瘀血内阻，冲任失畅，久病入络，胞宫胞络瘀血阻滞，而致对大剂量外源性雌激素不反应。望子心切，肝郁不疏，进一步加重了气滞血瘀、经络不畅。可见本病主要病机在肾虚精少、瘀血阻络，为虚实夹杂之症。

本患者双侧输卵管阻塞，只能借助试管婴儿妊娠。虽曾使用多疗程大剂量雌激素，但是子宫内膜反应较差，仅 0.5 ~ 0.6cm，导致 3 次 IVF 移植失败及 2 次放弃移植，西医已束手无策。患者有 6 个胚胎等待移植，如何确保这 6 个胚胎成功移植并保胎至分娩是本案治疗的难点。

多次刮宫史，或宫腔粘连分解术后对大剂量雌激素没有反应的患者治疗比较困难。部分患者用中药配合大剂量雌二醇，内膜改善，妊娠成功。还有部分患者仍然不反应，但是采用以中药治疗为主促进排卵的方法可取得成功。通过自己的排卵，调动体内的一切自然排卵的积极因素，包括内源性雌孕激素，雌孕激素受体及尚不知的因素，使内膜的反应性增强。

吴育宁老师治疗子宫内膜薄引起的不孕症所用的代表方剂为"填精通络方"，方药组成为菟丝子、紫河车、阿胶、当归、丹参、三棱、穿山甲等。全方共奏益肾填精、活血通络之功。肾为先天之本。《素问·奇病论》曰："胞络者，系于肾"。因此滋肾填精为治疗胞宫胞脉疾患的主要大法。菟丝子补阳益阴，填精益髓；紫河车为血肉有情之品，补肾益精养血要药；阿胶补血养血，滋阴润燥，止血固经；丹参活血逐瘀，养血凉血。以上诸药益肾填精，养血活血，保证了胞宫胞脉精血充足，促进了子宫内膜的生长，有如胞宫内层形成了一个富含营养的厚床垫，为种子提供了肥沃的土壤。三棱破血化瘀行气；穿山甲善于走窜，性专行散，活血消癥通络。对于久病入络、宫腔粘连较重者，虽已行宫腔镜下分离术，功能恢复仍十分困难。需用较强的逐瘀通络药，甚至虫类药物，或根据辨证予以消癥药，以化瘀生新、软坚散结，促进增生和瘢痕组织的软化和吸收，刺激子宫内膜上皮细胞的修复和再生。

吴育宁老师对于中药的选择，除了辨证用药外，还十分重视中药的药理作用，证药结合，双管齐下。例如：对于补肾药物的选择，吴育宁老师会首选药理作用中对女性生殖系统发育有促进作用的药物。如现代药理证实，菟丝子能提高垂体对下丘脑促性腺激素释放激素的反应性，使大鼠腺垂体、子宫和卵巢的重量增加，提高大鼠的雌二醇和孕酮水平。紫河车具有类激素样作用，可以显著促进子宫、阴道的发育。药理研究证实阿胶参与生物的生长发育、生殖机能及免疫功能。近期有报道阿胶可增加子宫内膜厚度，改善其容受性。当归可扩张外周血管，增加纤维蛋白溶解酶活性，抑制血小板聚集。丹参使瘀滞的微循环血流加速，毛细血管网开放数目增多；并促进受损组织的修复与再生。中药药理学是以中医药基本理论为指导，运用现代科学方法，研究中药和机体相互作用及规律的一门学科。中药药理将传统中药与现代疾病结合起来，为中药治疗现代疾病提供了有力的证据。吴老师在临床中时常将中医辨证、辨病论治与中药的药理相结合，实现了对疾病的针对性治疗，提高了中医辨治现代疾病的临床疗效。

（许金晶　整理）

心法传承

患者姓名：李某　性别：女　年龄：32 岁

就诊时间：2015 年 4 月 11 日。

主诉：未避孕未再孕 1 年余。

现病史：月经量少 2 年，每日仅 1 片卫生巾，色黯有块，经行腹痛。近 1 年未避孕未再孕。腰酸膝软，纳可，眠欠佳，大便溏稀。舌肥嫩黯、舌边瘀点、尖红，苔薄灰干，脉细尺弱。

月经史、婚育史：月经周期 32～35 天，3～4 天血净，Lmp（末次月经）：4 月 3 日，量少，痛经。G2P0，2011 年人流 1 次，2012 年人流 1 次。

辅助检查：2014 年 11 月宫腔镜检查未见异常，排除子宫内膜结核和内膜粘连；2014 年 12 月月经第 2 天女性六项生殖激素检查：LH：6.21mIU/ml，FSH：5.38mIU/ml，E2：35.12pg/ml，PRL：12.78ng/ml，P：0.36ng/ml，T：0.44ng/ml;2015 年 1 月子宫输卵管造影（HSG）：双侧输卵管通畅；2015 年

3月19日超声波检查：子宫内膜厚0.6cm，右侧卵泡2.0cm×1.8cm；2015年3月21日超声波检查：子宫内膜厚0.62cm，右侧卵泡消失（已排卵）；男方精液正常（自述）。

中医诊断：①断续；②月经过少；③痛经。

中医辨证：肾虚血瘀。

西医诊断：①继发不孕；②子宫内膜薄；③痛经。

治法：益肾填精，活血通络。

方药：填精通络方加减。

当归10g　丹参15g　菟丝子15g　紫河车6g

阿胶9g（烊化）　三棱10g　穿山甲6g（先煎）　枸杞子15g

女贞子20g　旱莲草15g　鳖甲15g（先煎）　郁金10g

炒白术10g　薏米30g　合欢花10g

7剂，水煎服，每日1剂，早晚分服。

注意事项：节制饮食，不宜食用辛辣刺激性及生冷寒凉食物。调节情志，保持心情舒畅。

复诊（2015年4月18日）：睡眠改善，大便成形。舌肥嫩黯，舌边瘀点，苔薄灰干，脉细尺弱。2015年4月17日超声波检查：子宫内膜厚0.62cm，左侧卵泡2.1cm×1.7cm，张力好。今日超声波检查：子宫内膜厚0.65cm，右侧卵泡消失（已排卵）。

方药：益肾固冲方加减。

柴胡6g　菟丝子15g　枸杞子15g　山药15g

覆盆子10g　女贞子20g　旱莲草15g　玉竹12g

阿胶9g（烊化）　续断15g　白芍10g　生地6g

山萸肉10g　黄芩炭10g　炒白术6g

14剂，水煎服，每日1剂，早晚分服。

患者其间1~2周复诊一次，排卵前以填精通络方加减治疗，排卵后改为益肾固冲方加减，月经量较前增加。

复诊（2015年7月4日）：Lmp：6月2日，血量较前增加，色红，无血块，小腹痛减轻。现无明显不适，纳眠尚可，大便成形。舌肥嫩黯，有瘀点，脉细滑尺弱。今日查尿 HCG（＋），2015 年 6 月 15 日超声波检查：子宫内膜厚 0.8cm，左侧卵泡 2.0cm×1.7cm。2015 年 6 月 17 日超声波检查：子宫内膜厚 0.83cm，左侧卵泡消失（已排卵）。处方以益肾固冲方加减保胎治疗。2015 年 7 月 23 日超声波检查：宫内可见胎芽胎心。后一直保胎至孕 12 周，孕期平顺。

心得体会

该患者多次人工流产刮宫损伤肾气，肾气不足，精血不充，冲任血海亏虚，经血化源不足则经行量少。肾气不足，冲任虚衰，故不能摄精成孕，正如《傅青主女科·种子》曰："精满则子宫易于摄精，血足则子宫易于容物，皆有子之道也"。经少不孕，肝气不舒；肾气不足，血行缓慢；气郁血滞，冲任受阻，血行不畅，经血受阻致经行量少，瘀血内停，阻滞冲任胞宫，不能摄精成孕。《针灸甲乙经·妇人杂病》指出"女子绝子，衃血在内不下，关元主之"，最早提出瘀血可导致不孕的机理。结合舌、脉辨为肾虚血瘀证，根据舌略红、苔干，诊为肝肾阴虚为主。以鳖甲、女贞子、旱莲草、生地滋阴清热，鳖甲还有活血通络作用；加菟丝子、枸杞子，阴阳双补，填精养血；紫河车为血肉有情之品，补肾益精养血；阿胶补血养血，滋阴润燥，止血固经；当归补血活血，为调经要药；丹参、郁金活血化瘀，理气调经；三棱破血化瘀行气；穿山甲活血逐瘀，消癥通络。全方益肾填精，活血通络，兼以疏肝理气。经中药治疗 3 个月，月经血量增加，痛经消失，子宫内膜从 0.6cm 增厚到 0.83cm，并顺利妊娠。

多次刮宫可导致冲任、胞宫受损，子宫内膜损伤，瘀血阻滞胞宫胞络。光填精养血尚不能解决患者内膜薄的问题，活血化瘀、散结通络的中药增加了子宫内膜组织的血液循环，使瘢痕化的子宫内膜组织软化，促进了子宫内膜的修复和生长。在治疗时，吴育宁老师对于血分药的用药是很有讲究的，笔者只学到一些皮毛。该患者为子宫内膜薄、月经过少导致不易受孕，而且患者月经偏后错，所以在排卵前血分药是全程使用的，而且血分药的用药量较大，但如果患者是月经先期，则血分药应把握好用药时机及用药量，否则会导致月经周期缩短。

随着现代医学的不断探索，月经过少的病因变得越来越复杂，对于月经过少的患者首先要结合现代医学排除相关疾病，例如：①是否因妊娠原因少量出血误认为是月经；②有无宫腔粘连；③有无生殖道结核；④有无先天性生殖器发育不良等等。如果合并宫腔粘连，则应建议行宫腔镜下内膜粘连松解术后再用中药治疗。另外，还应重视患者日常生活调节，建议患者调整心态，规律生活，锻炼身体，同时注意饮食：豆制品是最好的选择，如豆腐、豆浆、黑豆，因为大豆含有天然雌激素——大豆异黄酮，大豆异黄酮能有效补充人体雌激素，多食阿胶、黑木耳、雪蛤、蜂蜜、黑芝麻、核桃、瓜子等有助于子宫内膜增厚。

（许金晶）

名医验案

分段论治，虫药活用治疗子宫内膜异位症不孕

患者姓名：刘某　性别：女　年龄：30岁

就诊日期：2013年5月20日。

主诉：经前经行小腹痛7年，未避孕未孕2年余。

现病史：患者近7年月经前1天和月经第1~3天小腹痛严重，伴恶心呕吐，肛门下坠，需服止痛药缓解，患者非经期经常小腹刺痛，腰酸痛，近2年未避孕未孕，纳可，眠欠安，二便调。舌肥嫩黯红，苔薄灰干，脉细弦。

月经史、婚育史：月经周期26~40天，5~7天干净，Lmp（末次月经）：5月15日，量中，色黯，有血块。已婚2年余，G0。

既往史：2008年行腹腔镜下左侧卵巢巧克力囊肿（巧囊）剥除，1年后复发。

辅助检查：2013年2月超声波检查：子宫5.4cm×4.4cm×3.8cm，子宫后壁肌层明显增厚，回声增强不均，光点增粗，子宫内膜厚0.8cm，双附件可见囊性包块，右侧6.5cm×3.3cm，左侧5.5cm×3.3cm，内均见密集点状回声。

中医诊断：①全不产；②痛经；③癥瘕；④腹痛。

中医辨证：气滞血瘀，肾阴虚内热。

西医诊断：①原发不孕；②继发痛经（重度）；③子宫内膜异位症术后复发（双侧巧囊）；④子宫腺肌症；⑤慢性盆腔痛（CPP）。

治法：理气化瘀散结，益肾养阴清热。

处方：益肾散瘀方加减。

鳖甲 15g（先煎）　　当归 10g　丹参 15g　女贞子 20g

旱莲草 20g　夏枯草 12g　土茯苓 30g　连翘 15g

三棱 10g　穿山甲面 3g（冲服）　　合欢皮 15g　郁金 10g

生地 10g　土鳖虫 10g

14 剂，水煎服，每日 1 剂，早晚分服。

注意事项：暂避孕。BBT。节饮食，不宜食用辛辣刺激性及生冷寒凉食物。调情志，保持心情舒畅。

复诊（2013 年 6 月 14 日）：药后平素腹痛腰痛减轻，Lmp：5 月 15 日，纳可，睡眠改善，二便调。舌肥嫩黯红，苔少，脉细滑。

处方：调经方加减。

当归 10g　香附 10g　生蒲黄 10g　五灵脂 10g

醋延胡索 15g　川楝子 9g　土炒白芍 10g　炙甘草 6g

乌药 10g　荔枝核 10g

7 剂，水煎服，每日 1 剂，早晚分服。

复诊（2013 年 6 月 21 日）：Lmp：6 月 16 日，经行小腹疼痛明显减轻，血色黯红，血量中等，血块减少，月经周期 32 天。平时腹痛消失，纳眠可，二便调。舌肥嫩黯红，少苔，脉细弦。5 月 20 日方去土鳖虫、合欢皮，加水蛭 6g、玉竹 12g。

患者其间复诊数次，依上方案治疗 2 个月。"通则不痛"，待症状减轻后，可以进入促孕的第二阶段。

复诊（2013 年 7 月 29 日）：Lmp：7 月 20 日，经行基本无小腹疼痛，血色黯红，血量中等，血块减少，平时腹痛消失，纳可，眠欠佳，大便干。BBT：36.5℃，前 BBT 缓慢上升，高温 10 天。舌肥嫩黯红，苔薄灰干，尖红，脉细弦。

处方：

北沙参 15g　女贞子 20g　鳖甲 15g（先煎）　枸杞子 15g

桑椹 15g　郁金 10g　丹参 15g　合欢皮 15g

三棱 10g　穿山甲面 3g（冲服）　赤芍 15g　桃仁 15g

茜草 15g　菟丝子 15g

7 剂，水煎服，每日 1 剂，早晚分服。

鉴于患者慢性盆腔痛和痛经明显好转，建议超声波监测排卵，卵泡发育良好时积极试孕。

复诊（2013 年 8 月 12 日）：Lmp：7 月 20 日，现纳眠可，大便干。BBT：36.7℃，上升 2 天。舌肥黯，苔薄灰干，尖红，脉细滑。8 月 7 日超声波检查：子宫内膜厚 0.8cm，左卵巢囊性回声 5.0cm×3.1cm，右卵巢囊性回声 4.7cm×2.9cm，其内均见密集点状回声，右侧卵泡 2.0cm×1.5cm。8 月 9 日超声波检查：子宫内膜厚 0.9cm，右侧卵泡消失（已排卵）。

处方：益肾固冲方加减。

柴胡 6g　白芍 10g　阿胶珠 12g　当归 6g

菟丝子 15g　女贞子 20g　旱莲草 15g　生地 10g

桑椹 15g　覆盆子 10g　山药 15g　莲子 10g

黄芩炭 15g

7 剂，水煎服，每日 1 剂，早晚分服。

患者其间复诊数次，月经后以益肾散瘀方加减治疗，排卵后以益肾固冲方加减治疗。BBT 较前明显好转。

复诊（2013 年 11 月 11 日）：Lmp：11 月 2 日，量中，经行无小腹痛，平素无腹痛及腰酸痛，纳可眠多梦，大便干。今日超声波检查：子宫肌层回声不均，子宫内膜厚 0.5cm，双卵巢均见囊性回声，右侧 3.8cm×3.3cm，左侧 4.1cm×2.7cm，内均见细密点状回声，双卵巢卵泡均 1.2cm×1.0cm。前 BBT 典型上升 11 天，较前好转。舌肥嫩黯红，苔薄灰干，尖红，脉细弦。

处方：

玉竹 12g　丹参 15g　当归 10g　三棱 10g

夏枯草 10g 郁金 10g 穿山甲 6g（先煎） 女贞子 25g

桑椹 10g 连翘 15g 旱莲草 15g 鳖甲 15g（先煎）

枸杞子 15g 菟丝子 15g

7 剂，水煎服，每日 1 剂，早晚分服。

建议患者继续监测排卵。

复诊（2013 年 11 月 18 日）：Lmp：11 月 2 日，无腹痛，纳眠可，大便干。自 11 月 14 日出现蛋清样分泌物 2～3 天，以前没有这样明显。BBT：36.8℃，上升 1 天。舌嫩黯红，少苔，尖红。2013 年 11 月 16 日超声波检查：子宫内膜厚 0.8cm，双卵巢均见囊性回声，右侧 3.8cm×2.8cm，左侧 4.5cm×3.1cm，内均见密集点状回声，右侧卵泡 2.3cm×1.9cm，今日超声波检查：子宫内膜厚 0.9cm，右侧卵泡消失（已排卵）。

处方：益肾固冲方加减。

柴胡 6g 白芍 10g 阿胶珠 12g 郁金 6g

女贞子 25g 旱莲草 15g 枸杞子 15g 生地 10g

桑椹 15g 菟丝子 15g 黄芩 15g 山药 15g

莲子 10g 北沙参 15g

14 剂，水煎服，每日 1 剂，早晚分服。

患者 12 月 2 日查尿 HCG 阳性，于 12 月 20 日超声检查见宫内胎芽胎心，中药保胎至孕 12 周，孕期平顺，足月分娩。

验案分析

本病案为子宫内膜异位症（EMs）、子宫腺肌症合并不孕症。子宫内膜异位症是指具有生长功能的子宫内膜组织出现在子宫腔被覆黏膜以外的身体其他部位所引起的一种疾病，是妇科常见的顽固疑难病。子宫腺肌症由于出血在肌层内，经期疼痛十分严重。该患者痛经时间长，程度重，非经期也常小腹刺痛腰痛。5 年前曾行腹腔镜下巧囊剥除术，后双侧巧囊复发，并且双巧囊均大于 5cm，又到了需要手术的标准，而再次手术必定伤及卵巢功能，确为治疗增加了难度。

"子宫内膜异位症""子宫腺肌症"为现代医学之病名，据其主要临床表现可归于中医"痛经""癥瘕""月经不调""不孕"等范畴。吴育宁老师认为，异位内膜周期性出血引起局部的蓄血、组织的纤维化、粘连和增厚，这种异位局部的出血，是"离经之血"，属于"死血"，其阻滞胞宫胞脉而致病，"血瘀阻滞"是其基本病机。吴育宁老师通过分析该病例的症状、体征，认为其属虚实夹杂之病，"虚"指肾阴虚，"实"主要指瘀血阻滞冲任、胞宫、胞脉。

《素问·上古天真论》曰："女子七岁，肾气盛，齿更发长。二七而天癸至，任脉通，太冲脉盛，月事以时下，故有子。"《素问·奇病论》曰："胞络者系于肾。"肾为先天之本，元气之根，肾藏精，精化气，肾中精气的盛衰主宰着人体的生长、发育与生殖。肾虚则冲任虚衰，冲任之气通调不利；导致血行不畅，瘀血形成。肾阴虚，阴虚生内热，热与血结，瘀血阻滞。或气郁不疏，或经期摄生不慎，寒热入侵，与余血搏结。故血瘀症是内异症的主要病机。瘀血留结于下腹，阻滞冲任、胞宫、胞脉，日久形成癥瘕；瘀血阻滞，经血流通受阻，不通则痛，出现经行腹痛；甚至慢性盆腔痛；瘀血不去，新血不得归经，导致经量过多；瘀血阻滞冲任、胞脉，阻碍两精相合，又导致不孕。由此可见瘀血既是病理产物，又是致病因素。

吴育宁老师对 EMs 合并不孕症采用分阶段、分时期治疗的方法。第一阶段：中药辨证论治 1～3 个月，扶正祛邪，以控制 EMs 病情，此期间需要避孕，同时做检查了解排卵、精液等情况。治疗中分非经期和经期两个时期。非经期以治本为主，根据辨证以理气化瘀散结为主，以益肾养阴清热为辅，以益肾散瘀方加减。月经前 3 天至整个经期以治标为主，养血活血，理气止痛，以调经方加减。第二阶段：促进妊娠，需按 3 个不同时期用药：①卵泡期和排卵期：月经刚干净至 BBT 升高 2～3 天。用药原则：以益肾养阴调经促卵为主。在第一阶段扶正祛邪、化瘀消癥的基础上，根据中医辨证积极促进排卵。配合适时超声波监测排卵，发现问题对症处理。②黄体期：BBT 升高 2～3 天至 BBT 下降，月经来潮。用药原则：益肾健脾，调固冲任以促进和维持黄体功能，以益肾固冲方加减。应避免用过强的活血药。③月经期：月经来潮后改用养血活血调经止痛中药，以调经方加减。

吴育宁老师治疗肾虚血瘀型子宫内膜异位症合并不孕症所用的代表方剂为"益肾散瘀方"，药用鳖甲、当归、菟丝子、枸杞子、女贞子、丹参、三棱、桃仁、土鳖虫、连翘等，全方滋阴益肾、化瘀散结。因第一阶段治疗重点是控制子宫内膜异位症的症状体征，故凡有鼓动卵巢功能的中药暂时不用，如枸杞子、菟丝子、淫羊藿等。

"益肾散瘀方"中：当归甘温而润，既能补血又能活血，并可止痛；鳖甲软坚散结，入肝经而搜邪，又能咸寒滋肾阴，二药补肾活血，散结止痛，共为君药。丹参活血调经，祛瘀止痛；土鳖虫有小毒，入肝经血分，能逐瘀通经，消癥，助君药以加强软坚散结作用；性平菟丝子、性凉女贞子，二药均入肝肾经，滋阴益肾，阴阳双补，四药辅助君药益肾之功，共为臣药。枸杞子滋阴养血；三棱破血行气，消积止痛；桃仁味苦甘平，为化瘀消癥之要药；连翘苦微寒，可散结消癥；生地清热养阴，五药共为佐药，助益肾散瘀之力。全方以滋补肾阴为主，辅以助肾阳养精之品，"善补阴者，必于阳中求阴，则阴得阳升而源泉不竭"；以促进排卵功能。以三棱、桃仁、土鳖虫等破血祛瘀、软坚散结，以解除瘀血阻滞胞脉、胞络之弊。

吴育宁老师在治疗 EMs 合并不孕症时常选用动物类药，因其为血肉有情之品，与人类体质比较接近，容易吸收和利用，而且具有易动活跃之性，疗效甚佳。动物类药具有破积消癥、活血祛瘀、消痈散肿、补益培本等独特的功效和治疗作用，既可"攻"，又可"补"。"攻"主要是破血祛瘀，通络散结，常用药物有土鳖虫、水蛭、穿山甲等；"补"主要是益肾滋阴活血，常用药物有鳖甲、龟板、鹿角等。由于水蛭、土鳖虫是有小毒之品，所以只能用在治疗的第一阶段。

该患者为原发不孕 2 年，腹腔镜术后双巧囊复发，西医又需做腹腔镜下巧囊切除术。如果再做手术，必然再次伤及卵巢功能。采用中医两阶段分期治疗方案，先辨证施治 2 个月，扶正祛邪，以控制 EMs 病情。当患者诸症状减轻后，进入第二阶段积极促孕 3 个月，患者带双侧较大巧囊妊娠。孕期平顺，产后双侧巧囊明显缩小。

（许金晶　整理）

心法传承

患者姓名：张某　性别：女　年龄：29岁

就诊日期：2015年6月1日。

主诉：经行小腹痛2年，未避孕未孕1年余。

现病史：患者近2年月经第1～2天小腹疼痛严重，伴恶心呕吐，需服止痛药缓解，近1年余未避孕未孕，现时腰酸痛，纳眠可，二便调。舌肥嫩黯红，少苔，脉细弦。

月经史、婚育史：月经周期28～35天，5～7天干净，Lmp（末次月经）：5月28日，量中，色黯，有血块，经前1周乳房胀痛，易烦躁。已婚1年余，G0。

辅助检查：2015年1月超声波检查示：子宫内膜厚0.8cm，右附件囊性包块3.3cm×2.5cm，内见密集点状回声，考虑卵巢巧克力囊肿（巧囊）；2015年1月血CA125：55.6U/ml（正常值＜35U/ml）；2015年1月男方精液检查正常。

中医诊断：①全不产；②癥瘕。

中医辨证：气滞血瘀，肾阴虚内热。

西医诊断：①原发不孕；②子宫内膜异位症。

治法：理气化瘀散结，益肾养阴清热。

处方：益肾散瘀方加减。

鳖甲15g（先煎）　当归10g　丹参15g　女贞子20g

旱莲草15g　夏枯草12g　土茯苓30g　连翘15g

三棱10g　穿山甲面3g（冲服）　土鳖虫10g　柴胡6g

生地10g

7剂，水煎服，每日1剂，早晚分服。

注意事项：暂避孕。测基础体温（BBT）看排卵情况。节饮食，不宜食用辛辣刺激性及生冷寒凉食物。调情志，保持心情舒畅。

1~2 周复诊一次。

复诊（2015 年 6 月 29 日）：Lmp：5 月 28 日，纳眠可，二便调。舌肥嫩黯红，苔少，脉细滑。现 BBT 上升 10 天，处方改为调经方加减。

当归 10g　香附 10g　蒲黄 15g　五灵脂 10g

醋延胡索 10g　柴胡 6g　土炒白芍 10g　炙甘草 6g

川芎 6g　乌药 10g

7 剂，水煎服，每日 1 剂，早晚分服。

复诊（2015 年 7 月 6 日）：Lmp：7 月 3 日，经行小腹疼痛减轻，量中，血块减少，色深红，纳眠可，二便调。舌肥嫩黯红，少苔，脉细滑。以 5 月 20 日方去土鳖虫，加水蛭 6g、玉竹 12g。

其间复诊数次，依上方案治疗 2~3 个月。待症状减轻后，可考虑进入第二阶段：促卵助孕。

复诊（2015 年 9 月 12 日）：Lmp：9 月 7 日，量中，有小血块，腹痛轻，经前乳胀 6 天。纳眠可，二便调。舌肥嫩黯红，少苔，脉细滑。

处方：

鳖甲 15g（先煎）　菟丝子 15g　枸杞子 15g　当归 10g

丹参 15g　女贞子 20g　旱莲草 15g　三棱 10g

穿山甲面 3g（冲）　夏枯草 12g　连翘 15g　车前子 10g（包煎）

生地 10g

建议患者监测排卵，卵泡发育成熟时可以试孕。如果试孕，在 BBT 上升第 4 天，需要停用以上药物。

复诊（2015 年 9 月 26 日）：Lmp：9 月 7 日，量中，有小血块，腹痛轻，经前乳胀 6 天。纳眠可，二便调。舌肥嫩黯红，少苔，脉细弦。9 月 24 日超声波检查：子宫内膜厚 0.9cm，右侧卵泡 2.4cm × 2.1cm，今日超声波检查：子宫内膜厚 1.0cm，右侧卵巢见一 3.2cm × 2.9cm 囊性回声，内见网格样回声（考虑未破裂卵泡黄素化综合征，LUFS）。这是子宫内膜异位症的常见并发症。以 9 月 12 日方减去旱莲草、生地、菟丝子等固涩及鼓动肾气之品，加土茯苓 30g 利水散结、茜草炭 15g、王不留行 10g 加强活血化瘀之力；后者又专入肝经，通利血脉，以消除乳房胀痛。

复诊（2015 年 10 月 22 日）：Lmp：10 月 8 日，量中，无血块，无痛经，纳眠可，二便调。舌肥嫩黯红，少苔，脉细弦。今日超声波检查：子宫内膜厚 0.9cm，左侧卵泡 1.7cm×1.5cm。以 9 月 12 日方去旱莲草、生地，加桃仁 10g、红花 6g、茜草 10g、巴戟天 10g，以防止卵泡不破，再度 LUFS。

复诊（2015 年 10 月 26 日）：现无明显不适，时口干，纳可，眠欠佳，二便调，舌肥嫩黯红，少苔，脉细弦。10 月 24 日超声波检查：子宫内膜厚 1.0cm，左侧卵泡 2.0cm×1.8cm，今日超声：内膜 1.0cm，左侧卵泡消失（已排卵）。

处方：益肾固冲方加减。

柴胡 6g　白芍 10g　阿胶珠 12g　郁金 6g

女贞子 25g　旱莲草 15g　枸杞子 15g　生地 10g

菟丝子 15g　黄芩 15g　山药 15g　莲子 10g

麦冬 10g

14 剂，水煎服，每日 1 剂，早晚分服。

患者 11 月 8 日查尿 HCG 阳性，于 11 月 27 日超声波检查见宫内胎芽胎心，中药保胎至孕 12 周，孕期平顺。

心得体会

异位的子宫内膜周期性出血称之为"离经之血"，"离经之血"阻滞胞宫、冲任是子宫内膜异位症的基本病机。

患者素性抑郁，气郁不舒，血行失畅，瘀阻子宫、冲任。经前、经行气血下注冲任，壅滞更重，"不通则痛"，故经行小腹疼痛；瘀血留结于下腹，阻滞冲任、胞宫、胞脉，日久形成癥瘕；肝郁气滞，经脉不利，故经前乳房胀痛；瘀滞冲任，胞宫、胞脉阻滞不通导致不孕。肾为先天之本，肾阴虚，精血不足，外府不荣则腰骶酸痛，阴虚血少不能摄精成孕，阴虚生内热，冲任胞宫蕴热，不能摄精凝孕，亦不孕。同时，结合舌、脉辨证为气滞血瘀兼肾阴虚内热，治以理气化瘀散结，益肾养阴清热。

首诊鳖甲、女贞子、旱莲草、生地滋肾养阴，鳖甲还有活血化瘀散结之功。当归、丹参、三棱、穿山甲、土鳖虫活血化瘀通络。夏枯草、土茯苓、连翘软坚散结清热。柴胡疏肝理气。

本案治疗时采用吴育宁老师的分阶段、分时期治疗方案，第一阶段理气化瘀散结，益肾养阴清热，以控制子宫内膜异位症病情；第二阶段促进妊娠，分不同时期治疗。患者服药 1 个多月痛经明显减轻，3～4 个月痛经消失，服药第 5 个月患者妊娠，疗效显著。治疗过程中有一个"小插曲"，患者出现了未破裂卵泡黄素化的情况。吴育宁老师经常讲，子宫内膜异位症的患者由于异位子宫内膜的周期性出血引致盆腔粘连，较易出现未破裂卵泡黄素化综合征（LUFS），也是 EMs 不孕的原因之一。LUFS 即卵并没有排出，而是原地黄素化，则该周期患者是无法妊娠的。为了预防下次再出现 LUFS，在围排卵期按照老师用药方案，根据辨证，加大益气或温动肾阳或活血化瘀药物力量，取消有固涩作用的药物，使卵泡如期排出，患者成功受孕。从本案的治疗，我体会到一个好的医生要能够预测到患者疾病发展过程中可能出现的各种问题，并在出现问题之前做出预防处理。

（许金晶）

名医验案

补虚泻实，因时制宜治疗多囊卵巢综合征不孕

患者姓名：高某　性别：女　年龄：28 岁

就诊日期：2015 年 7 月 27 日。

主诉：未避孕未孕 2 年余。

现病史：患者月经后期，带下偏多，纳眠可，大便 2～3 日一行，偏稀。2009 年外院诊断为"多囊卵巢综合征（polycystic ovarian syndrome，PCOS）"，2009 年外院曾给予二甲双胍治疗 3 个月，近 2 年余未避孕未孕，2014—2015 年外院曾多次应用来曲唑 + 尿促性素（HMG）方案及氯米芬（CC）+ HMG 方案，卵泡均未发育为成熟卵。舌肥嫩黯，苔薄白，脉细滑尺弱。

月经史、婚育史：月经周期 1～3 个月余，7 天干净，Lmp（末次月经）：7 月 2 日，量中少，色黯红，有血块，无痛经。已婚 2 年余，G0。

既往史：2004 年腹腔镜胆囊结石手术。

家族史：父亲糖尿病，奶奶高血压。

专科、辅助检查：患者体重 70kg，身高 164cm，BMI：26.03，查乳毛（＋），脐毛（＋）。2014 年 11 月 14 日月经第 2 天女性 6 项生殖激素检查：LH：21.52mIU/ml，FSH：4.17mIU/ml，E2：14.3pg/ml，PRL：15.7ng/ml，P：0.23ng/ml，T：15.1ng/dl；2015 年 7 月 23 日超声波检查：子宫内膜厚 1.0cm，双侧卵巢均有 12 个以上卵泡；男方精液正常（自述）。

中医诊断：①全不产；②月经后期。

中医辨证：肾虚血瘀痰湿。

西医诊断：①原发不孕；②多囊卵巢综合征。

治法：补肾化瘀，燥湿化痰。

处方：

鳖甲 15g（先煎）　菟丝子 15g　当归 10g　丹参 15g

怀牛膝 30g　薏米 30g　枸杞子 15　皂刺 15g

车前子 10g（包煎）　茜草 15g　川断 20g　杜仲 10g

红花 10g　三棱 10g　坤草 10g

14 剂，水煎服，每日 1 剂，早晚分服。

注意事项：测基础体温（BBT），体温上升 4 天停药。不宜食用辛辣刺激性热之品。禁忌寒凉食物和过酸的食物，以防止寒凝酸收，加重月经后期。节制饮食，适当运动，控制体重。由于家族代谢综合征病史，建议患者检查葡萄糖耐量试验（OGTT）和胰岛素（Ins）水平。

复诊（2015 年 8 月 24 日）：Lmp：8 月 4 日，量中，较前血量增加，月经周期 33 天，BBT 单相。纳眠可，大便日 2 次。舌肥嫩黯，尖红，苔薄灰略黄，脉细弦尺弱。

实验室检查：8 月 5 日患者查空腹、餐后半小时、餐后 1 小时、2 小时、3 小时的胰岛素分别为：13.88mu/l、80.21mu/l↑、158.4mu/l↑、147.3mu/l↑、91.3mu/l↑。查空腹、餐后半小时、餐后 1 小时、2 小时、3 小时的血糖分别为：5.04mmol/l、8.61mmol/l、10.38mmol/l、8.63mmol/l、6.82mmol/l↑。

西医诊断：胰岛素抵抗。

治疗：二甲双胍 500mg 每日 3 次，从小量起逐渐加量。由于舌尖红，苔略黄，脉弦，中药在前方基础上去性温杜仲、性温红花、微寒坤草，加性寒郁金 10g、性凉女贞子 20g、微寒穿山甲面 3g（冲服），以避免有上火之嫌，并加强理气活血之力。

患者之后复诊数次，其间按时服用中药，月经周期为 25～33 天，BBT 始终为单相。

复诊（2015 年 11 月 23 日）：Lmp：11 月 15 日，量中，较前月经量增加，无血块，无腹痛，月经周期 32 天。纳眠可，大便每日 1～2 次，成形。10 月 30—31 日带下增多，有拉丝。现 BBT：36.3℃，前 BBT 上升 12 天，不稳，上升幅度 0.1～0.3℃。舌肥黯，苔薄灰干，尖红，脉细弦尺弱。10 月 8 日超声波检查：子宫内膜厚 0.5cm，双侧卵巢均 12 个以上卵泡，10 月 31 日超声波检查：子宫内膜厚 1.3cm，左侧卵泡 2.0cm×1.9cm，11 月 2 日超声波检查：子宫内膜厚 1.2cm，左侧卵泡消失（已排卵）。11 月 16 日月经第二天女性六项生殖激素检查：LH：2.1mIU/ml，FSH：3.89mIU/ml，E2：29.4pg/ml，PRL：12.8ng/ml，P＜0.2ng/ml，T＜20ng/dl。

鉴于患者 LH 降至正常范围，出现排卵，鼓励试孕，给中药方两种。

方药 1：继续补肾化瘀、燥湿化痰治疗，调经促卵，中药服至 BBT 上升第 3 天。

薏米 30g　当归 10g　丹参 15g　白芍 10g

赤芍 10g　女贞子 25g　旱莲草 15g　鳖甲 10g（先煎）

枸杞子 15g　三棱 10g　穿山甲面 3g（冲服）　菟丝子 20g

黄连 3g　仙灵脾 6g　车前子 10g（包煎）　郁金 10g

方药 2：BBT 上升第 4 天改用益肾固冲方加减，以支持黄体功能。

菟丝子 15g　女贞子 20g　旱莲草 15g　枸杞子 15g

柴胡 6g　生地 6g　阿胶珠 12g　白芍 10g

山药 15g　覆盆子 10g　炒白术 10g　黄芩炭 15g

莲子 10g

注意事项：测 BBT，若 BBT 上升超过 16 天，需检查是否妊娠。节制饮食，适当运动，控制体重。不宜食用辛辣刺激性热之品，禁忌寒凉食物。调情志，保持心情舒畅。

复诊（2015 年 12 月 21 日）：Lmp：11 月 15 日，量中，较前月经量增加，无血块，无腹痛，纳可，眠欠安，大便每日 1～2 次，12 月 10 日带下透明增多，12 月 9 日超声波检查：子宫内膜厚 1.2cm，右侧卵泡 2.0cm×1.6cm，12 月 10 日超声波检查：子宫内膜厚 1.2cm，右侧卵泡消失（已排卵）。舌肥黯，苔薄灰黄干，尖红，脉细弦尺弱。现 BBT：36.8℃，体温上升第 10 天。以益肾固冲方加减治疗。

复诊（2016 年 1 月 29 日）：Lmp：12 月 25 日，现 BBT 上升 12 天，无出血，时有小腹下坠，时腰酸，纳可，眠欠佳，大便每日 2～3 次，不成形。舌肥黯，苔薄灰黄，脉细滑尺弱。1 月 15 日超声：内膜 1.1cm，右侧卵泡 2.1cm×1.8cm，1 月 16 日内膜 1.3cm，右侧卵泡消失（已排卵）。1 月 28 日查血 HCG：75.7mIU/ml，E2：302.67pg/ml，P：36.77ng/ml。继用益肾固冲方加减治疗，将黄芩炭改为 10g，加合欢花 10g、当归 6g。

患者 2 月 28 日超声检查见宫内胎芽胎心，中药保胎至孕 12 周。追访已孕 36 周，一切检查正常。

验案分析

患者肥胖、多毛、月经后错、LH/FSH＞5，B 超双侧均＞12 个卵泡，是典型的多囊卵巢综合征（PCOS）。PCOS 是一种以性腺轴失调为主的全身性神经-内分泌-代谢失调的疾病。大多青春期起病，症状多为闭经、多毛、肥胖、不孕，称为四联征。主要以持续无排卵为其特征。该患者曾于多家医院多次用多种促排卵西药治疗均未见成熟卵泡生长，属于难治性不孕症。

中医学无 PCOS 之名，根据其主要临床表现可归属于"闭经""经水后期""崩漏"及"不孕"等范畴。

吴育宁老师认为，PCOS 的发病原因是多因素的、复杂的，本病常有先天禀赋不足，家族代谢综合征的土壤，肾、肝、脾三脏功能失调为其内因；后天环境、生活方式、饮食习惯、情志因素等诱因干预为外因，如痰湿、血瘀、郁火之邪等侵袭，内外因互为因果。总体来看，PCOS 多为虚实夹杂之病，本虚标实，至于其中交错现象则只能在临床实践中辨证处理。

吴育宁老师认为 PCOS 的临床常见病因病机有如下几点：①先天不足，肾气不盛，冲任不充；肾阳不足，气化失司，脾阳失于温煦，水湿不运，水液代谢失常，湿久化痰，痰湿积聚，阻滞胞中；肾阳虚，血失温运而迟滞成瘀，血瘀阻碍生机又加重肾虚。肾虚痰湿血瘀则月经后期、闭止或不能摄精成孕。②先天不足，精血亏损，血少气弱，血行无力，瘀血阻滞；或精血不足，肝失濡养；肝郁气滞，日久瘀滞，阻滞脉络、胞宫。或学习、生活压力过大，快节奏、夜生活，喜食辛辣，暗耗阴液，肾阴亏虚，虚热内生，灼烧精血，血稠留滞。则月经后期、闭经不行或不孕。③肥人痰湿壅盛；过食肥甘厚味，懒于活动，营养过剩，转化为痰，血脂异常，痰湿浊脂，堆积体内，体重增长。或情志所伤，肝郁克脾，水湿不运，湿久化痰；或寒湿外袭，脾阳受困，蕴湿成痰；痰湿阻滞，气血不畅，或寒凝血瘀，或肝郁气滞，血停血瘀；痰瘀互结，阻滞胞宫、胞脉，多囊形成，则月经后期、闭经不行或不孕。④压力过大，情志不遂，肝郁气滞，郁久化火；或喜食羊肉辛辣煎炸之品，体内生热，煎熬津液，炼液成痰，郁火痰湿血瘀互结，阻滞胞宫。则月经后期、闭经不行或不孕。本案例患者为肾虚血瘀痰湿所致月经后期、不孕。在临证治疗时吴老师强调辨证论治，补其虚，泻其实。

吴育宁老师在治疗PCOS之类的月经紊乱时都会建议患者测量基础体温，认为基础体温测定对于中医妇科医生来说是与望闻问切四诊同样重要的诊察手段。古人云："有诸内必形诸外"，BBT的变化与月经周期"肾-天癸-冲任-胞宫轴"的阴阳消长转化及气血活动密切相关，BBT的变化在一定程度上反映了月经周期生理、病理变化，反映了排卵、黄体功能情况等。医生可根据患者BBT测定情况，了解患者月经规律、估计病程、掌握治疗时间、判定疗效。结合BBT测定，吴育宁老师治疗PCOS引起的不孕症非常重视"因时制宜"，这里的"因时制宜"，不是因季节气候之"时"，而是因月经周期之"时"。认为BBT单相低温时应谨守病机，辨证论治，补肾益精，化瘀通络，燥湿化痰。当BBT上升，出现双相体温，如患者未避孕，则高温期应禁用峻下、滑利、破血、祛瘀、有毒等药物，给予益肾健脾、调固冲任以促进妊娠。如患者未孕，BBT下降，月经来潮时宜因势利导，调和气血，用药避免过分温补和寒凉。如此按月经周期，"变"所用之药，可获佳效。

患者舌肥嫩，脉细尺弱，为肾虚血虚之象；舌黯为血瘀，舌肥说明兼有湿象。吴育宁老师首诊治疗肾虚血瘀痰湿型 PCOS 引起的不孕症用药：鳖甲、菟丝子、当归、丹参、车前子、薏苡仁、三棱、枸杞子、皂刺、续断、牛膝、杜仲等。全方补肾化瘀，燥湿化痰。方中：性寒鳖甲滋补肾阴，为血肉有情之品，又有活血通经之功。菟丝子性平，滋补肝肾，既能助阳，又能益精，不燥不腻；现代药理证实，菟丝子能提高垂体对下丘脑促性腺激素释放激素的反应性，并促进卵泡发育。二药同用即补肾阴，又补肾阳，阴阳互根，共为君药。当归甘温而润，既补血又活血。丹参活血化瘀，善调妇女经水，为妇科要药；《妇人明理论》有"一味丹参散，功同四物汤"之说。车前子性甘寒，清肺化痰，渗湿走下。薏苡仁健脾渗湿。此四药共为臣药。枸杞子甘平，滋补肝肾益精，加强了鳖甲、菟丝子的补肾之力。三棱破血行气，既入血又入气，活血作用较强。皂刺性味辛温，祛痰散结通络，加强了车前子、薏苡仁的作用，同时又有活血之力。续断益肾活血。牛膝既滋补肝肾，又利湿，活血，引血下行。杜仲有助肾阳走下的作用，鼓动肾气。全方补而不滞，静中有动，滋肾益精，活血化瘀，燥湿化痰，多效共举。

吴育宁老师在治疗虚实夹杂的月经后期、闭经等疾病时，在补益药物的选择上多选用补剂中的活跃、走下之品，如当归养血，活而不守，又有活血行气之功；杜仲补肝肾，性走下；续断行血脉，补中有宣，待血海满盈，有余之血溢出而为月经。

患者数诊后因未避孕导致经前期黄体期 BBT 上升，故减去较强活血通利之药，加强补肾健脾、调固冲任之味，如菟丝子、枸杞子、山药、覆盆子等。如患者未受孕，月经来潮时平补阴阳，调和血气，因患者血量偏少，可酌情加用养血活血药，如血府逐瘀汤加减应用，以协助子宫内膜彻底剥脱，使经血顺畅，经量适宜。

患者 PCOS，月经后期，经少，无排卵，曾经西医多种药物多次促排卵无效。经中药益肾活血祛痰治疗后月经 33 天一行，血量增加。后发现胰岛素抵抗，联合二甲双胍治疗，使月经较前规律，体重减轻，中药治疗 3 个月恢复排卵，女性生殖激素检查转为正常。6 个月妊娠。

（许金晶　整理）

心法传承

患者姓名：王某　性别：女　年龄：18 岁

就诊日期：2015 年 9 月 12 日。

主诉：停经 3 个月余。

现病史：患者 13 岁月经初潮，既往月经 35~40 天一行，5 天干净，量中，有血块，无痛经。自 2013 年升入高中二年级后由于学习紧张压力大，月经便开始不规律，月经稀发，2~3 个月甚至更长时间一行，其间曾服用黄体酮治疗 3 个月，有撤退性出血，2014 年外院诊断为"多囊卵巢综合征（PCOS）"。近 2 年体重增重约 30 斤，Lmp（末次月经）：6 月 8 日，量少，色黯红，有血块，无痛经，纳可，眠欠佳，腰酸痛，大便时稀。舌肥黯，苔白腻，脉细弦尺弱。

专科、辅助检查：患者体重 72kg，身高 1.65m，BMI：26.45。2014 年 9 月 6 日月经第 2 天女性 6 项生殖激素：LH：17.32mIU/ml，FSH：5.21mIU/ml，E2：33pg/ml，PRL：10.32ng/ml，P：0.54ng/ml，T：0.69ng/ml；2015 年 9 月 12 日超声波检查：子宫内膜厚 0.6cm，双侧卵巢均多于 12 个卵泡。

中医诊断：月经后期。

中医辨证：脾虚痰湿，肾虚血瘀。

西医诊断：多囊卵巢综合征。

治法：益肾健脾，燥湿化痰，养血活血。

处方：益肾导痰方加减。

续断 20g　菟丝子 15g　仙灵脾 10g　炒杜仲 10g

苍术 10　茯苓 12g　冬瓜皮 30g　怀牛膝 30g

皂角刺 10g　当归 10g　川芎 6g　丹参 15g

益母草 10g　合欢花 10g

14 剂，水煎服，每日 1 剂，早晚分服。

注意事项：测基础体温（BBT）。节制饮食，注意控制体重。调节情志，保持心情舒畅。不宜食用辛辣刺激性及生冷寒凉食物。

复诊（2015 年 9 月 29 日）：基础体温单相，波动不稳，近几日带下增多，纳眠可，二便调。舌肥黯，苔白腻，脉细弦尺弱。

处方：

续断 20g　菟丝子 15g　仙灵脾 10g　炒杜仲 10g

苍术 10　茯苓 12g　冬瓜皮 30g　怀牛膝 30g

皂角刺 10g　当归 10g　川芎 6g　丹参 15g

益母草 10g　枸杞子　三棱 10g

14 剂，水煎服，每日 1 剂，早晚分服。

复诊（2015 年 10 月 15 日）：10 月 14 日月经来潮，经前基础体温双相，量中少，体重减轻 6 斤。纳眠可，大便偏干。舌肥黯，苔薄白，脉细滑。

处方：

续断 20g　菟丝子 15g　仙灵脾 10g　炒杜仲 10g

冬瓜皮 30g　怀牛膝 30g　皂角刺 10g　当归 10g

川芎 6g　丹参 15g　益母草 10g　肉苁蓉 15g

桃仁 15g

14 剂，水煎服，每日 1 剂，早晚分服。

患者之后 1～2 周复诊一次，月经恢复至 35～40 天一行，经前基础体温双相，说明已出现排卵，生殖轴功能开始步入正常。

心得体会

PCOS 大多青春期起病。患者月经初潮后周期基本规律，而学习紧张、精神压力大是导致月经稀发不规律的直接诱因。肝主疏泄，抑郁伤肝，疏泄不及，气机不畅，血为气滞，血海不能按时满溢，故经期错后，正如《万氏女科》云："忧愁思虑，恼怒怨恨，气郁血滞而经不行"。先天肾气不足，肾虚精亏，冲任不足，故经行后错。患者肥胖，多痰多湿，脾虚，运化失常，聚湿生痰，痰阻冲任、胞宫，气机不畅，经行推后，所以《女科切要》有"肥白妇人，经闭而不通者，必是湿痰与脂膜壅塞之故也。"舌肥苔白腻便溏，以及 B 超多囊现象均为痰湿阻滞；腰酸痛，脉细尺弱说明肾虚。舌黯脉细弦兼有气滞血瘀。辨证为脾虚痰湿，肾虚血瘀，治疗以益肾健脾，燥湿化痰，养血活血。以吴育宁老师的经验方益肾导痰方加减治疗。

首诊方以川断、菟丝子、仙灵脾、炒杜仲温肾助阳。以苍术、茯苓、冬瓜皮、皂角刺健脾利湿化痰散结。以当归、川芎、丹参、益母草、牛膝养血活血，引经下行。同时牛膝、益母草也有利尿祛湿之功。

多囊卵巢综合征病因病机复杂，按"辨证求因"之原则，可分为虚、实两端。吴育宁老师在临证治疗时强调辨证论治，补其虚，泻其实。尤其是对于PCOS引起的月经错后，更应谨守病机，辨清虚实，抓主要矛盾。《傅青主女科》云："经水出诸肾"，月经稀发首先考虑肾气不足。肾阳虚不能温煦脾阳，脾虚湿盛，湿久化痰，阻滞冲任、胞脉、胞宫，月经迟滞。脾肾两虚，气血乏源，精血不足，加上精神紧张，兼有气滞血瘀。脾肾两虚为本，痰湿血瘀为标，本虚标实。痰湿血瘀也可成为进一步的发病原因。故PCOS是一难治之病。

在跟师学习初期，由于未掌握吴育宁老师的学术经验，一见到月经错后就使用大量活血通利之品，希望患者行经，这样急功近利往往治疗无效。待跟师深入学习后，了解到对于虚实夹杂患者，治疗时需调和气血，补虚泻实，勿以通利见血为快。既不能一见月经错后即认为瘀血阻滞而滥用破血通利之法，致伤气伤血；也不能认为皆是肾虚血虚，一味应用滋腻补养之品，而致脾胃受伤，瘀滞更重。临证要通过辨证审因求治。如本病例属虚实夹杂，要补其虚，补肾健脾，同时也要泻其实，化痰、疏肝、活血。采用吴育宁老师的益肾导痰方加减治疗，患者从停经3月余到月经每35～40天一行，体重减轻，BBT从单相到双相，说明已开始排卵，取得了较好的临床疗效。

（许金晶）

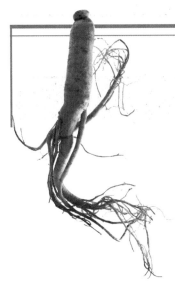

刘金生 教授

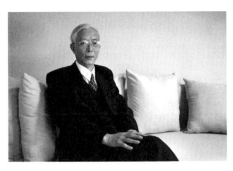

刘金生，男，1946 年 11 月生，主任医师，教授。对于疑难病症提倡综合疗法，以内外合用、针药并施、食药配合、身心同治为治疗特点。以和解少阳，泻热逐瘀法治疗中医脑病；温阳通督，补肾活血利水治疗骨性关节病。

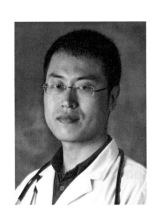

杨磊，男，医师，2012 年 5 月起跟师刘金生老师学习。专业方向：心血管病。

名医验案

温阳利水治疗不安腿综合征验案

患者姓名：张某　性别：女　年龄：45 岁

就诊日期：2013 年 9 月 23 日。

主诉：两腿部难以形容的不适感 7 年余。

现病史：患者 7 年前出现两腿部难以形容的不适感，历经北京各大医院诊治，效果不明显。表现为两腿部强烈的重胀感、麻痛但痛不重、不适感难以形容。难受时下肢肌肉跳动，跳动节律与心脏节律一致，夜间 10 时至凌晨 2 时明显加重，痛苦异常，以致无法入睡，不得不起床捶腿，甚至须下地不停走动才觉舒服。由于夜间难以睡眠，终日烦躁，疲惫不堪，甚至出现了抑郁自杀的倾向。两腿畏寒，夏季尤重，贫血，月经量少，口唇紫黯，大便溏，小便可。舌胖大舌尖红，苔白水滑，脉滑。

既往史：月经不调。

中医诊断：着痹。

中医辨证：阳虚水停。

西医诊断：不安腿综合征。

治法：温阳活血利水。

方药：真武汤合当归芍药散加减。

制附子 10g（先煎）　白芍 12g　云苓 30g　苍术 15g

生晒参 10g　当归 15g　川芎 12g　泽泻 15g

怀牛膝 30g　生苡仁 30g　防己 15g　杜仲 15g

生黄芪 30g

7 剂，水煎服，每日 1 剂，早晚分服。

二诊（2013 年 9 月 30 日）：服上药第 3 天症状加重，第 4 天继续加重，难以形容的难受感，第 5 天症状减轻，第 6 天症状消失，已可安卧。现月经 2 个月未至，两腿畏寒减轻。大便溏，小便黄。舌体胖大边有齿痕、舌尖红，舌苔白。以前方为基础，在温阳利水的基础上滋阴补肾活血，调整方药如下：

制附子 10g（先煎）　　白芍 12g　云苓 30g　苍术 15g

生晒参 10g　当归 15g　川芎 10g　泽泻 15g

怀牛膝 30g　生苡仁 30g　防己 15g　鹿角胶 6g（烊化）

生黄芪 30g　龟板胶 6g（烊化）　山甲冲服 3g　砂仁 10g

7 剂，水煎服，每日 1 剂，早晚分服。

三诊（2013 年 10 月 14 日）：服上药面部发红，出现米粒大小红色丘疹，无瘙痒，2 天后消退，蜕皮，自认为排毒反应。两腿部强烈的不适感消失，夜可安卧，面色红润，精神焕发；唯两小腿仍有畏风现象，久坐轿车两腿偶有轻度不适感。月经仍未至，右胁偶有胀痛，大便溏，小便可。舌质淡红，舌苔白，脉弦滑。辨为肝气不舒，治疗以疏肝理气，调和肝脾，方改用加味逍遥散加减，具体方药如下：

柴胡 12g　当归 12g　白芍 15g　苍术 15g

云苓 30g　炙甘草 10g　丹皮 10g　山栀 10g

怀牛膝 15g　川芎 15g　泽泻 15g　独活 10g

7 剂，水煎服，每日 1 剂，早晚分服。

四诊（2013 年 10 月 21 日）：右胁胀痛消失，余症同前。月经仍未至，大便溏，小便可。舌质淡红，舌苔白，脉缓。自觉不如 9 月 30 日方药效果好。复予温阳益气、补血利水之法，以真武汤合当归芍药散加减治疗，调整方药如下：

制附子 10g（先煎）　　云苓 30g　白芍 15g　苍术 15g

当归 12g　川芎 10g　泽泻 10g　猪苓 10g

陈皮 10g　阿胶 6g（烊化）　龟板 10g　鹿角胶 6g（烊化）

生晒参 10g（先煎）　　生黄芪 30g　砂仁 6g　怀牛膝 30g

7 剂，水煎服，每日 1 剂，早晚分服。

随访：15 剂后，月经来潮，诸症消失。半年后随访，患者已无双腿不适感，夜间睡眠正常，月经正常。

验案分析

不安腿综合征（RLS）系指小腿深部于休息时出现难以忍受的不适感，运动、按摩可暂时缓解的一种综合征。临床表现通常为夜间睡眠时双下肢出现极度的不适感，迫使患者不停地移动下肢或下地行走，是睡眠障碍的主要原因之一。该病虽然对生命没有危害，但却严重影响患者的生活质量。西药治疗首选多巴胺能药物如复方多巴制剂或多巴受体激动剂，但可能会有恶心、嗜睡、头痛、头晕、低血压、外在水肿等副作用。

本病发病率较高，由于它是一种功能紊乱与失调性疾病，一般并无其他明显的体征和检查的异常，许多医生对此病认识不足，又缺乏客观指标，常被误诊为失眠、抑郁症、或者腰椎病、下肢循环障碍、类风湿性关节炎、缺钙等，治疗效果不佳。本患曾于多地就诊，或诊断不明，或疗效不显，正是以上原因。

刘金生老师对此病的病因病机有独到见解，不安腿综合征古今文献记录的较少，但早在《灵枢》《素问》中记载"胫酸""髓酸"的记载都与本病表现类似。《伤寒杂病论》中亦有相似的描述如"血痹""痉病""腿挛急"等。现代多认为本病属于中医的"痹症"范畴，其基本病因病机为正虚邪恋，局部经气不利，肌肉筋脉失养，以黄芪桂枝五物汤等方加减治之。究其效果，有效者亦有不效者。何以如此？实未得病机之真谛。本病症状具有典型的"旦慧昼安，夕加夜甚"特点，《灵枢·顺气一日分为四时》："夫百病者，多以旦慧昼安，夕加夜甚，何也？岐伯曰……朝则人气始生，病气衰，故旦慧；日中人气长，长则胜邪，故安；夕则人气始衰，邪气始生，故加；夜半人气入脏，邪气独居于身，故甚也。"人气者，身之阳气也。邪气者，水湿也、瘀血也。夜半阳气衰，水湿趋下滞留两腿，气血凝滞，故两腿不安症状在夜间加重。阳虚寒凝，水湿滞留两腿，气血凝滞，实为不安腿综合征发生的病理机制。

病理既明，法随理出。温阳益气，利水活血，当为治疗不安腿综合征的基本治法。盖肢体之轻捷敏健者，赖阳气之周流。水不升为病者，温肾之阳，阳气足，水气随之而升。血之性善降而易凝，当予温和养血之法。

刘金生老师首诊用真武汤合当归芍药散加减，症状减轻，第1次复诊时患者前两天腿胀加重，刘金生老师认为这是药达病所而产生的一种激惹现象，之后腿胀缓解，怕冷减轻，病情缓解。月经仍未至，遂在前方基础上加入滋阴补肾活血之品。第2次复诊时双腿躁动不安明显减轻，夜间已能安稳入睡，唯坐车久仍觉腿部不适，月经2个月未至，考虑水湿渐去，用加味逍遥散加减调经，调肝理脾、疏理气血为主。第3次复诊时患者诉双腿复有躁动不安、恶风，考虑逍遥散和调气血力量不够，病重药轻，复用真武汤合当归芍药散温阳活血利水而收效，半年后复诊，不安腿及眠差、月经不调的症状均消失。

真武汤出自《伤寒论》，"太阳病，发汗，汗出不解，其人仍发热，心下悸，头眩，身𥆧动，振振欲擗地者，真武汤主之""少阴病，二三日不已，至四五日，腹痛，小便不利，四肢沉重疼痛，自下利者，此为有水气。其人或咳，或小便利，或下利，或呕者，真武汤主之。"本患者四肢肿胀，与原文四肢沉重疼痛、身𥆧动相近，考虑水性重着，病位趋下，阳虚而水泛，故选用真武汤化裁加减。可见，复杂多变的证候要辨证准确，灵活运用经方，方能获得良好疗效。

（杨 磊 整理）

心法传承

患者姓名：刘某 性别：女 年龄：59 岁

就诊日期：2016 年 6 月 9 日。

主诉：胃胀反复发作 10 年余。

现病史：患者 10 年前出现胃胀反复发作，畏生冷饮食，吃水果后加重，就诊于北京多家医院，行胃镜检查，诊断为"慢性浅表性胃炎"，予中药、西药治疗效果不明显，病情渐进性加重，现未饮食即有胃胀，纳少，口干，口苦，口渴，饮水后手肿，腿沉，大便不畅，质粘，不成形，情绪急躁，入睡困难，易醒，每夜醒后反复换房间方能睡眠，舌体胖大有齿痕，舌质黯红，舌苔薄白，脉弦滑数。

中医诊断：脘痞。

中医辨证：肝胃不和，湿阻中焦。

西医诊断：慢性浅表性胃炎。

治法：调和肝胃，燥湿健脾。

方药：柴平汤加减。

柴胡 12g　黄芩 10g　法半夏 10g　党参 30g

大枣 10g　生姜 10g　炙甘草 10g　苍术 10g

厚朴 10g　陈皮 10g　炒枳实 10g　虎杖 15g

首乌藤 30g　合欢皮 30g

7 剂，水煎服，每日 1 剂，早晚分服。

二诊（2016 年 6 月 16 日）：服用上方 7 剂后，胃胀减轻一半，饮食量增加三分之一，大便已畅，不粘，仍不成形，口干，口苦明显减轻，仍有口渴，睡眠稍有改善，醒后可以入睡，情绪明显好转，饮水后仍时有手肿，腿沉，舌体胖大，有齿痕，舌质黯红，舌苔薄白，脉弦滑数。继用前方，加强健脾利湿作用，兼清胃热，调整方药如下：

柴胡 12g　黄芩 10g　法半夏 10g　党参 30g

大枣 10g　生姜 10g　炙甘草 10g　苍术 10g

厚朴 10g　陈皮 10g　炒枳实 10g　虎杖 15g

首乌藤 30g　合欢皮 30g　茯苓 30g　泽泻 12g

生石膏 30g（先煎）

7 剂，水煎服，每日 1 剂，早晚分服。

三诊（2016 年 6 月 23 日）：患者服用上方 7 剂后，胃胀减轻 80%，自觉已无大碍，饮食量基本正常，口干，口苦，口渴明显减轻，情绪好转，手肿，腿沉减轻，夜间睡眠仍时有躁动不安，双腿不适感，需活动双腿才能缓解，舌黯红，苔薄白，脉弦滑。现夜间双腿不适感明显，改用小柴胡汤合桂枝茯苓丸、当归芍药散加减，调整方药如下：

柴胡 12g　黄芩 10g　法半夏 10g　党参 30g

大枣 10g　生姜 10g　炙甘草 10g　当归 10g

炒白芍 15g　川芎 10g　苍术 10g　茯苓 30g

泽泻 12g　桂枝 10g　桃仁 10g　丹皮 10g

首乌藤 30g　　合欢皮 30g

7 剂，水煎服，每日 1 剂，早晚分服。

随访：患者服用上方 2 周后停药，1 个月后随访无胃胀、口干、口苦，无夜间双腿不适感，睡眠明显改善。

心得体会

脘痞临床常见，常作为脾胃病的一个兼证存在，作为主证的较少。本例患者以胃胀为主证，反复发作 10 年余，屡治不效，以致情志抑郁。其病程较长，症状较为复杂，寒热虚实互见，构成本病的难点。

脘痞多因感受外邪，内伤饮食，情志失调等引起中焦气机不利，脾胃升降失职而发生痞满。本例患者病程日久，究其发病原因已不可得，其病久证候也是复杂多变，虚实夹杂。细思之，除主证胃胀外，还有口干、口苦、口渴且饮水后手胀腿肿等症状，此外，还有夜间睡眠差，双腿躁动不安的表现。这些症状看似杂乱无章，毫无联系，但是它们却最终提示了本病的病机。

口干、口苦、口渴，提示了少阳病的提纲证"少阳之为病，口苦，咽干，目眩也。"且又兼有口渴的阳明热证。但患者饮水后又出现手胀、腿肿等症状，是脾虚不能运化水湿而反被湿困的表现，兼有情绪急躁、舌黯红胖大有齿痕、苔薄白、脉弦滑数，这些都提示了肝气郁结，水湿、瘀血内停，这样就可以明确辨证为肝胃不和、水湿困脾。虽然也有畏生冷食物、吃水果后胃胀加重的脾胃阳虚表现，但从整体上看，仍是以肝胆郁热、湿邪困脾为主。各种原因引起的脾胃失和均可见脾阳虚的证候，若以此为主证，妄投温补脾阳之品则寒热虚实误矣！刘金生老师常说"病程日久的病人往往病情虚实夹杂，在治疗上应先疏后补。"

方随法出，柴平汤出自《景岳全书》，是治疗湿疟的方子，由小柴胡汤合平胃散合方而成，主证有"湿疟，一身尽痛，手足沉重"。患者既有口苦咽干的小柴胡汤证，又有饮水后手胀、腿肿、舌体胖大等湿滞脾胃的平胃散证，兼有"手足沉重"的柴平汤证，方药对证，故疗效显著，二诊时患者感觉胃中舒服。

三诊时胃胀已无大碍，唯有夜间双腿躁动不安、睡眠较差的症状，兼有口苦、口干、口渴的表现。根据刘金生老师治疗不安腿综合征的经验，用小柴胡汤合当归芍药散、桂枝茯苓丸加减治疗，疏解少阳，活血利水，取得良好效果。

病程日久、虚实夹杂的病例证候比较复杂，治疗比较困难，但刘金生老师治疗此类病症有独特经验，强调要"先疏后补"，常用柴胡剂治疗此类疾病。为何如此？因为气机失常是导致久病寒热虚实错杂的关键，气机的升降出入受阻，邪客于半表半里便出现了少阳证，用寒用热均有偏颇，治疗当以疏解为主，小柴胡汤扶正祛邪，疏解少阳，正气得复，郁热得出则诸症已，此时邪气得解而正气虚者，再扶助气血以收功。刘金生老师治疗慢病强调"用药不能过于峻猛，平淡之剂往往能取得很好疗效。"不过于偏颇，投石问路，重在调和是其治疗此类疾病的独到之处！

其次，刘金生老师对于不安腿综合征有独到见解，认为本病病位在腿，下肢有沉重感，或伴有下肢水肿，水性趋下、滞留双腿是其原因。又病情日久，夜间加重，往往提示瘀血内停，故水湿、瘀血停留为本病病机，而造成水湿、瘀血停留的原因有很多，治疗当以活血利水为主。兼有气虚阳虚者，投以温阳补气之品；少阳三焦枢机不利者，治以疏解少阳之品。

（杨　磊）

名医验案

汤丸并用治疗精神分裂症

患者姓名：刘某　性别：女　年龄：22 岁

就诊日期：2015 年 11 月 23 日。

主诉：头痛反复发作 1 周。

现病史：患者 1 周前因与家人生气出现头痛，疼痛呈刀割样，伴口干、口苦，大便 3～5 日一行，焦虑抑郁，心烦易怒，敏感多疑，时有幻听，月经后错，35 日左右一行，量少，有血块，腹凉畏冷，舌淡黯，苔薄白，脉滑数。

既往史：2009 年患者曾因情志刺激后（具体原因不详），出现焦虑、抑郁、自闭，时有幻听，情绪低落，甚至想过自杀，就诊于北京市第六医院，诊断为精神分裂症，予抗精神病药帕利哌酮治疗，一直服用至今。浆细胞性乳腺炎术后1年。

中医诊断：①癫狂；②头痛。

中医辨证：少阳、阳明合病，瘀血内停。

西医诊断：精神分裂症。

治法：和解少阳，泻热逐瘀。

方药：大柴胡汤合桂枝茯苓丸加减。

柴胡12g　黄芩12g　清半夏15g　大黄10g（后下）

枳实10g　桂枝10g　云苓15g　赤芍12g

白芍12g　桃仁10g　丹皮10g　生姜10g

生石膏60g　炙甘草10g　大枣6枚

7剂，水煎服，每日1剂，早晚分服。另加服清心滚痰丸，每日一丸，大便通利为度。若大便每日超过2次减大黄及清心滚痰丸用量。

二诊（2015年11月30日）：服用上方7剂及清心滚痰丸3天后大便通畅，现大便每日1~2次，头已不痛，无烦躁易怒，情绪明显好转。服清心滚痰丸后稍恶心，无呕吐，无腹泻，现口干，乏力，眠差，舌黯，苔薄白，脉弦数。改用柴胡龙骨牡蛎汤合桂枝茯苓丸治疗，调整方药如下：

柴胡12g　黄芩10g　清半夏15g　党参30g

生姜10g　龙骨30g（先煎）　生牡蛎30g（先煎）　大枣10g

炙甘草10g　桂枝10g　云苓15g　桃仁10g

赤芍10g　白芍10g　丹皮10g　郁金10g

大黄3g（后下）

7剂，水煎服，每日1剂，早晚分服。

三诊（2015年12月7日）：口干，乏力，眠差诸症消失，月经后错，35日左右一行，量少，有血块，腹凉怕冷，舌淡黯，苔薄白，脉滑数，改用四逆散合当归芍药散、桂枝茯苓丸加减：

柴胡12g　当归10g　炒白芍15g　茯神15g

生白术30g　干姜6g　薄荷6g（后下）　炙甘草10g

丹皮 10g　桃仁 10g　川芎 12g　泽泻 10g

7 剂，水煎服，每日 1 剂，早晚分服。

随访：此后，以四逆散合当归芍药散、桂枝茯苓丸加减进退，陆续调治半年余，患者月经正常，月经周期为 28 天左右，情绪稳定，生活学习均正常，抗精神分裂药物帕利哌酮已减量服用，余无明显不适。

验案分析

精神分裂症多慢性起病，临床上多表现为突然兴奋、冲动，言语凌乱，行为紊乱，幻觉和妄想。有时受幻觉、妄想、逻辑障碍、情绪障碍等精神症状的影响，患者可能出现伤害自己和他人的行为。本例特点为病人既有精神分裂症的表现如烦躁易怒，时有幻听，甚则有过自杀倾向，又有头痛欲裂的表现。治疗的难点是精神分裂症控制不佳又出现头痛，治疗需两者兼顾。

刘金生老师认为患者有口干，口苦，心烦易怒，头痛，便秘，为少阳、阳明合病的大柴胡汤证。头痛为刀割样刺痛，为瘀血阻络所致。治疗上以和解少阳、泻热逐瘀为主。以大柴胡汤和解少阳，内泻热结，合用桂枝茯苓丸化瘀生新，调和气血。妙在用大量生石膏清热除烦、止痛，《雷公炮制药性解》在石膏条目下有"清胃消痰，最理头疼"之语，同时合用中成药清心滚痰丸。服药后大便通利，头痛顿止。二诊用柴胡龙骨牡蛎汤和解清热，镇惊安神；桂枝茯苓丸化瘀生新，调和气血。热清则神安，痰瘀祛则升降可复，气血调和则神机畅达，癫狂诸症自愈。

刘金生老师认为同仁堂清心滚痰丸方药精练峻利，实为主治老痰怪证之圣药，疗效可靠，为临床常用之品。凡久病顽痰、怪病难以名状者，只要不是虚证，皆可应用。他常用清心滚痰丸结合辨证施治之汤剂治疗精神分裂症、癫痫、抑郁症等病，疗效满意。告诫本丸不宜过久服用，一般服用 1～7 天即可，以大便通利为度，若大便每日超过 2 次则减量或停服。如证候需要，过一段时间可再服用。

（杨 磊 整理）

心法传承

患者姓名：郑某　性别：女　年龄：45 岁

就诊日期：2016 年 3 月 31 日。

主诉：失眠反复发作 3 个月。

现病史：患者 3 个月前离婚，精神受到刺激，心烦难寐，寐浅多梦易醒，醒后难再寐，甚至彻夜不寐，口干，口苦，便秘，平时月经量少，色黯，现月经 2 个月未至，舌黯红，苔白腻，脉弦滑。

既往史：乳腺增生，甲状腺结节病史。

中医诊断：不寐。

中医辨证：肝血不足，热扰心神。

西医诊断：睡眠障碍。

治法：化痰和胃，养心安神。

方药：酸枣仁汤合温胆汤加减。

炒枣仁 30g　川芎 10g　知母 10g　茯神 15g

炙甘草 10g　陈皮 10g　法半夏 10g　竹茹 10g

炒枳实 10g　远志 10g　夜交藤 30g　合欢皮 30g

生龙骨 30g（先煎）　生牡蛎 30g（先煎）

7 剂，水煎服，每日 1 剂，早晚分服。

二诊（2016 年 4 月 7 日）：病情稍好转，虽仍寐差易醒，但醒后可再寐，仍口干，口苦，便秘，心烦，月经 2 个月未至，舌黯红，苔白腻，脉弦滑。改用大柴胡汤合桂枝茯苓丸、当归芍药散加减，调整方药如下：

柴胡 12g　法半夏 10g　黄芩 10g　炒白芍 15g

炒枳实 10g　酒大黄 10g　生姜 10g　大枣 10g

桂枝 10g　茯苓 15g　桃仁 10g　丹皮 10g

当归 10g　川芎 10g　生白术 30g　泽泻 10g

7 剂，水煎服，每日 1 剂，早晚分服。

三诊（2016 年 5 月 12 日）：服用上方 7 剂后入眠已正常，无寐差易醒，无口干、口苦，大便已畅，心烦减轻。暂停服药。

患者近 1 年来月经先后不定期，量少，色黯，偶有胁肋窜痛，饮食可，睡眠可，二便调，舌质黯红，舌苔薄白，脉弦滑。改用加味逍遥散合桂枝茯苓丸、当归芍药散加减，调整方药如下：

柴胡 12g　　当归 10g　　炒白芍 15g　　炒白术 15g

茯苓 15g　　生姜 10g　　薄荷 6g（后下）　　炙甘草 10g

丹皮 10g　　炒栀子 10g　　川芎 10g　　泽泻 10g

桂枝 10g　　桃仁 10g　　香附 10g　　郁金 10g

7 剂，水煎服，每日 1 剂，早晚分服。

2 个月后随访，患者睡眠正常，情绪好转。继续服用上方 1 个月，月经渐至正常。

心得体会

失眠是临床常见病，多发病，虽不属于危重疾病，但影响人们正常生活、工作和健康，并能加重或诱发眩晕、头痛、心悸等病证，严重者可致焦虑抑郁。中医对本病的阐述及治法均较多，怎样根据患者的病情审因论治，是取得良好疗效的关键。

本患者属肝气郁结，肝郁化火，邪火扰心而致失眠。酸枣仁汤或温胆汤对某些失眠能够取得良好疗效。但本患者取效并不明显，原因在于忽视了整体观。酸枣仁汤是治疗肝血不足、虚热扰神证型的失眠，虽然也有口燥咽干等表现，但病机是肝血不足，阴虚内热，虚烦不眠，心神不安。而本患有口干、口苦、便秘等实热表现，一虚一实，故南辕北辙。复诊时全面分析了患者的病情，整体考虑，及时调整方药，所以才取得立竿见影的疗效。

刘金生老师曾师从于胡希恕先生，胡老善治各种疑难杂症，且疗效显著。失眠属于中医的"脑病"，胡老治疗脑病善用大柴胡汤合桂枝茯苓丸加减治疗，他认为脑病与升清降浊不利有关，清气不升、浊气不降则气机失调，二便不畅，浊气上扰清窍而出现各种脑病。刘金生老师认为大多数疾病是由水湿、瘀血内停，阻滞经络而致。脑病也是如此，水湿、瘀血内停，阻滞经络，影响气机，清气不升、浊气不降便是脑病的病机。本例病人因为情志刺激，肝气郁结，气滞血瘀，肝郁化火而致水湿、瘀血内停，阻滞脑络，并影响气机，气机逆乱不畅。治疗上当和解少阳，清泻阳明，活血利水。

刘金生老师治疗这类疾病多以大柴胡汤、桂枝茯苓丸、当归芍药散合用。当归芍药散原为治疗妊娠腹痛的方子，在这里三方合用共奏调和肝脾、活血利水、化瘀生新之功。此三方合用，对眩晕、头痛、失眠、中风均能起到很好疗效，即"异病同治"。

刘金生老师经常强调，与患者交流是一门艺术，如何在短时间内通过细致耐心的询问，全面详细的了解患者病情，去伪存真，审查病因，抓住病机，赢得患者信任，并配合治疗，是取得疗效的基本功。这也是随师侍诊时的宝贵收获之一。

（杨 磊）

名医验案

温阳通督治疗高龄老人颈椎病

患者姓名：徐某　性别：男　年龄：95 岁

就诊日期：2013 年 9 月 6 日。

主诉：双下肢无力，不能行走 2 个月。

现病史：患者 2 个月前无明显诱因突然摔倒，行颈部 MRI 检查，诊断为"颈椎病、颈 5、6 椎体终板炎"。住院治疗 18 天未见缓解。后出现进行性下肢无力，走路歪斜，渐渐失去行动能力。经某三甲医院专家会诊，诊断为"颈椎病"。经治疗症状不见减轻，反日渐加重。进行性下肢无力，不能行走，手笨拙，无力，使用筷子等精细动作困难，不能读书、写字，头枕部麻木，记忆力减退，默然不欲言，神疲乏力，两下肢凹陷性水肿，小便失禁，大便秘，舌质红，舌苔白，脉弦迟结。

辅助检查：2013 年 8 月 1 日头部 MRI 示：①双侧侧脑室后角旁异常信号，缺血灶；②空蝶鞍；③双侧额顶硬膜下积液。8 月 2 日行颈椎 MRI 检查示：颈椎生理曲度后突，颈 3~7 椎体不同程度骨质增生，骨质疏松；颈 3~4、6~7 椎间隙窄，颈 5~6、6~7 椎间盘向后突出，变性；对应层面的硬膜囊受压，椎管窄，颈 4 椎体脂肪浸润；左侧椎动脉管腔变细。

中医诊断：痿证。

中医辨证：阳虚水泛，督脉经气受阻。

西医诊断：颈椎病。

治法：温阳利水，补肾通督。

方药：真武汤合当归芍药散加减。

生晒参 10g（另煎）　制附子 6g　云苓 10g　赤芍 10g

当归 10g　川芎 10g　泽泻 10g　苍术 10g

葛根 15g　桂枝 10g　怀牛膝 15g　杜仲 15g

鹿角镑 15g　枸杞子 30g

7 剂，水煎服，每日 1 剂，早晚分服。

二诊（2013 年 9 月 23 日）：自觉下肢无力稍有好转，头枕部已无沉重不适感，已无小便失禁，两下肢凹陷性水肿明显减轻，便秘，尿频；舌质红，舌苔白，脉弦，偶有结代。仍以上方合猪苓汤加减进退。调整方药如下：

生晒参 10g（另煎）　制附子 10g　云苓 30g　赤芍 12g

当归 10g　川芎 10g　泽泻 12g　苍术 10g

猪苓 10g　生黄芪 30g　怀牛膝 30g　车前子 10g（包煎）

阿胶 6g（烊化）　滑石 15g（先煎）　生苡仁 30g

14 剂，水煎服，每日 1 剂，早晚分服。

三诊（2013 年 10 月 14 日）：行走自如，下肢水肿减轻，可读书、看报、写字，大便秘，小便频，舌质红，舌苔白，脉弦，偶有结代。老师认为督脉渐通、阳气渐复，当继续温肾化气，利水消肿，兼顾阴液，以济生肾气丸合龟鹿二仙加味。调整方药如下：

熟地 12g　山药 12g　山萸肉 12g　丹皮 10g

云苓 10g　泽泻 10g　制附子 10g　肉桂 3g

怀牛膝 15g　车前子 15g（包煎）　枸杞子 15g

龟板胶 6g（烊化）　鹿角胶 6g（烊化）　砂仁 10g（后下）

14 剂，水煎服，每日 1 剂，早晚分服。

此后多以济生肾气丸加减进退。终获痊愈。

随访：2016 年元旦，患者女儿用微信发来老人读书看报的照片，神态安详，行动自如。

验案分析

患者高龄且颈椎病症状较重，有器质性病变，压迫症状明显，不适宜手术治疗，如何从内科角度治疗骨科疾病成为本例难点所在。

刘金生老师对颈椎病、腰椎病的病因病机有自己独特的认识和理解，认为："颈椎病、腰椎病从病位上看，属于督脉循行部位，督脉总督诸阳，为阳经之海，统管人一身阳气。督脉旁通足太阳、足少阴，与冲、任同起于胞中，并前通任脉，因此有沟通阴阳、总摄诸经的作用，可见督脉功能之大。督脉为病可呈现多种病症。"

患者下肢痿软，不能行走，记忆力减退，头枕部麻木，默然不欲言，神疲乏力，两下肢凹陷性水肿，小便失禁，大便秘，苔白舌红，脉弦迟结代皆为阳虚水泛、督脉经气受阻之象。双下肢水肿是本病例的主证，见微知著，正如《止园医话》中所阐述"人但见外皮之肿，而不知内脏皆肿也"，治疗上应恢复患者自己的气化功能，即"须知此症向愈之道路，即是使病者身体，恢复其生活力，使其全身机关，一律蒸动活泼，内外通气，血流自然，则大病斯愈。"治法当温阳利水，补肾通督。

在治疗上刘金生老师"先以真武汤合当归芍药散温阳利水，阳气固则水湿去，后以济生肾气丸加减，取'善补阳者，必于阴中求阳，则阳得阴助而生化无穷'之意。前方以动为主，阳气易升，水湿易去，后方动静结合，静中有动，阴阳兼顾，更有利于老人的康复。"

（杨 磊 整理）

名医验案

温经散寒法治疗多囊卵巢综合证

患者姓名：戴某　性别：女　年龄：27 岁

就诊日期：2015 年 3 月 1 日。

主诉：结婚 3 年未孕。

现病史：结婚 3 年未孕，夫妻生活正常。于 2014 年 11 月于北京某医院行生殖系统彩超示"多囊卵巢综合征"。刻下症见：月经紊乱，或经停不至，或数月一行，或月经后错，量少，血色黯而有块，淋漓不畅，经行腹凉，乳胀，面部痤疮，皮肤粗糙、毛孔粗大，上唇毛较重，脸色晦暗，抑郁焦虑，舌淡苔白，脉滑数。

中医诊断：不孕。

中医辨证：冲任虚寒，瘀血内停。

西医诊断：多囊卵巢综合征。

治法：温经散寒，养血祛瘀。

方药：温经汤加减。

当归 12g　白芍 15g　桂枝 10g　淡吴茱萸 6g

川芎 10g　干姜 10g　姜半夏 12g　丹皮 10g

麦门冬 12g　生晒参 10g　炙甘草 10g　阿胶 6g（烊化）

鹿角胶 6g（烊化）

14 剂，水煎服，每日 1 剂，早晚分服。

二诊（2015 年 3 月 15 日）：面色好转，面部痤疮减少，月经仍未至，腹满，腹凉，乳胀，抑郁焦虑，考虑仍有少腹寒凝血瘀，改为少腹逐瘀汤合桂枝茯苓丸、当归芍药散加减。调整方药如下：

小茴香 10g　炮姜 10g　元胡 10g　五灵脂 10g

制没药 6g　川芎 10g　当归 10g　生蒲黄 10g

肉桂 5g　赤芍 10g　苍术 10g　泽泻 10g

茯苓 15g　桂枝 10g　桃仁 10g　丹皮 10g

鹿角镑 15g　制附子 3g　香附 10g　紫石英 30g（先煎）

14 剂，水煎服，每日 1 剂，早晚分服。

三诊（2015 年 4 月 2 日）：面色转佳，面部痤疮明显减少，月经已至，仍有乳胀、抑郁、焦虑。为求子继服中药。考虑为情志不舒，肝失条达，气血失调，冲任不能相资，故多年不孕。治法：疏肝解郁，理血调经，兼填精益髓，调补冲任。以加味逍遥散合当归芍药散合桂枝茯苓丸加减。

柴胡 12g　当归 12g　赤芍 12g　云苓 15g

白术 30g　炙甘草 10g　丹皮 10g　栀子 10g

川芎 10g　鹿角胶 6g（烊化）　龟板胶 6g（烊化）　阿胶 6g（烊化）

泽泻 10g　桂枝 10g　桃仁 10g　生地 15g

14 剂，水煎服，隔日 1 剂，早晚分服。

尽剂之后于北京某医院行生殖系统彩超检查：子宫前位，大小约 5.2cm×4.6cm×3.6cm，形态规则，肌层回声均匀，宫腔线居中，内膜厚约 1.2cm。双侧卵巢内可见多个小卵泡回声，左侧内可见较大卵泡，约为 2.3cm×1.2cm，双侧 CDFI 显示未见明显异常血流，提示已无多囊卵巢综合征。停用中药 3 月后复查彩超示：子宫前位，宫体稍大，肌层回声均匀，宫腔内可见孕囊，大小约 4.4cm×2.7cm×2.3cm，可见胎芽长 0.7cm 及原始心管搏动。

随访：2015 年 7 月 12 日，患者生下一健康女婴，母子平安。

验案分析

多囊卵巢综合征（PCOS）是生育年龄妇女常见的一种复杂的内分泌及代谢异常所致的疾病，以慢性无排卵（排卵功能紊乱或丧失）和高雄激素血症（妇女体内男性激素产生过剩）为特征，主要临床表现为月经周期不规律、不孕、多毛和痤疮，是最常见的女性内分泌疾病。PCOS 患者的治疗一直是临床治疗中的难点问题。

刘金生老师认为男女双方在肾气盛、天癸至、任通冲盛的条件下，女子月事以时下，男子精气溢泻，两性相合，便可媾成胎孕，可见不孕主要与肾气不足、冲任气血失调有关。本例患者 3 年不孕，月经后错，少腹发凉，为冲任虚寒、瘀血内停所致，治疗以温经散寒、养血祛瘀为法。

初诊，根据患者月经紊乱、月经后错，或经停不至，或数月一行，经行腹凉、量少，脸色晦暗，为气血不足、冲任虚寒、瘀血阻滞证。老师以温经汤治疗，温经汤具有温经散寒、养血祛瘀之功效，主治冲任虚寒、瘀血阻滞证。本方出自《金匮要略·妇人杂病脉证并治》："妇人年五十所……当以温经汤主之。亦主妇人少腹寒，久不受胎，兼取崩中去血，或月水来过多，及至期不来。"患者月经紊乱、月经后错、经行腹凉、量少，为气血不足、冲任虚寒、瘀血阻滞的表现，与《金匮要略》中原文所记相近，故选此方治疗。

二诊时患者面色改善，痤疮减少，寒湿、瘀血渐消，月经仍未至，考虑为瘀血阻络所致，加强活血化瘀之功，改为少腹逐瘀汤合桂枝茯苓丸、当归芍药散加减。少腹逐瘀汤出自王清任《医林改错》，主治瘀血结于下焦少腹、少腹疼痛，或瘀血阻滞、久不受孕等证。当归芍药散出自《金匮要略》："妇人怀妊，腹中疠痛，当归芍药散主之"，"妇人腹中诸疾痛，当归芍药散主之"。当归芍药散起疏肝健脾、活血化瘀、健脾利湿之效。桂枝茯苓丸亦出自《金匮要略》，用于妇人宿有癥块，或血瘀经闭、行经腹痛，起活血化瘀消癥之效。三方合用起活血化瘀、散寒利湿之效。刘金生老师调治月经不调有独到经验，即月经前一周服药，月经期间不停药，因势利导，活血祛瘀。瘀血散去，则月经调畅，诸症减轻。

患者月经正常后以加味逍遥散合当归芍药散合桂枝茯苓丸疏理气血、活血利水治疗。瘀血得去，水湿得消，则脉络通畅，又加入鹿角胶、龟板胶、阿胶等血肉有情之品填精益髓，调补冲任。使气血得充，胞宫孕子。

本病虽为疑难杂症，但刘金生老师从宏观入手，以整体观念辨证施治，根据不同阶段先以温经汤治疗，温经散寒、养血祛瘀，继以少腹逐瘀汤合桂枝茯苓丸、当归芍药散加减，活血化瘀、散寒利湿、调畅月经，月经正常后，再以加味逍遥散合当归芍药散合桂枝茯苓丸加血肉有情之品填精益髓、调补冲任，气血畅达，肝肾充盈，使患者孕子。

（杨 磊 整理）

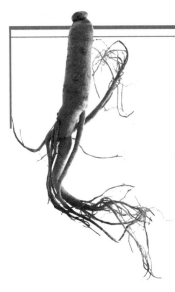

孙中林 主任医师

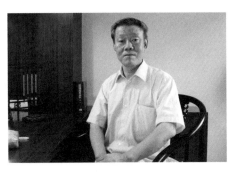

孙中林，男，1953 年 11 月生，主任医师、西医全科医生，第四批北京市老中医药专家学术经验继承工作指导老师，北京市中医管理局中医药传承"双百工程"指导老师。擅长治疗心脑血管病、糖尿病、脾胃病、内科疑难杂症。

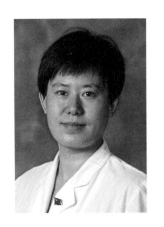

周婷娇，女，主治医师，第四批北京市市级老中医药专家学术经验继承工作学术继承人，2011 年 7 月起跟师孙中林主任学习。专业方向：针灸。

名医验案

消渴脱疽案

患者姓名：沈某　性别：女　年龄：82岁

就诊日期：2015年4月6日。

主诉：右下肢及足趾发黑疼痛半年，加重2个月。

现病史：平素喜食肥甘厚味，半年前出现右下肢红肿胀痛，白天尤重，行动逐渐受限，后连及足趾，近2个月来右足趾色黑，疼痛加重，经外院治疗效果不明显，疼痛难忍不分昼夜，面色㿠白无华，心悸，精神疲惫，胃纳欠佳，口中秽臭，大便干燥，舌红苔中黄，脉濡细。

既往史：糖尿病44年，伴高血压、冠心病、脑梗死、慢性肾功能不全、消化性溃疡、高血脂、脂肪肝、贫血、泌尿系感染、低蛋白血症、心衰等20多种疾病。

辅助检查：2010年7月CT检查：脑梗死；彩超显示：双侧颈动脉斑块；2011年4月X光片示：左侧股骨头坏死；化验：肌酐、尿酸、尿素氮均异常。

中医诊断：消渴脱疽。

证候诊断：气血两虚，肝肾不足，瘀毒内停。

西医诊断：①糖尿病足；②糖尿病性坏疽；③脑梗死；④高血压；⑤慢性肾功能不全。

治法：益气补肾，活血解毒。

处方：

生黄芪20g　枸杞子30g　山萸肉10g　川芎12g

丹参30g　桃仁10g　红花10g　桂枝10g

蒲公英30g　连翘30g　酒大黄6g　厚朴6g

体外培育牛黄0.1g　黄连6g　陈皮6g　炒白术10g

7剂，水煎服，每日1剂，早晚分服。

二诊（2015年4月16日）：疼痛减轻，右下肢肿胀、足趾发黑未见改善，口重秽臭减轻，大便已通，但时有不畅，精神状态向好，心悸好转。唯喉中有痰，右侧肢体活动不便，考虑患者中风日久，多脏腑虚损，其气渐衰，气血津液运行输布失常，致水湿停聚，痰浊内生。在上方基础上加强化痰开窍之力。上方加冬瓜子30g，再进10剂。

以后连续服用上方加减80剂，患者整体状态回升，精神好转，面色转红润，心悸气短减轻明显，大便通畅，右下肢及足趾颜色逐渐由紫黑色改变为黯红色，并可下地扶杖行走，睡眠饮食已基本正常，右下肢及足趾部已无疼痛感。在上方基础上加减以调气血、益肝肾、健脾胃、排瘀毒，至2016年9月病情稳定，糖尿病足未再发展加重。

验案分析

本患者年老体衰，有多种慢性病，病情反复发作，经救治有所好转和缓解。但留有严重并发症。糖尿病并发下肢坏死为其中之一，已经高度致残。从中西医来看均属疑难病，病程迁延，变化莫测，难以治愈。

孙中林老师认为本病是本虚标实之证，以气血两虚、肝肾不足为本，湿热瘀毒为标，虚、痰、瘀是导致本病的直接病因。气虚不能帅血，致血流缓慢，血滞脉道而为瘀；肾虚不能主水，脾虚则湿邪内停，聚而成痰。痰浊形成，所在之处，必影响气血之运行，而致瘀血；瘀血内阻，与痰互结，百变丛生。如痰瘀阻络，气血不达于四肢，肌肉筋脉失于濡养则四肢疼痛如刀割或烧灼；瘀久成毒，肌肤干燥，腐蚀筋脉肌肉，则为脱疽（糖尿病性坏疽）。本病正气虚损，久治未愈，耗伤气血，久病入络，痰瘀互结。在治疗上应以扶正气为先，祛邪通络为主。以益气养血、补益肝肾为主，兼解毒化瘀、利湿化痰为辅，使正气恢复，邪气渐退，坏死麻木疼痛肢体得以恢复功能，自主行走。

分析孙中林老师遣方用药有如下特点：

1. 以消为贵，以补为畏。本患病种多，病程长，正气不足，病情复杂多变。气虚以生芪补气为主，气旺则血生，气虚日久，波及于脾，穷及于肾。《石室秘录》曰"消渴之症，虽分上中下，而肾虚以致渴，则无不同。"枸杞子、山萸肉滋肝之阴血，补肾中之精气。

2. 审证求因，寒温并用。桂枝外散风寒，内温经脉。大黄荡涤胃肠，通腑祛瘀。二药均能入血分，故二药寒温并用，可攻逐瘀热。张仲景《伤寒论》"桂枝加大黄汤"为桂枝和大黄并用之范例。该患平素嗜食肥甘之味较多。日久积聚成实。二药配伍以温为主，以下次之，大黄仅桂枝半量。丹参苦泄血滞，为凉血活血祛瘀要品，凉血不留瘀、散瘀不妄行是其特点。川芎温通血脉，辛散气滞，为血中气药，川芎其重在活血行气；桃仁辛散血瘀，为破血祛瘀要药。《珍珠囊》曰："通润大便，破蓄血"。"桃核承气汤"是攻逐瘀热名方，桃仁是方中主药，长于破血行瘀，所以本方又寓意桃核证所见的瘀热互结，脱疽之证。连翘、公英、黄连清热解毒、消肿散结，为火毒疮疡要药。《内经》曰："诸痛痒疮皆属于心"，尤以黄连、连翘善清心火、泻湿热，善散血中之气聚，连翘有"疮家圣药"之称。

3. 治痰瘀毒，善用精品。因为痰瘀毒贯穿本病始末，解毒开窍、活血化痰是治疗本病重要手段。而关键之药体外培育牛黄（天然牛黄替代产品），解毒开窍，对脱疽有举足轻重之要，画龙点睛之妙。

（周婷娇　整理）

名医验案

痞　证　案

患者姓名：张某　性别：男　年龄：50 岁

就诊日期：2013 年 3 月 1 日。

主诉：反复腹胀 2 年，加重近 1 个月。

现病史：患者 2 年来经常感到腹部作胀不适，每于情绪不稳或饮食不慎时诱发，伴困倦乏力。近 1 个月来胃脘胀闷，胁痛灼热，口苦，纳少，大便溏稀，每日 1~2 次，舌苔中黄略厚，脉沉弦。外院胃镜检查：慢性糜烂性胃炎，反流性食管炎（轻度）。病理切片：慢性炎症（＋＋），肠化（＋＋），异型增生（＋）。

个人史：生活欠规律，情绪不稳定，饮食不节，每天必饮酒。

辅助检查：心电图正常、血 RE（－）、Hp（－）。

中医诊断：痞证。

证候诊断：肝郁脾虚，瘀热内停。

西医诊断：慢性糜烂性胃炎，反流性食管炎。

治法：舒肝健脾，化瘀解毒。

处方：半夏泻心汤加减。

半夏 10g　干姜 6g　黄连 6g　黄芩 10g

党参 10g　炒白术 10g　陈皮 6g　茵陈 15g

生黄芪 10g　当归 10g　焦山楂 10g　蒲公英 30g

炙甘草 6g　鱼腥草 30g　柴胡 6g

7 剂，水煎服，每日 1 剂，早晚分服。

二诊（2013 年 3 月 8 日）：精神状态好转，胃脘胀满、乏力、口苦减轻，舌苔黄厚略减，但劳累后胃脘胀满仍作。上方加砂仁 6g，再进 10 剂。

三诊（2013 年 3 月 28 日）：服二诊方 20 剂后胃脘胀痛明显减轻，乏力困倦已无，睡眠好，但仍口苦，时胁肋胀痛。继续服用上方 10 剂。

四诊（2013 年 4 月 7 日）：上述大部分症状明显改善，时有因饮食不节致胃中不适，烧灼感。胃镜复查，仍为慢性糜烂性胃炎、反流性食管炎（轻度）。病理切片：慢性炎症（＋）、肠化（－）、异型增生（－）。

服药月余，患者诸症悉减，化验改善。嘱患者继服中药调理 4 个月，并嘱注意饮食情绪，不可过用，继以中成药调理。1 年后随访患者诸症未犯。嘱其加强锻炼，饮食生活规律，七情不可太过，以巩固疗效。

验案分析

通过此案的治疗，可以看出孙中林老师的临床诊疗特点。

1. 抓住主症，辨证求因。孙中林老师临床诊疗强调抓主症，主症不是根据症状多少而定，而是能够反映疾病本质变化的症状，也就是患者最痛苦的证候或证候群。根据主症，灵活施治。本患的主症为腹部胀满伴困倦乏力，从其诱因情绪饮食不适分析，一为长期思虑过度，导致气机郁结；二为饮食不节，损伤脾胃。因此辨为肝郁脾虚，瘀热内停。

2. 药食兼用，调理气机。孙中林老师认为该患不仅有不良生活习惯，且情绪易怒不能自控，导致脏腑机能偏盛，升降失调，因此调理脏腑气机是治疗原则。调理脏腑气机要从医患两方面着手，医的方面是用寒温并用辛开苦降的半夏泻心汤加减治疗。患者方面则要求其控制自己的情绪和改变不良饮食习惯。只有两方面结合才能治愈疾病。

孙中林老师以半夏泻心汤化裁加减治疗本患者，认为半夏泻心汤是治疗多种疾病的有效方剂，特别是对脾胃疾病用之更多，凡肝胃不和、脾胃失调、湿热内停、寒热错杂等皆可选用。对于本病的治疗关键是要抓住脾胃阴阳失调，再根据兼夹证的不同进行化裁，寒热或轻或重，药量孰多孰少，施治得法，方能取效。本患者肝气横逆，郁久化热，故加用柴胡舒肝解郁；鱼腥草、公英清热解毒；佐茵陈增强清化湿热之功；党参健脾益气；病久气血俱伤以当归补血汤补气养血扶正祛邪。

（周婷娇　整理）

名医验案

西黄丸为主治疗肺癌案

患者姓名：郭某　性别：女　年龄：80 岁

就诊日期：2013 年 12 月 21 日。

主诉：头晕、胸闷气短间断发作 16 年，近 1 个月来加重。

现病史：患者 16 年来间断出现头晕、失眠、胸闷气短、胸部隐痛，不咳，晨起有少许白痰，CT 检查：双肺多发结节。初期曾按肺结核治疗，服用西药 4 个月，后诊为"多原发肺泡细胞癌"，曾服用中药汤剂以及牛黄清心丸、金水宝胶囊、贞芪扶正颗粒、天芪降糖胶囊、大活络丸等中成药，服后诸症均有好转和缓解。近 1 个月来喉中痰多黏稠，胸闷气短逐渐加重，动则喘息，面色晦暗，饮食减少，双下肢萎软无力，日常活动受限，二便正常，舌淡红苔中黄，脉细滑。

既往史：患有高血压、高血脂、2 型糖尿病、脑血栓、脂肪肝、严重骨性关节炎、多脏器囊肿，如胆囊肿、肝囊肿（1989 年切除）、肾囊肿、宫颈多发囊肿。1991 年发现肠息肉腺瘤局部癌变，行直肠癌切除术，后依次发现甲状腺多发实性囊肿结节、右侧上颌窦囊肿，肿瘤标记物癌胚抗原（CEA）升高。双肺多发结节 14 年，肾上腺瘤发现 7 年，皮肤纤维瘤（已切除）。

家族史：母亲患乳腺癌。

辅助检查：2001—2014 年期间行 16 次肺 CT 检查，病灶有所增大；2014 年 11 月肺 CT 检查：左肺上叶 3.4cm×2.4cm，右肺上叶 4.2cm×2.0cm，瘤体实性成分增多，双肺多发小结节。多次肺 CT 影像观察病灶变化，倾向恶性；临床化验 CEA 也在增高，外院诊断"细支气管肺癌"、"直肠癌术后"。

中医诊断：息贲。

证候诊断：肺经燥热，气阴两虚，瘀毒内停。

西医诊断：①肺癌；②直肠癌术后。

治法：益气养阴，消肿散结，活血解毒。

处方：西黄丸加减，每次 1 支，每日 2 次。

二诊（2014 年 1 月 20 日），已服用西黄丸 1 个月，自觉喉中痰减少，胸闷减轻。时感头晕、失眠，加服牛黄清心丸，每次 1 丸，每日 2 次。

三诊（2014 年 2 月 21 日），服西黄丸、牛黄清心丸后，头晕减轻，喉中痰减少，精神状态稳定，纳食香，睡眠改善。停牛黄清心丸，再用贞芪扶正颗粒、振源胶囊继服以加强补气养血，补肺益肾。西黄丸继服，每次 1 支，每日 2 次。

服药 2 年多，患者病情稳定，无明显不适症状，偶尔有少许白黏痰。

2016 年 3 月肺 CT 检查肺内肿瘤有所缩小，左肺上叶 28mm×28mm，右肺上叶 39mm×16mm。目前中药以西黄丸为主继续治疗，病情平稳。

验案分析

本患者在患多种肿瘤（良恶性）情况下又兼有多种内科慢性病，如高血压、糖尿病、脂肪肝、脑梗死、高血脂、房室传导阻滞、骨性关节炎等病。孙中林老师认为本患病因病机复杂，虚实夹杂，标本互见，正气亏虚为本，气滞、痰凝、血瘀、毒聚为病之标。治疗应分清标本缓急，分期论治。

对本患的治疗分为三期，初期邪气盛，以行气活血、软坚散结为主。中期邪气渐深，正气耗损，以虚实夹杂为主，治以扶正祛邪、攻补兼施。后期以正虚为主要矛盾，久病正气损伤，脏腑功能失调，法当养正消积、化瘀散结。祛邪以清热解毒、消肿散结的西黄丸为主。扶正以益气健脾、养阴生津、滋补肝肾的振源胶囊、天芪降糖胶囊、金水宝胶囊为主。

孙中林老师认为，癌毒是各种恶性肿瘤的发病之源，运用西黄丸治疗恶性肿瘤具有明显特色与优势。西黄丸由牛黄、麝香、乳香、没药组成。具有清热解毒、化痰散结、活血化瘀之功效，用于各类癌肿、痈疽、疔毒、瘰疬的治疗。牛黄清心解毒，开窍散结。《神农本草经》言其："主惊痫寒热，热盛狂痉。"为清热解毒要药，对热毒引起的疮、疡、疔、肿、痈疗效颇佳。麝香通经络，散结滞，辟邪毒，除秽浊。《本草经疏》谓其："走窜飞扬，内透骨窍脏腑，外彻皮肉及筋，其性能射，故善穿透开散。"牛黄可制麝香辛窜助火之弊，麝香可增牛黄化痰消肿之功，二药配伍相得益彰。乳香、没药活血化瘀，消肿定痛。二药配伍，既可疏通经络之气血，又可破脏腑之瘀滞。佐黄米饭，取其调胃和中，防止诸药攻伐太过。诸药共用，清热解毒，活血化瘀，化痰散结。

西黄丸可以对抗血管，抑制新生。通过西黄丸对小鼠肿瘤，肺癌血道转移观察，抑制率在 35% ~ 85% 之间，镜下可见癌组织片状坏死现象，瘤块明显缩小。西黄丸单独或配合放化疗对肺癌、乳腺癌、肝癌、淋巴瘤等均有良好的治疗作用，并未发现不良反应。西黄丸对恶性肿瘤早期或中晚期正气尚存病例具有祛邪不伤正效应。适用于晚期恶性肿瘤的长期维持治疗，可以稳定瘤体，改善临床常见症状，缓解患者痛苦，提高生存质量。

（周婷娇　整理）